Ergotherapeutische Behandlungsansätze bei Demenz und Korsakow-Syndrom

Gudrun Schaade · Dorothee Danke

Ergotherapeutische Behandlungsansätze bei Demenz und Korsakow-Syndrom

3. Auflage

Geleitwort von J. Wojnar
Mit einem Geleitwort von Jan Wolnar

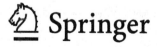 Springer

Gudrun Schaade
Hamburg, Deutschland

Dorothee Danke
Hamburg, Deutschland

ISBN 978-3-662-66730-9   ISBN 978-3-662-66731-6   (eBook)
https://doi.org/10.1007/978-3-662-66731-6

Die Deutsche Nationalbibliothek verzeichnet diese Publikation in der Deutschen Nationalbibliografie; detaillierte bibliografische Daten sind im Internet über http://dnb.d-nb.de abrufbar.

Planung/Lektorat: Eva-Maria Kania

Springer ist ein Imprint der eingetragenen Gesellschaft Springer-Verlag GmbH, DE und ist ein Teil von Springer Nature.
Die Anschrift der Gesellschaft ist: Heidelberger Platz 3, 14197 Berlin, Germany

Geleitwort

„Wenn der Verstand verloren geht,
ist der Mensch noch lange nicht von Sinnen"

Die Erfassung des „Selbst" und der Umwelt mit allen Sinnen ist für das Überleben jedes Einzelnen von so grundsätzlicher Bedeutung, dass ihre ungestörte Funktion als etwas Selbstverständliches betrachtet wird. Meistens ist es auch gar nicht bewusst, wie kompliziert die Kontroll- und Steuerungsmechanismen sind, die bereits so einfachen Tätigkeiten, wie Gehen, Treppenabsteigen oder Aufsuchen der Toilette in der Dunkelheit, zugrunde liegen. Erst wenn Erkrankungen oder das Altern die Funktionen einzelner Sinnesorgane beeinträchtigen, wird deren Bedeutung bewusst. Die Umwelt fängt langsam an zu verschwimmen und zu verstummen, der Körper reagiert kaum noch auf die Veränderungen der Temperatur, die Beschaffenheit der berührten Flächen und Vibrationen der Gelenke beim Auftreten, die Speisen verlieren ihren Geschmack und die Blumen ihren Duft. Die Außenwelt beschränkt sich dann zunehmend auf die Bilder der Erinnerung und nur noch die unmittelbare Anwesenheit anderer Menschen bildet die Brücke zur Realität. Beeinträchtigung der Wahrnehmung ist für Menschen mit ausgeprägten (durch Demenzerkrankung oder sog. Korsakow-Syndrom bedingten) Gedächtnisstörungen besonders belastend, verstärkt ihre Isolation und führt zu ausgeprägten Verhaltensauffälligkeiten.

Gudrun Schaade, die sich als eine der ersten deutschen Ergotherapeuten/-innen weitgehend der Betreuung schwer demenzkranker Menschen gewidmet hat, erkannte schnell die grundsätzliche Bedeutung der sensorischen Stimulation für die Lebensqualität der Betroffenen. Sie erlebte aber auch, wie schwierig es ist, notwendige therapeutische Handlungen so zu gestalten, dass sie den Kranken viel Freude bereiten, und nicht als eine zusätzliche Quelle von Entfremdung und Angst erlebt werden.

Wer das vorliegende Buch gelesen hat, wird nicht mehr das „Händchenhalten" milde belächeln oder Angesichts einer demenzkranken Frau mit einer Puppe auf dem Schoß entsetzt reagieren. Er wird erkennen, dass alle notwendigen, alltäglichen Handlungen bei der „Versorgung" von Demenzkranken auch der sensorischen Stimulation dienen, aber nur dann, wenn sie „therapeutisch" richtig durchgeführt werden. Hierzu ist es notwendig, die normalen Funktionen der Sinnesorgane und deren Veränderungen im Laufe des Lebens und bei Erkrankungen zu verstehen, um die Reaktionen der Kranken auf bestimmte

Handlungen richtig interpretieren zu können und eigenes Verhalten entsprechend zu modifizieren.

Es ist dem Buch hoch anzurechnen, dass es die notwendigen Unterschiede im therapeutischen Umgang mit Demenzkranken (Menschen mit ausgeprägten Störungen aller kognitiven Funktionen) und Kranken mit einem Korsakow-Syndrom (ausschließlichen Störungen der Gedächtnisfunktionen) ausführlich erklärt. Dadurch bleiben Allen, die beide Gruppen der Kranken betreuen, viele Enttäuschungen und Ärger erspart.

Nach „Ergotherapie bei Demenzerkrankungen" beweist Gudrun Schaade mit dem vorliegenden Buch erneut, dass Betreuung Demenzkranker zu einer der faszinierendsten Aufgaben gehört, die einen aufmerksamen Beobachter ständig vor neuen Fragen stellt, und so immer tiefer in die Geheimnisse des menschlichen Seins führt.

Frankreich   Jan Wojnar

Danksagung zur 3. Auflage

Mein Dank gilt allen Menschen in meinem Umfeld, die mich auf meiner Reise in die Welt der Demenzkranken begleitet haben. 40 Jahre habe ich mich nun um Hilfestellung für demenzkranke Menschen bemüht und freue mich, dass nun langsam meine Gedanken weitergetragen werden. Dafür sei allen Dank!

Mein Dank gilt aber auch dem Team des Springer- Verlags, die mich seit 1998 in verschiedenen Zusammensetzungen begleitet haben und mir es ermöglicht haben, meine Erfahrung schriftlich weiterzugeben.

Hamburg   Gudrun Schaade
Herbst 2022

Vorwort zur 3. Auflage

Dass mein zweites Buch nun auch schon in der 3. Auflage erscheint, ist für mich unglaub-lich. Ich freue mich darüber, dass mein Therapieansatz so gut angenommen wird und sich langsam auch überall verbreitet. 40 Jahre Erfahrung mit demenzkranken Menschen haben mein Leben geprägt und so konnte ich jetzt auch meine Freundin und Kollegin, Dorothee Danke gewinnen, ein Kapitel zu meinem Buch hinzuzufügen. Langsam schreitet auch mein Alter voran und so freue ich mich, dass jüngere Kolleginnen meine Arbeit auch im Bereich Veröffentlichungen weiter tragen.

So hoffe ich sehr, dass auch die Erweiterung dieses Buchs viel Interesse erhält.

Hamburg
im Herbst 2022

Gudrun Schaade

Inhaltsverzeichnis

Über die Autorinnen

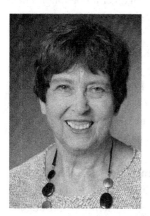

Gudrun Schaade
- Abschluss ihrer Ausbildung zur staatlich anerkannten Beschäftigungstherapeutin 1965
- Danach Tätigkeit als Beschäftigungstherapeutin in einem Krankenhaus mit Schwerpunkt „querschnittgelähmte Menschen"
- Später arbeitete sie 3 Jahre in Hamburg am berufsgenossenschaftlichen Unfallkrankenhaus Boberg ebenfalls mit querschnittgelähmten Patienten
- Nach der Geburt ihrer 4 Kinder war sie seit 1983 als Ergotherapeutin in der Geriatrie bei einer staatlichen Hamburger Einrichtung mit dem Schwerpunkt der Betreuung einer geschlossenen Station für demenziell Erkrankte tätig
- Von 1999–2002 Begleitung der Menschen mit meist schwerster demenzieller Erkrankung in der besonderen stationären Betreuung
- Daneben unterrichtete Frau Schaade viele Jahre an Fachschulen für Ergotherapie, nach wie vor hält sie Vorträge und Seminare. Seit Jahren engagiert sie sich bei der Alzheimer-Gesellschaft und ist Mitglied bei der DED (Deutsche Expertengruppe Demenz)
- Verstärkt widmete sie sich der Arbeit mit Menschen mit Korsakow-Syndrom sowie der Betreuung von Angehörigen
- 2012 entwickelte Frau Schaade gemeinsam mit 2 Kolleginnen die einjährige Weiterbildung zum Fachergotherapeuten Demenz nach Gudrun Schaade, die nun in Hamburg, Dresden und Münster durchgeführt wird
- Frau Schaade ist Autorin verschiedener Fachbücher, u. a. „Ergotherapie bei Demenz" sowie vieler Beiträge in Fachzeitschriften und Fachbüchern

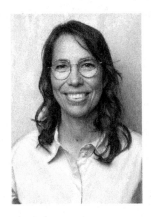

Dorothee Danke

- aufgewachsen in Rostock, seit 1998 wohnhaft in Hamburg, ein Sohn, verheiratet
- berufliche Ausbildungen: Abschluss Floristin 1997, Abschluss Ergotherapeutin 2003
- während der ergotherapeutischen Ausbildung Praktikum mit Schwerpunkt Demenz bei Gudrun Schaade
- nach der Ausbildung Aufbau und Leitung einer Abteilung für demenziell erkrankte Menschen in einem Pflegeheim, parallel Leitung des Therapiebereiches dieser Einrichtung
- anschließend mehrere Jahre Arbeit in einer ambulanten Praxis als angestellte Ergotherapeutin mit Schwerpunkt Geriatrie
- seit 2008 freiberufliche Tätigkeit für verschiedene Praxen mit Schwerpunkt Demenz
- seit 2010 selbstständig in eigener Praxis mit 9 Mitarbeitenden und dem Schwerpunkt Demenz
- Entwicklung und Durchführung der Weiterbildung zur „Fachergotherapeutin Demenz nach Gudrun Schaade" als Mitglied der „Demergo GbR"
- Mitarbeit im Fachkreis Ergotherapie und Demenz, Hamburg; Mitautorin der Broschüre „Ergotherapie und Demenz" Alzheimer-Gesellschaft Schleswig Holstein; Erfahrungen in der fachliche Leitung und Durchführung von Reisen mit demenziell erkrankten Menschen und ihren Angehörigen
- Fort- und Weiterbildung in den Bereichen Wahrnehmung und Demenz, Systemische Beratung, Palliativ Care und Ethikberatung

Betreuungskonzepte für Menschen mit demenzieller Erkrankung

Gudrun Schaade

Inhaltsverzeichnis

1.1 Betreuungsformen

Die Betreuung von Menschen mit einer Demenzerkrankung ist glücklicherweise in den letzten 30 Jahren sehr vielfältig geworden. Man weiß etwas mehr über die Krankheiten, man kann Demenzerkrankungen besser differenzieren, aber nach wie vor ist z. B. die Ursache der Alzheimer Erkrankung noch nicht erforscht und damit fehlt es auch an medikamentöser Therapie. Es gibt zwar inzwischen verschiedenste Medikamente, aber diese können letztlich nur symptomatisch eingesetzt werden.

Um mit demenziell erkrankten Menschen als Therapeutin arbeiten zu können, muss man sich zunächst mit allen inzwischen bekannten Möglichkeiten befassen, die mit der Betreuung dieser Menschen zu tun hat. Natürlich geht es zuerst um das **Wissen über das Krankheitsbild** und die Symptome, aber daraus resultieren verschiedene **Betreuungsansätze**, die notwendig für den richtigen Umgang mit demenzkranken Menschen sind. Dies gilt für alle betreuenden Personen, seien es Angehörige, Zugehörige, Pflegekräfte oder

G. Schaade, D. Danke, *Ergotherapeutische Behandlungsansätze bei Demenz und Korsakow-Syndrom*, https://doi.org/10.1007/978-3-662-66731-6_1

Therapeuten. Schließlich sollte man die Zusammenarbeit aller Menschen, die mit demenziell erkrankten Menschen zu tun haben, in die Überlegungen mit einbeziehen. Dies sind zunächst die Angehörigen und die Pflegekräfte, darüber hinaus die Ärzte und alle therapeutischen Bereiche. In diesem Zusammenhang sind natürlich die Ergotherapeuten als erste zu nennen. Weiterhin ist die Zusammenarbeit mit den Musiktherapeuten, Logopäden und Physiotherapeuten von größter Bedeutung. Es geht um das **Zusammenspiel aller Berufsgruppen** und nicht um die Bedürfnisse einzelner. Es geht um die kranken Menschen, die das interdisziplinäre Team benötigen. Diese Bereiche ergänzen sich und können aus ihrer Sicht jeweils ein ganz anderes Bild des kranken Menschen gewinnen, das in Teambesprechungen ausgetauscht werden sollte. So muss unbedingt darauf geachtet werden, dass es um ein Miteinander in der Betreuung geht und um kein Gegeneinander. Wenn dies sinnvoll geschieht, kann es nur zum Wohle des demenziell erkrankten Menschen sein.

Betreuungsformen
So entsteht die Frage, in welcher Betreuungsform der demenziell erkrankte Mensch gepflegt werden soll. Bei beginnender Erkrankung kann der betroffene Mensch sich meistens noch in seinem gewohnten Umfeld, also der **Häuslichkeit** bewegen. Er braucht aber bereits Hilfestellung bei Behördengängen und beim Autofahren. Vielleicht braucht er auch schon Hilfe durch „Essen auf Rädern" usw.

Wenn die Erkrankung weiter voranschreitet, gibt es viele Möglichkeiten der Betreuung. Zunächst stehen Einrichtungen mit einer **Tagespflege** zur Verfügung. Die kranken Menschen leben noch in ihrer Häuslichkeit, aber für gewisse Tage oder Stunden werden sie in speziellen Pflegeeinrichtungen tagsüber versorgt, damit die Angehörigen entlastet werden. Es geht bei der Tagespflege aber nicht nur um die Entlastung der Familie, sondern auch darum, dass die kranken Menschen mit ebenfalls anderen kranken Menschen zusammenkommen können. Ein demenziell erkrankter Mensch kann mit noch so viel Liebe umgeben werden, aber er ist immer in einer Gesellschaft, die kognitiv ausgerichtet ist, ein Außenseiter. In gesonderten Einrichtungen kann es so sein, wie es seine Krankheit ihm auferlegt.

Manchmal werden die kranken Menschen aus unterschiedlichsten Ursachen ins **Krankenhaus** gebracht. Das Krankenhaus ist natürlich nur ein vorübergehender Aufenthaltsort für demenziell erkrankte Menschen, denn das Krankenhaus bringt sowohl für den kranken Menschen als auch für das Personal große Probleme mit sich. Die meisten Krankenhäuser sind nicht auf die Betreuung demenziell erkrankter Menschen eingerichtet, es sei denn, dass es sich um eine **psychiatrische Klinik** mit speziellem Bereich für demenzkranke Menschen handelt. Besonders schwierig wird die Unterbringung im Krankenhaus, wenn es sich z. B. um einen demenziell erkrankten Menschen mit einer Schenkelhalsfraktur oder auch mit einer Lungenentzündung handelt. Hier müssen diese Kranken mit allen anderen Patienten betreut werden. Dieses Pflegepersonal hat natürlich nicht die nötigen Kenntnisse über die spezielle Betreuung demenziell erkrankter Menschen. So konnte die Autorin eine Situation erleben, als sie eine Bekannte auf einer internen Station eines allgemeinen Krankenhauses besuchte.

Beispiel

Die Autorin musste vor dem Krankenzimmer warten, da der Patient versorgt werden musste. Während sie auf dem Flur saß, öffnete sich die Zimmertür des Nachbarzimmers, eine alte Dame erschien vollkommen entkleidet auf dem Flur. Eine Stationshilfe, die gerade den Flur reinigte, rief aus: „Nun haben Sie sich schon wieder ausgezogen!" Die Stationshilfe forderte eine andere Patientin auf, die gerade aus dem nächsten Zimmer auf den Flur trat, diese alte Dame festzuhalten, damit sie Hilfe bei der Schwester holen konnte. Diese Dame weigert sich verständlicherweise. Nun war die Autorin gefragt, einzugreifen. Sie beruhigte die Stationshilfe, bot ihre Hilfestellung an, sich um diese Frau zu kümmern, damit Hilfe durch die Schwester geholt werden konnte. Beruhigend sprach die Autorin auf die alte Dame ein und diese kam ohne Probleme wieder mit ins Zimmer. Schließlich kam eine Schwester mit der aufgeregten Bemerkung: „Nun haben Sie sich schon wieder ausgezogen"! Dieser kleine Vorfall verdeutlicht die Problematik in der Versorgung demenziell erkrankter Menschen im Krankenhaus. ◄

Auch das Umfeld kann im Krankenhaus den Bedürfnissen des demenziell erkrankten Menschen meistens nicht angepasst werden. Das **Umfeld** besteht aus mehr als aus der Räumlichkeit. Das Umfeld besteht aus dem personellen Umfeld, das die Familie und Freunde, amtlich bestellte Betreuer und meistens auch Pflegekräfte – ambulant oder stationär – umfasst. Angehörige sind sehr häufig mit der Pflege demenziell erkrankter Menschen überfordert. Sie müssen Unterstützung in der Häuslichkeit bekommen, sowohl physisch als auch psychisch. Es werden ca. 80 % aller demenziell erkrankten Menschen zuhause gepflegt. Die Pflege von an Demenz erkrankten Menschen erstreckt sich rund um die Uhr. Die Familie, häufig Ehefrauen, Ehemänner oder Kinder, haben mit zunehmender Erkrankung keine Chance für ein Eigenleben mehr, da die Kranken ständig Betreuung brauchen, da sie sich nicht mehr orientieren können und sich deshalb z. B. beim Einkaufen verlaufen und den Weg nach Hause nicht mehr finden. Sie entwickeln Verhaltensveränderungen, die oft in Aggressionen münden, da sie z. B. das Waschen und Anziehen, Nahrungsaufnahme usw. nicht mehr als eine normale Alltagshandlung einordnen können. Deshalb geht es hier um Aufklärung der Angehörigen und der Betreuenden über den besonderen Umgang mit den kranken Menschen. Außerdem sollen Anlaufstellen vermittelt werden, wie z. B. Alzheimer Gesellschaften, um Ansprechpartner zum Austausch zu finden und konkrete Ratschläge einholen zu können.

Aber auch wenn die Kranken sich in einer **Einrichtung** befinden, muss den Angehörigen Hilfestellung gegeben werden, damit sie mit der Situation fertig werden. Häufig kommt es bei Angehörigen zu Schuldgefühlen, dass sie den Kranken in ein Heim bringen mussten. Außerdem entsteht oft die Situation, dass die Angehörigen von dem demenziell Erkrankten nicht mehr erkannt werden und bei Besuchen keine Notiz von ihnen genommen wird. Dies ruft bei Angehörigen häufig Unverständnis, ja psychische Verletzungen hervor. Bei amtlich bestellten Betreuern kann es sein, dass sie sehr viele kranke Menschen zu betreuen haben und dadurch nur sehr wenig Kontakt zu dem einzelnen haben können.

▶ **Wichtig** Wichtig ist, dass man als Therapeutin mit allen Menschen des sozialen Umfelds Kontakt pflegt, sowohl im häuslichen Bereich als auch in einer Einrichtung, damit man viele Informationen erhält und dadurch dem demenziell Erkrankten möglichst gute Bedingungen für sein Wohlbefinden geben kann.

Auch als Therapeutin kann man informative Gespräche mit den Angehörigen führen. Man kann sie zu Angehörigen-Nachmittagen oder Abende einladen, um den Austausch untereinander zu fördern. Man sollte die Angehörigen aber auch einladen, bei **Gruppenaktivitäten** teilzunehmen, da sich die Kranken dort ganz anders verhalten als sonst im Stationsalltag. Viele Angehörigen wissen immer weniger, was sie mit ihren Kranken während des Besuchs anfangen sollen. Auch hier hilft die Teilnahme an dem Gruppengeschehen. Es gab Angehörige, die nur zu der Zeit kamen, während der die Gruppentherapie stattfand. Sie hatten selbst sehr viel Spaß und Freude beim gemeinsamen Tun und freuten sich über die oft nicht gesehenen Aktivitäten ihrer kranken Angehörigen. Gerade in der Weihnachtszeit bietet sich die „Weihnachtsbastelei" für Kranke und ihre Angehörigen an. Leider haben nicht alle demenziell erkrankten Menschen Angehörige oder aber diese haben keine Zeit. So ist es schön zu sehen, wie die anwesenden Angehörigen sich auch um die anderen Bewohner kümmern. Man muss sehr einfache Dinge zum „Basteln" anbieten, z. B. vorgegebene Sterne aus Goldpapier ausschneiden lassen. Oft müssen die Angehörigen praktisch helfen, sodass die Kranken in diesem Fall vielleicht noch den einen oder anderen Handgriff tun oder einfach zusehen können. Man kann Weihnachtslieder über CD laufen lassen und dadurch einfach Weihnachtsstimmung erzeugen. Die Sterne werden dann an einer Schnur im Gemeinschaftsraum aufgehängt. Das Ziel bei dieser Aktion ist vor allem die Gemeinsamkeit zwischen den kranken Menschen und ihren Angehörigen. Bei den anderen Gruppenaktivitäten stehen andere Ziele im Vordergrund (Schaade 2012).

1.2   Betreuungsformen in Einrichtungen für demenzkranke Menschen

In Einrichtungen gibt es verschiedene Möglichkeiten der Betreuung. Man spricht vom Integrationsprinzip oder vom Domusprinzip bzw. segregatativer Einrichtung.

1.2.1   Das Integrationsprinzip

Unter dem Integrationsprinzip versteht man eine Begleitung und Betreuung d. h. notwendige pflegerische Versorgung, Tagesstrukturierung und ergänzende aktivierende therapeutische Angebote für den Demenzkranken in einer teilintegrierten Versorgung, die in die stationäre „Rund-um-die-Uhr"-Betreuung eingebettet ist.

Es gibt Einrichtungen, in denen vor allem Ergotherapeuten die Tagesbetreuung dieser an Demenz erkrankten Menschen übernehmen.

1.2.2 Das Domusprinzip oder die segregative Einrichtung

Unter dem Domusprinzip versteht man eine spezialisierte, segregative „Rund-um-die-Uhr"-Betreuung d. h. die notwendige pflegerische Versorgung, Tagesstrukturierung und ergänzende aktivierende therapeutische Angebote für demenziell Erkrankte. Sie leben zusammen in einem für sie besonders gestalteten Wohnbereich. Die betreuenden Personen unterstützen sie zu einer möglichst normalen Lebensführung bei allen krankheitsbedingten Einschränkungen. Alle pflegerischen Maßnahmen werden für den demenziell Erkrankten mit verständlichem Angebot möglichst stressfrei für ihn durchgeführt (Behörde für Soziales und Familie 2000) In die besondere stationäre Betreuung müssen Therapeuten in den Stationsalltag integriert sein, sodass z. B. in Hamburg in jeder dieser Abteilungen häufig Musiktherapeuten und Ergotherapeuten arbeiten. Bei besonderer schwerer Form der demenziellen Erkrankung kann es erforderlich werden, den Kranken zu seinem eigenen Schutz in einer **geschlossenen gerontopsychiatrischen Einrichtung** unterzubringen. Auch hier sollten die Regeln für das Domusprinzip gelten.

Das Domusprinzip ist an manchen Stellen umstritten, da man nicht will, dass demenziell Erkrankte ausgeschlossen und ausgegrenzt werden. Aber diese Menschen ziehen sich in ihre eigene Welt zurück und brauchen Schutz, um darin leben zu können. Sie dürfen nicht ständig durch Verbote, Ermahnungen und manchmal sogar Beschimpfungen von ihren „Tätigkeiten" abgehalten werden. Es ist für einen kranken alten Menschen, der kognitiv noch gesund ist, schwierig zu tolerieren, dass ein an Demenz Erkrankter an seine Sachen geht, vielleicht die Schokolade aufisst und sich noch in das fremde Bett legt. Auch beim Essen kann es zu gravierenden Problemen mit Mitbewohnern kommen, da Sitten und Verhalten empfindlich gestört sind. Die kognitiv gesunden Menschen fühlen sich ästhetisch abgestoßen. Dies führt manches Mal zu Ärger und Streit, vor allem aber kann es die Aggressionen des demenziell Erkrankten verstärken. Er weiß nicht, warum er jetzt beschimpft und aus dem Zimmer vertrieben wird. Er kann dies nicht mehr einordnen. So ist die segregative Einrichtung ein Schutzraum.

1.2.3 Wohngemeinschaften

Neben der Einrichtung von Pflegeheimen gibt es die sog. Wohngemeinschaften, die durch Angehörige eingerichtet werden. Es wird Wohnraum angemietet und die kranken Menschen werden durch ambulante Pflegedienste versorgt. In den WGs werden meistens kleinere Gruppen von demenziell erkrankten Menschen versorgt. Auch diese Art der Versorgung hat sich sehr verbreitet.

1.3   Betreuungskonzepte

Seit man die Betreuung der demenziell erkrankten Menschen intensiviert hat, also etwa seit 1983, sind immer wieder neue Betreuungskonzepte aufgetaucht, die man manchmal auch mit kritischen Augen ansehen sollte.

An erster Stelle steht die sog. **Milieutherapie**, die nicht nur das Umfeld umfasst, sondern auch die psychosoziale Betreuung. Darunter fallen einige Betreuungskonzepte wie

- Biografiearbeit,
- Validation,
- 10-Minuten-Aktivierung für die Begleitung Hochbetagter,
- das Böhm'sche Pflegemodell,
- Mäeutik,
- Snoezelen und
- Realitäts-Orientierungs-Training (ROT).

Eine besondere Stellung nimmt die „**Selbsterhaltungstherapie**" ein, und ein wichtiger Ansatz im Umgang mit demenziell erkrankten Menschen ist der „**personenzentrierte Ansatz**" nach Kitwood (1997).

Hin und wieder hat man das Gefühl, dass in diesem Bereich eine „Guru-Mentalität" entstanden ist. Irgendjemand erklärt etwas zu einem Konzept und alle in dem Bereich Tätigen folgen diesem. Jedes Konzept hat sicher positive Seiten, aber man muss auch genau nach der Umsetzung fragen und was es wirklich dem kranken Menschen bringt. Man wird manchmal den Eindruck nicht los, dass Konzepte für die „hilflosen Helfer" entwickelt wurden. Als Therapeutin, als Pflegekraft, als Angehörige möchte man eine konkrete Hilfestellung durch ein „Programm" haben, das einem genau sagt, wie man diese oder jene Situation meistern kann. Dies kann es aber so nicht geben, da die demenzielle Erkrankung viel zu vielschichtig ist. Die meisten Konzepte haben ihre Berechtigung, aber es geht darum, das davon herauszusuchen, was wirklich für das bestimmte Krankheitsstadium einsetzbar ist. Dies soll eine Aufforderung an alle helfenden Menschen sein, nicht nur mit Schlagwörtern zu agieren, sondern die Realität der Einsetzbarkeit eines Konzeptes wirklich zu hinterfragen.

1.3.1   Milieutherapie

Unter Milieu versteht man das gesamte Umfeld – nicht nur die räumliche, sondern auch das psycho-soziale Umfeld wird mit einbezogen. So spielt nicht nur die

Wohnraumsicherung eine wichtige Rolle, sondern das gesamte „Milieu". Die Milieutherapie spielt vor allem in Einrichtungen eine Rolle, aber sie sollte auch in der Häuslichkeit bedacht werden. In der Häuslichkeit sind viele Dinge für die räumliche Gestaltung schon vorhanden, die für eine Einrichtung erst zusammengestellt werden müssen; viele Möglichkeiten der Milieutherapie sind allerdings leichter in Einrichtungen zu gestalten.

Selbstverständlich kann die Ergotherapeutin nicht die vorhandenen Räumlichkeiten verändern, aber sie kann beratend tätig werden. Deshalb ist ein entsprechendes Wissen darüber notwendig.

Wohnraumsicherung

Zunächst ist wichtig, dass Gefahrenquellen für die Gesundheit der Menschen wie Stolperfallen und dergleichen im Umfeld beseitigt werden, ebenso Probleme, die im gesellschaftlichen Miteinander entstehen. Dies ist sicher für jeden alten Menschen wichtig, da aber ein demenziell erkrankter Mensch sein Umfeld nicht mehr einschätzen kann, ist er besonders gefährdet. So müssen Stolperfallen durch Teppiche beseitigt werden. Wenn ein demenziell erkrankter Mensch stolpert und sich eine Schenkelhalsfraktur zuzieht, wird dies ein enormer Schub für seinen Krankheitsverlauf sein.

▶ **Tipp** Im Schlafzimmer und im Bad bzw. der Toilette muss genügend Raum vorhanden sein, damit durch eine Betreuungsperson Hilfestellung gegeben werden kann. Griffe an Toilette und Badewanne sind erforderlich. Ketten vor Wohnungstüren müssen von außen mit einem Schlüssel geöffnet werden können, damit der Kranke sich nicht einschließen kann. Herdbenutzung muss durch eigene Sicherungen eingeschränkt werden, Feuerzeug und Streichhölzer können zur Gefahrenquelle werden. Putzmittel müssen gut verwahrt werden, damit sie nicht mit Lebensmitteln verwechselt werden können. Oft kommt es auch zu Problemen beim Autofahren. Hier muss man versuchen, den Autoschlüssel zu entfernen oder bei allergrößten Problemen öffentliche Stellen auf die Demenzerkrankung hinweisen. Ein weiteres Problem ist der Umgang mit Geld bzw. mit der Scheckkarte. Auch hier muss man versuchen, dieses Problem zu lösen, indem man die Scheckkarte z. B. sperren lässt, was häufig wieder zu Schuldgefühlen der Angehörigen führt.

Das räumliche Umfeld

Die Gestaltung des räumlichen Umfelds spielt für Menschen jeden Alters eine wichtige Rolle. Der Mensch braucht eine gewohnte Umgebung, damit er sich wohlfühlen kann. Dies merkt man ganz deutlich, wenn man umziehen muss, alles mit Kartons vollgestellt ist, man nichts findet und einfach alles ungemütlich wirkt. Aber ein gesunder Mensch kann dieses Chaos durch seine Kognition ausgleichen, was ein demenziell erkrankter Mensch nicht mehr kann. So muss auch das räumliche Umfeld ihm angepasst werden. Die **räumliche Gestaltung** umfasst die Möglichkeit des demenziell Erkrankten, seinem

Bewegungsdrang nachzugehen. Das bedeutet, dass er viel Raum braucht, um sich zu bewegen, aber auch die Möglichkeit des Rückzugs hat.

- Er fühlt sich in einer **gewohnten Umgebung** zunächst noch am besten. Er erkennt einige Zeit noch bekannte Möbel und Gegenstände, wobei dies mit zunehmender Erkrankung nachlässt. Deshalb sollte man auch in Einrichtungen versuchen, möglichst Möbel und andere Gegenstände aus dem bekannten Umfeld für den Kranken zu erhalten.
- Besonders bedeutsam sind für demenziell erkrankte Menschen die Helligkeit und damit die **Beleuchtung**. Der Mensch benötigt viel Helligkeit während des Tages, da dadurch das Hormon Serotonin gebildet wird, das die Stimmungslage des Menschen positiv beeinflusst. Eine Luxzahl von 500 wird empfohlen.
- **Einfarbige Bodenbeläge** sind wichtig, da gemusterte Böden den Kranken verunsichern und es zur sprichwörtlichen „Schwellenangst" kommt. Striche auf dem Boden können dazu führen, dass die Kranken dies als Hindernis in ihrer Fortbewegung empfinden. Sie bleiben entweder davor stehen oder steigen oft in schwieriger Aktion über den Strich hinweg.
- Wichtig ist, dass die Kranken **viele Dinge** in ihrem Umfeld haben, die sie anfassen, einwickeln, verkramen können. Auch Kleidungsstücke, Hüte, Handtaschen und dergleichen mehr sollten in das Umfeld mit eingeschlossen werden. Bei zunehmender Erkrankung sind Kisten mit Stofftieren, Lockenwicklern und Tüchern sehr beliebt. Auch Babypuppen oder Handpuppen können einbezogen werden. Platten überzogen mit verschiedenen Materialien wie Filz, Sandpapier, Fell oder Sackleinen sollen an den Wänden auf den „Wanderwegen" angebracht werden. Allerdings dürfen nicht zu viele verschiedene taktile Reize auf einmal angeboten werden (Abschn. 5.8.3).
- Große Kalender – möglichst aus Holz, da Holz haltbarer ist als Pappe – geben die **Möglichkeit des Lesens**. Ebenso Namensschilder an den Zimmern lösen Lust auf das Lesen aus. Über die besondere Bedeutung des Lesens wird Abschn. 3.1.8 über die Kognition hingewiesen.

Biografiearbeit

Die Biografie spielt für jeden Menschen eine wichtige Rolle. Vor allem aber kann man durch die Biografie zunächst noch einen Zugang zum demenziell erkrankten Menschen finden, da für diesen über die Gegenwart kein Zugang mehr möglich ist. Die Biografie ist sehr tief im **Langzeitgedächtnis** verhaftet und so kann sie noch relativ lange für den Kranken nutzbar gemacht werden. Über Erinnerungsmappen mit Fotos, Wissen über den Berufsalltag und Vorlieben im musikalischen Bereich oder anderer Hobbys kann man einen Zugang zu dem Kranken finden. Der Sinn der Biografiearbeit ist, den Menschen ganzheitlich zu sehen. Dadurch kann man ihn in seiner Krankheit besser begleiten und auch fördern. Wichtig ist es also auch für Therapeuten, sich intensiv mit der Biografie eines kranken Menschen auseinander zusetzen, wobei man noch **Erinnerungsarbeit** und

Biografiearbeit auseinanderhalten muss. Biografie kann durch einen Angehörigen und durch die Geschichtskenntnisse vermittelt werden. Erinnerungen kann uns nur der erkrankte Mensch alleine geben. Seine Erinnerung ist besonders wichtig für die Betreuung. Es ist unwichtig, ob der Kranke die reale Wahrheit erzählt oder ob es seine ganz eigene Wahrheit ist. Auch im ergotherapeutischen Konzept wird mit Biografie gearbeitet, allerdings sehr spielerisch und eher „zufällig". Wenn man das Therapiekonzept nach den Ausführungen in dem Buch „Ergotherapie bei Demenzerkrankungen" (Schaade 2012) durchführt, wird man immer wieder mit der Biografie der kranken Menschen konfrontiert werden, die sie dann mehr zufällig preisgeben.

Man kommt durch die Biografiearbeit allerdings irgendwann an die Grenzen, wenn die Krankheit sehr fortgeschritten ist.

Beispiel

In einem Haus in der besonderen stationären Betreuung wurde vor allem für die Männer ein Auto zur Verfügung gestellt, das im Garten ohne Benzin und Öl aufgestellt wurde. Es war ein Versuch, den Männern der Station eine Tätigkeit aus ihrer Biografie zu ermöglichen, nämlich dass sie am Motor arbeiten könnten. Einer der Bewohner dieses Heimes war ehemals Schiffsmechaniker. Seine Frau brachte den „Blaumann" mit und Werkzeug. Aber dieser kranke Mann nahm überhaupt keine Notiz mehr von dem Auto. Ihn interessierten vielmehr die Fransen an der Tischdecke oder die Blätter an den Bäumen. Hier war die Möglichkeit der biografischen Arbeit vorbei. Es wurde mit ihm über Steckspiele gearbeitet, da er große Probleme mit den Händen hatte und auch Ballspiel und ähnliche Tätigkeiten machten ihm viel Freude. ◀

Hier muss man sich sehr deutlich von der Biografiearbeit verabschieden. Wobei das Wort „Biografie-**Arbeit**" auch sehr fragwürdig erscheint. Man sollte vielmehr sagen: Arbeit mit Erinnerungen aus der Biografie!

Validation

Validation bedeutet: wertschätzen, ernst nehmen. Dieses Konzept wurde von **Naomi Feil** (1990) entwickelt und später von Nicole Richard als integrative Validation erweitert. Es geht um eine Technik der Kommunikation mit demenziell Erkrankten, die den alten, kranken Menschen dort zu erreichen versucht, wo er steht. Dabei ist wichtig, dass der demenziell erkrankte Mensch in seiner Welt bleiben darf, seine Meinung wird nicht angezweifelt. Man soll versuchen, bei einem Gespräch aus der inhaltlichen Ebene auf eine gefühlsmäßige Ebene zu kommen. Es wird viel mit Sprichwörtern oder allgemeinen Redewendungen gearbeitet, die beinahe als Automatismus ablaufen und so dem Kranken eine Sicherheit vermitteln. So fragt man nach dem Gefühl, das einer Aussage zugrunde liegt. Dieses Gefühl soll man annehmen und eventuell „spiegeln" und dann noch mit einem Sprichwort oder Redewendung bestärken.

Hintergrund

Es ist hervorzuheben, dass Naomi Feil als erste die Notlage der Gesprächsführung mit einem an Demenz erkrankten Menschen beschrieben hat. Allerdings scheint es so, dass viele Dinge in ihrem Buch „Validation" angesprochen werden, die nicht nachvollziehbar sind. Schon dass das Wort „Technik" in ihren Vorschlägen zur Gesprächsführung auftaucht, ist sehr schwer anzunehmen. Wer will schon mit „Technik" ein Gespräch führen. Wie kann man bei einer Demenzerkrankung die Frage stellen, ob die Krankheit dazu da ist, Konflikte aus früher Zeit zu mildern bzw. zu verarbeiten oder zu vegetieren? Sie behauptet auch, dass das defekte logische Denken durch Gefühle ersetzt wird – was natürlich sein kann, aber kommen die kranken Menschen wirklich in angenehme Erinnerungen zurück, um der trostlosen Gegenwart zu entkommen? Sind die Erinnerungen der an Demenz erkrankten Menschen wirklich immer so angenehm? Auch die Feststellungen, dass desorientierte alte Menschen in die Vergangenheit zurückkehren, um nicht ausgetragene Konflikte zu lösen, durch Gefühle, die in der Jugend verdrängt wurden, oder aber Langeweile und Stress durch das Stimulieren sinnlicher Erinnerungen zu mildern?" So könnte man noch eine ganze Weile fortfahren.

Inzwischen hat sich das Wort Validation verselbständigt und wird eigentlich nur für eine besondere Art der Gesprächsführung mit demenziell erkrankten Menschen benutzt. Wenn man weiß, dass das abstrakte und logische Denken eines an Demenz erkrankten Menschen zerstört wird und man ein wenig Psychologie erlernt hat, wobei man Rogers (2007) zitieren kann, auf den sich Feil auch bezieht, wird man ohne Probleme Gesprächsformen mit demenziell erkrankten Menschen finden. Dann weiß man auch, dass es sinnlos, ja kontraindiziert wäre, einem an Demenz erkrankten Menschen zu widersprechen, da man zur Diskussion das abstrakte und logische Denken braucht. Man passt die Art der Kommunikation auch auf diesem Hintergrund dem demenzkranken Menschen an. Aber Validation bedeutet „wertschätzen", das ist die wichtigste Aussage, d. h. man muss auf den kranken Menschen mit Empathie und Offenheit zugehen.

10-Minuten-Aktivierung für die Begleitung Hochbetagter

Die speziell für Menschen mit Demenzerkrankung entwickelte 10-Minuten-Aktivierung (Schmidt-Hackenberg 1996) soll die Menschen körperlich und geistig aktivieren und die Sinne anregen. Die 10-Minuten-Aktivierung arbeitet besonders über die Erinnerungsarbeit und lädt zu Erinnerungsreisen ein.

Hierbei geht es um eine kurze Aktivierung über Gegenstände aus der Vergangenheit, die dem Kranken angeboten werden und die ihm über das Langzeitgedächtnis Erinnerungen bringen können. Dieses Angebot eignet sich sehr gut für Pflegekräfte, die nur sehr kurze Zeit sich mit der Aktivierung der kranken Menschen beschäftigen können. Es werden Kartons mit Gegenständen gefüllt und schriftliche Fragen dazu in den Deckel geklebt, damit die Pflegekräfte leichter die Möglichkeit haben, mit diesen Kästen zu arbeiten. Die Kartons können mit Tüchern, mit alten Gegenständen aus der Küche, mit Werkzeugen usw. gefüllt werden und man kann dann darüber sprechen, was man früher damit gemacht hat. Dies ist eine sehr gute Anregung für die Aktivierung auf Station, aber für die eigentliche Arbeit der Ergotherapie müssen noch verschiedene Aspekte dazukommen, wie sie in den nächsten Kapiteln beschrieben werden.

Das Böhm'sche Pflegemodell

Das Psychobiographische Pflegemodell wurde von **Prof. Erwin Böhm 1999** entwickelt. Böhm ist Krankenpfleger und seit über vierzig Jahren vor allem in der Psychogeriatrie in Österreich tätig. (KDA 2001, S. I/67)

Das psychobiographische Pflegemodell orientiert sich an den emotionalen, triebhaften Ressourcen des Menschen mit Demenzerkrankung und nicht an seinen kognitiven Defiziten. Grundprinzip ist, die thymopsychische Biographie als Ausgangspunkt der vorhandenen Probleme zu sehen (Thymopsyche = Gefühlsanteil der Seele). Innerhalb dieses Pflegemodells wird die Krankheit eher als seelisches Problem verstanden, das aus der jeweiligen Biografie des Menschen erwachsen ist. Böhm wendet sich damit gegen die primär somatische Sichtweise, aus der seiner Meinung nach auch die Etikettierung dieser Mensch als „Morbus Alzheimer" oder „senile Demenz" entstehen. Der Schwerpunkt bei Böhm liegt auf einer Gesundheitspflege statt einer Krankheitspflege. Die Pflege soll von der Medizin abgelöst als eigenständige Denk- und Arbeitsweise entwickelt werden. (KDA 2001, S. I/67 f.)

Dieses Pflegemodell hat sicher seine akzeptablen Seiten, aber **nur** auf die Seele eines Menschen zu sehen, der eine neurodegenerative Erkrankung erleidet, scheint etwas einseitig in der Behandlung und Betreuung dieser Menschen zu sein. Beim Schlaganfall- oder Parkinsonpatienten muss man auch die neurologische Seite der Erkrankung sehen, obwohl auch hier die Seele des Mensch mit betroffen ist.

Mäeutik

Wegen der Ganzheitlichkeit soll hier noch auf das Konzept der Mäeutik eingegangen werden. Mäeutik oder „Erlebnisorientierte Pflege" wurde seit 1996 in einem niederländischen Institut entwickelt. Vor allem **Cora van der Kooij** (2003) war hier sehr führend. Das Wort Mäeutik stammt aus dem Griechischen und bedeutete „Hebammenkunst". Schon Sokrates verwendete diesen Begriff wohl in Anspielung auf den Beruf seiner Mutter, als er durch eine Fragetechnik die zugrunde liegenden Gefühle des Gesprächspartners ergründen wollte. Hier wird dies nun auf die Arbeit mit demenziell erkrankten Menschen übertragen. Mäeutik soll den Pflegenden bewusst klar machen, was sie intuitiv bereits wissen und ausführen. Durch die Mäeutik soll dieses intuitive Handeln mit Fachwissen und der gesamten Organisation der Pflege verbunden werden. Es soll dadurch eine größere Nähe zu den demenziell erkrankten Menschen hergestellt werden, aber auch die Mitarbeiter sollen gestärkt werden. Die Mäeutik ist keine neue Methode. Sie will verschiedene Methoden in der Betreuung demenzkranker Menschen verbinden.

Die Mäeutik vereint mehrere Konzepte – wie zum Beispiel das Realitäts-Orientierungs-Training und die Validation –, um einen individuellen Zugang zum Klienten zu schaffen. Sie scheint dabei nicht so statisch wie die theoretischen Ausführungen der Validation (KDA 2001, S. III/61).

Hintergrund

Die Mäeutik wurde schon seit dem 18. Jahrhundert für Unterrichtsmodelle entwickelt. Später wurde diese Unterrichtsmethode als Ansatz für die Wiederbelebung der Philosophie angesehen. Diese Unterrichtsmethode wurde vor allem für Naturwissenschaften wie Mathematik angewandt. Dazu wurden folgende Regeln aufgestellt: „Sprich klar und kurz und versuche Dich allen Teilnehmern verständlich zu machen! Halte an der gerade erörterten Frage fest und schweife nicht ab! Nimm jede Äußerung jedes anderen Teilnehmers in gleicher Weise ernst! Prüfe Äußerungen anderer Teilnehmer daraufhin, ob Du sie vollständig aufgefasst und verstanden hast und sie auf den Gang der Argumentation beziehen kannst! Sprich vorhandene Fragen und Zweifel aus, aber spiele nicht den advocatus diaboli! Arbeite auf einen Konsens hin! Der Leiter soll darauf achten, dass die Teilnehmer die Regeln einhalten, sie sich untereinander wirklich verstehen, sie an der gerade erörterten Frage festhalten, fruchtbare Ansätze nicht verloren gehen" (Wikipedia 2015).

Sicher sind hier einige Ratschläge, die auch für die Zuwendung zu demenziell erkrankten Menschen relevant sind, aber sind nicht alle diese Konzepte Grundhaltungen, die eigentlich jeder Mensch, der sich auf kranke Menschen einlassen will, beherzigen muss – egal, ob der Mensch einen Beinbruch hat und starke Schmerzen erleidet oder sich in einer Demenzerkrankung befindet? Diese Zuwendung zum kranken Menschen ist doch die Voraussetzung z. B. für jede Therapeutin oder Pflegekraft. Muss man da immer noch neue „Konzepte" entwickeln?

Snoezelen

Snoezelen wurde ebenfalls in den Niederlanden entwickelt. Das Wort ist eine Zusammensetzung der holländischen Begriffe „Snuffelen" und „Doezelen", also schnüffeln und dösen. Durch eine Anzahl von verschiedenen Reizen soll dem Menschen in einer angenehmen Atmosphäre die Wahrnehmung des eigenen Körpers vermittelt werden. Es gibt sog. „Snoezelenräume", die aber für einen demenziell erkrankten Menschen Probleme bringen können, da diese oft mit Reizerzeugern überladen sind. Der Snoezelenraum ist eine künstliche Welt und hat eigentlich keinen Bezug zum täglichen Leben. Elemente aus dem Snoezelenraum kann man im häuslichen Bereich oder auch in einer Einrichtung in das alltägliche Umfeld mit einbeziehen. Wie z. B. die Wassersäulen mit den Fischen, die man in Fluren installieren kann, in denen die demenziell erkrankten Menschen ständig auf und ab laufen. Man könnte dazu ganz leise über CD das Meeresrauschen abspielen; allerdings muss man damit sehr vorsichtig sein. Dies darf man nur sehr gezielt einsetzen, sonst kommt es sehr schnell zur Überreizung. Man kann an Handläufen bunte Bänder anbringen und an den Wänden bunte Tastplatten, die aber jeweils nur mit einem Material, wie Samt, Sandpapier oder ähnlichem bezogen sein dürfen. Natürlich geht es beim demenziell Erkrankten um die Stimulierung der Körperwahrnehmung, aber dies sollte man in dem gesamten täglichen Umgang mit einbeziehen und keine „künstliche" Situation schaffen. Über die Einbeziehung der Stimulation der Körperwahrnehmung wird vor allem in dem Kapitel „Sensorische Integration und Demenzerkrankung" berichtet (Kap. 5).

ROT

Hier soll der Vollständigkeit halber auch auf das „**ROT**" hingewiesen werden. ROT „geistert" immer noch durch die Literatur, aber man sollte darauf nicht zurückgreifen.

Realitäts-Orientierungs-Training (ROT) wird schon allein durch die Bezeichnung ad absurdum geführt. Ein an Alzheimer erkrankter Mensch wird in **seine Realität** gehen; man kann und darf ihn deshalb auch nicht daraus zurückholen. Dies erzeugt nur Unsicherheit, Aggressionen, Wut oder Depressionen beim demenziell Erkrankten. Die Orientierung geht unweigerlich verloren und man kann sie durch nichts wieder zurückerhalten. Nun die Orientierung zur eigenen Person wird noch länger erhalten sein. Aber zur Orientierung wird in Kap. 3 noch berichtet werden.

Außerdem sollte man mit dem Wort „Training" im Zusammenhang mit Demenzerkrankungen allgemein sehr vorsichtig umgehen. Training beinhaltet sehr häufig die Assoziation von „wiederherstellen" können. Man trainiert, damit die Muskeln oder ein Gelenk wieder besser funktionieren. Man trainiert sein Gedächtnis, wenn man gesund ist, aber sein Gedächtnis im Alter etwas vernachlässigt hat. Man trainiert für einen Sportwettkampf. Bei einer Alzheimer Erkrankung kann man eben fast nichts „wieder herstellen" oder trainieren. Bei beginnender Erkrankung kann man vielleicht noch ein wenig Fähigkeiten trainieren, aber mit fortschreitender Erkrankung ist das Wort „trainieren" nicht angebracht. Einige wenige Situationen gibt es, bei denen man das Wort „Training" noch nutzen kann. Dies gilt z. B. bei gewissen Störungen der Nahrungsaufnahme. Die Funktion der Hand-Mund-Koordination kann „trainiert" werden, da dies eine gespeicherte Bewegung darstellt, die wieder eingeübt werden kann.

Der Bezeichnung ROT entsprechend ist auch der Inhalt dieses **Konzeptes**, das Ende der 1980er-Jahre aus Amerika nach Deutschland für die Betreuung demenzkranker Menschen „importiert" wurde.

Es geht bei diesem Konzept darum, dem Verlust von Fähigkeiten und Rückzugstendenzen entgegenzuwirken. Durch dieses Konzept sollen Menschen mit einer demenziellen Erkrankung auf die „objektive" Realität hingewiesen werden und dadurch soll die Orientierungsfähigkeit wieder erhöht werden, was wie beschrieben nicht möglich ist. Das ROT beinhaltet Gruppentherapien und den 24-Stunden-Einsatz dieser Methode. Wichtige Hilfsmittel sind Uhren, Kalender und vor allem Spiegel. Der Einsatz von Spiegeln kann sehr negativ auf einen Menschen mit Demenz wirken. Es gab einen Film über ROT, bei dem eine Szene gezeigt wurde, wie ein alter Mann mit schreckensgeweiteten Augen vor einem großen Spiegel sitzt und die Therapeutin ständig auf den Spiegel zeigt mit den immer wiederkehrenden Worten: „Das sind Sie!" Spiegel können sehr hilfreich sein, aber dann muss man dem Kranken selbst überlassen, wie er sich mit seinem Spiegelbild arrangiert. Es kann sein, dass eine muntere Unterhaltung mit dem Spiegelbild in Gang kommt, da nicht erkannt wird, dass die eigene Person sich dort abzeichnet, oder aber es kommt zu Angstverhalten. Im letzteren Fall muss es die Möglichkeit geben, den Spiegel zu verhängen, z. B. durch kleine Vorhänge. In einem Gemeinschaftsraum und auch Therapieraum hat ein Spiegel keinen Platz, da die Aufmerksamkeit sehr durch den Spiegel abgelenkt wird. In den 1980er-Jahren wurde der Autorin ohne ihre Zustimmung plötzlich aufgrund des um sich greifenden ROT ein riesiger Spiegel in ihren Therapieraum gehängt. Eine Patientin rief ständig: „Da ist ein Mann!", und meinte die sich im Spiegel abzeichnende Therapeutin, die meistens aus praktischen Gründen zur Therapie mit langen Hosen erschien. Schnellstens wurde der Spiegel aus dem Raum entfernt.

Später wurde das ROT etwas verändert. Das Prinzip: „Man sollte niemals eine für den gesunden Menschen falsche Aussage des Kranken bestätigen, sondern ihn immer auf die Realität hinweisen" wird heute auch von Vertretern des ROT anders gesehen. Es geht darum, nicht jede Handlung in die Realität umzusetzen, sondern die Realität in den natürlichen Tagesablauf einzubeziehen, wobei es fraglich ist, warum man dies noch als ROT bezeichnen muss.

Personenzentrierter Ansatz
Theoretische Grundlage der personenzentrierten Pflege (Kitwood und Müller Hergl 2000) ist die Überlegung, was es heißt, eine „Person" zu sein, bzw. welchen Wert das „Person-Sein" für einen Menschen hat? Der kranke Mensch wird deshalb als Subjekt und nicht als Objekt gesehen. Seine Individualität muss unterstützt werden. Seine Fähigkeiten sollen durch die Mitarbeiter unterstützt werden und seine sozialen Bezüge erhalten bleiben. In der personenzentrierten Sichtweise wird jedes „problematische" Verhalten wie z. B. Aggressionen als „herausforderndes Verhalten" und als Handlung betrachtet. Es geht darum, dieses Verhalten zu verstehen, und nicht darum, es zu sanktionieren, zu unterbinden oder es bestenfalls einfach hinzunehmen oder auszuhalten. Den Angehörigen, Freunden und Mitarbeitern kommt die Aufgabe zu, die mit diesem Verhalten ausgedrückten Bedürfnisse zu erkennen und entsprechend zu handeln (KDA 2001). Dies sollte auch die Grundlage für jede Therapie sein. Allerdings muss man z. B. in der Ergotherapie auch die neurologischen Probleme der demenziellen Erkrankung unbedingt beachten.

In diesem Zusammenhang sollte noch auf das **DCM** (Dementia Care Mapping) hingewiesen werden. Hier handelt es sich um

> ein Beobachtungsverfahren, das speziell für Menschen mit Demenz entwickelt wurde, bei denen Zufriedenheitsbefragungen nicht oder nur bedingt möglich sind. Das DCM versucht, das Wohlbefinden von demenziell erkrankten Menschen aufzuzeigen. Sinn und Zweck des DCM ist es, die Förderung, Pflege und Begleitung – auch Therapie – darauf auszurichten, „personenzentriert" das „relative Wohlbefinden" der Menschen mit Demenz zu steigern und die Phasen des Unwohlseins zu verringern. (KDA 2001, S. 117)

Selbsterhaltungstherapie (SET)

Die Selbsterhaltungstherapie (SET; Romero 1997) ist ein Trainingsverfahren, um das „Selbst" des demenziell Erkrankten zu erhalten. Der Inhalt dieser Therapie ist die Stabilisierung des eigenen Ichs und des Bewusstwerdens der eigenen Person mit der eigenen Biografie. Sie arbeitet sehr viel über Gespräche, kreative Therapie und Bewegungen. Diese Therapie hat vor allem bei beginnender Erkrankung ihren Platz (Kap. 7). SET ist ein guter Ansatz, um sich mit der eigenen Krankheit oder mit der Krankheit des Angehörigen auseinanderzusetzen, da die kranken Menschen und ihre Angehörigen nach der Diagnose „Alzheimer" häufig alleingelassen werden. „Es geht nicht nur um die Unterstützung der Ressourcen der Menschen mit Demenz, sondern auch um die Vermeidung von Irritationen, Depressionen und Aggressionen. Die psychische Stabilität eines Menschen ist von drei Grundelementen abhängig:

- von dem Gefühl, Lebensläufe verstehen, zuordnen und erklären zu können;
- von der Zuversicht, mithilfe der vorhanden Ressourcen Lebensanforderungen meistern zu können;
- von dem Gefühl, einen Sinn in den Anforderungen der Lebensläufe verstehen zu können. (Romero 1997, S. 1213)

1.4 Zusammenfassung

Die meisten Konzepte und Methoden setzen sich hauptsächlich mit den psychosozialen Problemen der demenziell erkrankten Menschen auseinander. Dies ist sicher ein großer und wichtiger Bereich, auf den man achten muss. Aber Körper, Seele und Geist gehören zusammen, sodass man die Einbußen in der Körperlichkeit bei einer Demenzerkrankung nicht außer Acht lassen darf. Die Körperlichkeit wird stark beeinflusst, da man es mit einer wirklichen neurologischen Veränderung im Gehirn zu tun hat. So werden die weiteren Kapitel sich sehr intensiv mit diesen Veränderungen beschäftigen.

Literatur

Behörde für Soziales und Familie (2000) Hamburger Modell zur stationären Betreuung Demenzkranker. Behörde für Soziales und Familie, Amt für Soziales und Rehabilitation, Abteilung für Rehabilitation, Altenhilfe, Pflege und Betreuung, Hamburg

Feil N (1990) Validation. Delle Karth, Wien

Kitwood T (1997) Demenz, der personenzentrierte Ansatz im Umgang mit verwirrten Menschen Verlag Hans Huber, Bern

Kitwood T, Müller Hergl C (2000) Demenz, der personenzentrierte Ansatz im Umgang mit verwirrten Menschen. Huber, Bern

van der Kooij C (2003) Die Methode des gefühlsmäßigen Wissens. In: Schindler U (Hrsg) Die Pflege demenziell Erkrankter neu erleben, Mäeutik im Praxisalltag. Vincentz, Hannover

Kuratorium Deutscher Altershilfe (KDA) (2001) Qualitätshandbuch Leben mit Demenz. Kuratorium Deutscher Altershilfe, Köln

Rogers C (2007) Die nicht-direktive Beratung. Geist und Psyche. Fischer, Frankfurt am Main

Romero B (1997) Selbst-Erhaltungs-Therapie (SET): Betreuungsprinzipien, psychotherapeutische Interventionen und Bewahren des Selbstwissens bei Alzheimer-Kranken. In: Weis S, Weber G (Hrsg) Handbuch Morbus Alzheimer. Neurobiologie, Diagnose und Therapie. Belz, Weinheim, S 1209–1252

Schaade G (2012) Ergotherapie bei Demenzerkrankungen. Springer, Heidelberg

Schmidt-Hackenberg U (1996) Wahrnehmen und Motivieren, Die 10-Minuten-Aktivierung für die Begleitung Hochbetagter. Vincentz, Hannover

Wikipedia (2015) Mäeutik. http://www.pflegewiki.de/wiki/M%C3%A4eutik_in_der_Pflege https://de.wikipedia.org/wiki/M%C3%A4eutik. Zugegriffen am 19.10.2015

Aufbau und Funktion des Gehirns

2

Gudrun Schaade

Inhaltsverzeichnis

Da es sich bei einer demenziellen Erkrankung um eine Veränderung im Gehirn handelt, ist es wichtig, dass man sich die Funktionen dieses Organs vor Augen hält. Das Gehirn steuert die Fähigkeiten des Menschen sowohl im kognitiven als auch im Bewegungsbereich. Wenn es hier zu Störungen kommt, ist das gesamte Zusammenspiel des Körpers betroffen. Sicher sind die Grundlagen für manche Leser selbstverständlich, aber als Therapeutin muss man sich die Einzelheiten immer wieder ins Gedächtnis rufen. Aus diesem Grund soll hier auf die Grundlagen der Anatomie des Gehirns nochmals eingegangen werden, um deutlich zu machen, welche Formen von Störungen bei einer demenziellen Erkrankung auftreten können.

2.1 Anatomische Grundbegriffe

Man unterscheidet verschiedene Abschnitte des menschlichen Gehirns, die zusammenarbeiten müssen, um das Leben und die gesamten Fähigkeiten des Menschen zu gewährleisten. Im Folgenden werden nur die Grundbegriffe erläutert, die für das Verständnis des komplexen Krankheitsbildes notwendig sind. Die folgende Übersicht und die Abb. 2.1 und 2.2 zeigen die betreffenden Gehirnstrukturen im Überblick:

© Der/die Autor(en), exklusiv lizenziert an Springer-Verlag GmbH, DE, ein Teil
von Springer Nature 2023
G. Schaade, D. Danke, *Ergotherapeutische Behandlungsansätze bei Demenz und
Korsakow-Syndrom*, https://doi.org/10.1007/978-3-662-66731-6_2

Abb. 2.1 Die Gliederung des
menschlichen Gehirns in seine
Hauptabschnitte

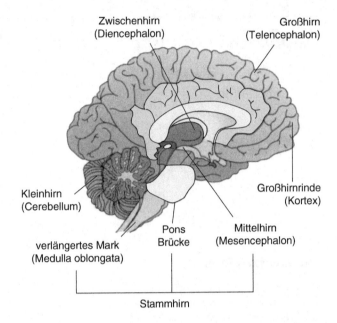

Abb. 2.2 Strukturen des
Gehirns. (Mediale Ansicht)

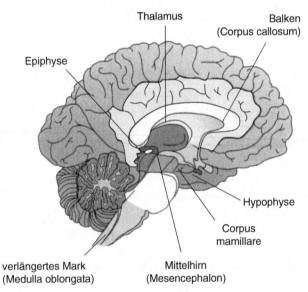

Strukturen des Gehirns
- Hirnstamm
- Medulla oblongata (verlängertes Mark)
- Pons (Brücke)
- Mesencephalon (Mittelhirn)
- Diencephalon (Zwischenhirn); besteht aus Thalamus, Epithalamus, Subthalamus, Hypothalamus verbunden mit der Hypophyse (Hirnanhangdrüse), Metathalamus
- Cerebellum (Kleinhirn)
- Telencephalon (Großhirn; Endhirn); ihm werden Basalganglien und das limbischen System zugeordnet
- Großhirnrinde (Kortex); ist die äußere Schicht des Großhirns

2.2   Funktionen des Gehirns

Hirnstamm

Der Hirnstamm ist entwicklungsgeschichtlich der älteste Teil des Gehirns. Es besteht aus auf- und absteigenden Nervenfasern, die die weiße Substanz bilden und aus Neuronen, die die graue Substanz darstellen. Der **Hirnstamm verarbeitet eingehende Sinneseindrücke und ausgehende motorische Informationen**.

Zwischenhirn

Im **Zwischenhirn** findet **Informationsverarbeitung in einer großen Komplexität statt.** Einerseits die Feinsteuerung vegetativer Funktionen (Emotionen) als auch die Verarbeitung sensorischer Zuflüsse, die im Thalamus einer differenzierten Analyse und Selektion erfahren.

Hypothalamus

Der **Hypothalamus** ist die Steuerungszentrale für den Sympathikus und den Parasympathikus und damit für das gesamte **Vegetativum**. Es wurde z. B. beobachtet, dass Verletzungen oder Läsionen im Hypothalamus zu Problemen bei der Nahrungsaufnahme führten. Läsionen in diesem Bereich führen häufig auch zu Somnolenz (krankhafter Schlafsucht; Schandry 2003).

Kleinhirn

Das **Kleinhirn** teilt sich wie das Großhirn in zwei Hemisphären auf. Die Funktion des Kleinhirnes bezieht sich auf **Gleichgewicht, Koordination und Automatisierung von Bewegung.** Lernt man z. B. Tanzen, so muss man die einzelnen Schritte relativ bewusst nacheinander ausführen. Hierbei regelt das **Großhirn** direkt die **Muskulatur**. Mit einiger

Übung, also nach einiger Zeit des bewussten Ausführens der einzelnen Schritte, muss man sich nicht mehr auf jeden Schritt konzentrieren. Die Bewegungsfolgen werden nun vom Kleinhirn geregelt, das während der Lernphase die Impulsfolgen gespeichert hat (Wikipedia 2015).

Großhirn

Das **Großhirn** ist in der Mitte durch einen Einschnitt in zwei Hemisphären (Halbkugeln) geteilt, die stark gefaltet bzw. gefurcht sind. Man spricht von den sog. **Sulci** (Furchen) und **Gyri** (Windungen). Es besteht eine Verbindung zwischen den Hemisphären, die Pons (Balken bzw. Brücke) genannt wird. Zusätzlich gibt es noch verschiedene kleinere Verbindungen zwischen den Hemisphären. Das Großhirn besteht noch aus dem **Großhirnmark**, das sich aus Faserverbindungen und Endhirnkernen, sog. **Basalganglien,** zusammensetzt. Basalganglien sind eine Ansammlung von Nervenzellkörpern, die in die weiße Substanz des Endhirnes eingebettet sind. Die Basalganglien sind verantwortlich für eine **reibungslose und koordinierte Ausführung von Bewegungen, indem sie die motorischen Impulse des Kortex verarbeiten.**

Großhirnrinde

Die etwa 1,5–4,5 cm dicke Oberfläche wird **Großhirnrinde (Kortex)** genannt. Sie enthält eine Menge von Nervenzellen, die diese Substanz grau erscheinen lässt, daher die Bezeichnung „graue Substanz". Auf der grauen Substanz unterscheidet man die sog. **Rindenfelder.** Der eine Teil **verarbeitet Qualitätsinformationen über Wahrnehmungen wie Sehen, Berühren, Riechen, Schmecken und einfachere Bewegungen. Der andere Teil vernetzt die verschiedenen Funktionen.** Erst das Zusammenspiel aller Rindenfelder ermöglicht eine komplette Funktion.

Man kann die graue Substanz noch weiter unterteilen in den sog. **Neokortex** (Isokortex) und den sog. **Allokortex.** Der Neo- oder Isokortex nimmt beim Menschen den größten Teil ein. Er beinhaltet z. B. den Hippokampus, der kognitive Informationen verarbeitet.

Die Fasern der Neuronen der Großhirnrinde verlaufen unterhalb der Hirnrinde. Sie bilden die weiße Substanz, sie werden im Gegensatz zur Rinde als Mark bezeichnet. Kortex und Marklager bilden den Großhirnmantel (Pallium). Das Mark enthält Gliazellen. Gliazellen bilden Markscheiden um die Fortsätze von Neuronen. Die Markscheiden dienen vor allem der verbesserten Erregungsleitung.

▶   **Wichtig** Man kann davon ausgehen, dass das Großhirn, vor allem der Neokortex, der Sitz der **Wahrnehmung, des Gedächtnisses und des Willens** ist. Hier werden die von den Sinnesorganen ausgesandten Informationen sortiert, sinnvoll verknüpft und gespeichert, um zielgerichtetes Planen und Handeln zu ermöglichen. Dies wird durch die Verarbeitung über sensorische Felder, dem **sensorischen Kortex** und den motorischen Feldern, dem **motorischen Kortex** sichtbar. Wahrscheinlich liegt auch ein Zentrum für Denken und Erinnern in diesem Bereich.

Fünf Lappen der Hirnrinde

Man unterscheidet bei der Hirnrinde, dem Kortex, fünf Lappen (Lobi): den Frontallappen (Lobus frontalis, Stirnlappen), den Temporallappen (Lobus temporalis, Schläfenlappen), den Parietallappen (Lobus parietalis, Scheitellappen), den Okzipitallappen (Lobus occipitalis, Hinterhauptslappen; Abb. 2.3):

- Im **Frontallappen** befinden sich Bereiche, die für die **motorischen Zentren** des Großhirnes verantwortlich sind. Man unterscheidet den motorischen, prämotorischen und präfrontalen Bereich. Der motorische Kortex ist verantwortlich für die Ausführung der Bewegungen, der prämotorische Kortex bestimmt die notwendigen Bewegungen. Der präfrontale Kortex bestimmt die nötigen kognitiven Prozesse, damit die Handlungen situationsgerecht ausgeführt werden können, also die Handlungsplanung und Handlungsdurchführung.
- Im **Temporallappen** befinden sich die Areale für das **Hörzentrum**. Außerdem befindet sich in diesem Kortexbereich auch das Wernicke-Sprachzentrum, ein sensorisches Sprachzentrum, das für das Sprachverständnis – allerdings nicht alleine – zuständig ist. Teile des Temporallappens sind auch für das Erkennen von Körperteilen, Gesichtern und wichtiger Dinge, die zum Überleben notwendig sind wie z. B. Nahrung, zuständig.

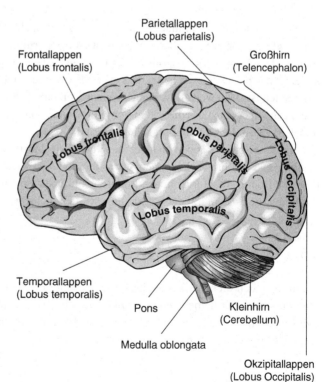

Abb. 2.3 Die fünf Lappen des menschlichen Gehirns. (Seitliche Ansicht)

Parietallappen (Lobus parietalis)

Frontallappen (Lobus frontalis)

Großhirn (Telencephalon)

Lobus frontalis

Lobus parietalis

Lobus occipitalis

Lobus temporalis

Temporallappen (Lobus temporalis)

Pons

Kleinhirn (Cerebellum)

Medulla oblongata

Okzipitallappen (Lobus Occipitalis)

- Der **Parietallappen** dient in drei Bereichen verschiedenen Funktionen: der vordere (anteriore) Bereich ist an **somatosensorischen Funktionen** beteiligt. Der obere Teil ist wichtig für die **visuelle Steuerung von Bewegungen und Erkennung von Reizen, räumliche Aufmerksamkeit (Wechsel von einem Reiz zum anderen)**. Der untere Bereich ermöglicht **räumliches Denken und z. B. Rechnen und Lesen**.
- Der **Okzipitallappen** dient vor allem der Verarbeitung von Informationen aus dem optischen System, wie z. B. **die Verarbeitung der visuellen Information wie Farbe, Helligkeit sowie die Erkennung und Klassifizierung von Objekten**.
- Die **Insula** ist noch relativ wenig erforscht. Man nimmt an, dass dies das Zentrum ist, wo Informationen aus und für die **Eingeweide** verarbeitet werden. Zusätzlich nimmt man an, dass ein Teil sowohl für das vestibuläre System als auch für die gustatorische Wahrnehmung zuständig ist.

Das limbische System

Verschiedene **Strukturen des Kortex** werden zum sog. **limbischen System** zusammengefasst. Dieses besteht vor allem aus dem **Hippokampus, Gyrus cinguli und Amygdala**. Das limbische System ist ein entwicklungsgeschichtlich älterer Anteil des Gehirns. Man nimmt an, dass der Hippokampus vor allem mit sensorischen Informationen und auch assoziativer Informationen versorgt wird. Er scheint auch eine entscheidende Rolle beim Einspeichern und Abrufen von Gedächtnisinhalten zu spielen. Bei Zerstörung des Hippokampus kommt es zur Beeinträchtigung des Kurzzeitgedächtnisses, was die Einspeicherung neuer Informationen verhindert. Dadurch wird die Lernfähigkeit eingeschränkt. Interessant ist, dass 2014 der Nobelpreis an das norwegische Ehepaar May-Brit und Edvard Moser ging, das nachgewiesen hatte, dass auch die räumliche Orientierung im Hippokampus angesiedelt ist. Man weiß, dass die Alzheimer-Demenz im Hippokampus beginnt. So kann man nachvollziehen, dass die ersten Symptome eine Abnahme des Kurzzeitgedächtnisses und der Verlust der Orientierungsfähigkeit sind.

Den limbischen Lappen nannte man auch Riechhirn (Rhinencephalon), weil man glaubte, dass das limbische System etwas mit dem Geruchssinn zu tun hätte. Richtig ist, dass der Tractus olfactorius in den limbischen Lappen eintritt, man weiß aber heute, dass das limbische System mit der Verarbeitung von Geruchsreizen eher weniger zu tun hat.

2.3   Schlussbemerkung

Wenn man sich dieses Miteinander der einzelnen Gehirnfunktionen betrachtet, wird es klar, dass bei einer demenziellen Erkrankung, die das gesamte Gehirn betrifft, nicht nur die Kognition eingeschränkt wird, sondern auch die Wahrnehmungsfähigkeit und die Bewegungsmöglichkeiten immer mehr Einbußen erleiden.

Literatur

Schandry R (2003) Biologische Psychologie. Beltz, Weinheim/Basel/Berlin
Wikipedia (2015) Kleinhirn. https://de.wikipedia.org/wiki/Kleinhirn. Zugegriffen am 19.10.2015

Weiterführende Literatur

Birnbaumer N, Schmidt RF (2006) Biologische Psychologie. Springer, Berlin/Heidelberg/New York
DIMDI (2000) ICD-10. WHO, Genf
Markowitsch H (1992) Neuropsychologie des Gedächtnisses. Hogrefe, Göttingen/Toronto/Zürich
Palm G (1990) In Assoziatives Gedächtnis und Gehirntheorie. Spektrum der Wissenschaft, Heidelberg
Schmidt RF, Unsicker K (2003) Lehrbuch Vorklinik. Deutscher Ärzte-Verlag, Köln N
Trepel M (2004) Neuroanatomie. Urban & Fischer, München/Jena

Kognition

3

Gudrun Schaade

Inhaltsverzeichnis

3.1 Was bedeutet Kognition?

Bei einer demenziellen Erkrankung kommt es als erstes nach außen sichtbares Symptom zu Einschränkung der Kognition. Um die Tragweite dieser Einschränkung überhaupt erkennen zu können, muss man sich insgesamt mit der Kognition und deren Inhalte beschäf-

G. Schaade, D. Danke, *Ergotherapeutische Behandlungsansätze bei Demenz und Korsakow-Syndrom*, https://doi.org/10.1007/978-3-662-66731-6_3

tigen. Oft wird gemeinhin nur von Gedächtnis gesprochen, aber Gedächtnis ist nur ein Teil der menschlichen Kognition.

Das Wort „Kognition" kommt aus dem lateinischen Wort „cognitio" und bedeutet eigentlich das „Erkennen". Um dieses Erkennen ausführen zu können, braucht der Mensch sehr verschiedene Fähigkeiten.

▶   **Wichtig** Die Kognition besteht aus vielen Bausteinen, die ineinandergreifen müssen. Wenn ein Baustein nicht mehr funktioniert, hat dies Auswirkungen auf andere Teile der Kognition.

3.1.1   Gedächtnis

Was bedeutet Gedächtnis eigentlich? Gedächtnis ist ein **Speicher**, den wir viel benutzen – bewusst und unbewusst. Dieser Speicher hat aber auch nur eine begrenzte Kapazität. Das Gedächtnis **wählt aus**. Es dient als Selektor. So ist nicht nur die Störung der Merkfähigkeit Schuld am Verlust von Informationen, es entstehen schon Informationsverluste beim „Speichern" und „Entspeichern" (Enkodieren) oder wenn mehrere Dinge gleichzeitig einzuprägen sind und sich so gegenseitig hemmen. Die **Reaktivierungsschwelle** ist variabel, z. B. fallen uns bei Auslandsaufenthalten Vokabeln leichter ein als in der Schule oder im Berufsleben.

> **Hintergrund**
> In der ICF (Internationale Klassifikation der Funktionsfähigkeit, Behinderung und Gesundheit; WHO 2005) wird die **Funktion des Gedächtnisses** beschrieben als „spezifische mentale Funktionen, die die adäquate Registrierung, die Speicherung und den Abruf von Informationen betreffen".

Das Gedächtnis hat die Fähigkeit Wahrnehmungen, psychische und auch physische Erlebnisse zu merken und sich daran zu erinnern. Die Fähigkeit zum kurzfristigen oder auch etwas längerem Behalten nennt man die **Merkfähigkeit.** Man unterscheidet das **Ultrakurzzeitgedächtnis (Sofortgedächtnis), das **Kurzzeitgedächtnis (Frischgedächtnis)** und das **Langzeitgedächtnis (Altgedächtnis).** Das Ultrakurzzeitgedächtnis und das Kurzzeitgedächtnis sind für Störungen sehr viel anfälliger als das Langzeitgedächtnis. Deshalb ist ein Rückgriff auf das Langzeitgedächtnis länger möglich, als auf das Kurzzeitgedächtnis. Das Kurzzeitgedächtnis wählt aus, was in das Langzeitgedächtnis gelangen soll. So kommt es beim Erlernen von neuen Dingen zunächst zu einer Aufgabe für das Kurzzeitgedächtnis, dass dann feststellt, welche Angebote im Langzeitgedächtnis gespeichert werden und welche ausgesondert, d. h. vergessen werden.

3.1.2 Orientierung

Die Orientierung ist die Fähigkeit, sich im Hinblick auf Zeit, Ort, Situation und eigener Person – autopsychische Orientierung – zurechtzufinden (Pschyrembel 1998). Die Funktion der Orientierung dient zur Selbstwahrnehmung, dem Ich-Bewusstsein und der realistischen Wahrnehmung anderer Personen sowie der Zeit- und der Umgebungswahrnehmung. Die ICF (WHO 2005, S. 59 b114) beschreibt dies folgendermaßen: „Allgemeine mentale Funktionen, die Selbstwahrnehmung, Ich-Bewusstsein und realistische Wahrnehmung anderer Personen sowie der Zeit und der Umgebung betreffen":

- Bei der **zeitlichen Orientierung** kommt es zur bewussten Einschätzung von Wochentag, Datum, Monat und Jahr. Ebenso kann die Tageszeit bzw. Uhrzeit meistens eingeschätzt werden. „Mentale Funktionen, die sich im bewussten Gewahrsein von Wochentagen, Datum, Tag, Monat und Jahr äußern." (WHO 2005, S. 59 b1140)
- Die **örtliche Orientierung** zeigt sich darin, dass der Mensch weiß, in welcher unmittelbaren Umgebung er sich befindet, in welcher Stadt oder in welchem Land (WHO 2005, S. 59 b1140).
- Die **situative Orientierung** wird durch die Einschätzung der gerade vorhandenen Situation: „was tut man, warum tut man das und mit wem tut man das" vorgegeben.
- Die **Orientierung an der Person** bezieht sich auf die eigene Person: Wie heißt man, wann und in welcher Stadt ist man geboren, ist man verheiratet, verwitwet, hat man Kinder (WHO 2005, S. 59 b1142: „Mentale Funktion, die sich im bewussten Gewahrsein der eigenen Identität und von Personen in der unmittelbaren Umgebung äußern")?

3.1.3 Aufmerksamkeit und Konzentration

Konzentration bedeutet die Zusammenfassung, Zusammenballung, Anspannung und Sammlung aller Gedanken auf ein Problem hin. **Aufmerksamkeit** ist das Ausrichten des Wahrnehmens, Vorstellens und Denkens auf bestimmte gegenwärtige oder erwartete Erlebnisinhalte. Aufmerksamkeit ist ein psychischer Zustand gesteigerter Wachheit und Aufnahmebereitschaft. Die Aufmerksamkeit kann willkürlich, d. h. willentlich auf einen Gegenstand gerichtet oder unwillkürlich, d. h. passiv durch starke Reize erregt werden.

> **Hintergrund**
> In der ICF (WHO 2005, S. 64 b140) wird **Aufmerksamkeit** folgendermaßen beschrieben: „Spezifische mentale Funktion, die die Fokussierung auf einen externen Reiz oder auf innere Vorgänge für eine geforderte Zeitspanne betreffen."

3.1.4   Reizleitungs- bzw. Reaktionsgeschwindigkeit

Dies ist die Zeit, die der Mensch braucht, um auf Reize „Antworten" zu geben. Es kommt
der Reiz „Ball" und der Mensch bewegt die Arme und Hände und fängt ihn. Ebenso erfolgt
bei einer Berührung am heißen Herd die blitzschnelle Antwort, dass man die Hand zurück-
zieht. Normalerweise erfolgt eine Reizleitung **sehr schnell** in Bruchteilen von Sekunden.

3.1.5   Sprache

Die Sprache ist eine sehr umfassende Fähigkeit des Menschen. Man muss die Fähigkeit
haben, die Motorik des Mundes und des Gesichtes so einzusetzen, dass Wörter geformt
werden können. Außerdem muss man den Sinn von etwas Gesagtem verstehen und auch
Begriffe Dingen und Geschehnissen zuordnen können. Man muss dem Gespräch angepasste Wörter finden. Zusätzlich muss man die Geräusche lokalisieren und deren Bedeutung auch einordnen können.

3.1.6   Abstraktes und logisches Denken

Das Wort „Abstraktion" kommt aus dem Lateinischen von dem Wort „abstractus", was
„ab- oder weggezogen" bedeutet. Es bedeutet einen Prozess des Weglassens von Einzelheiten und das Hinzielen auf Allgemeineres oder Einfacheres. Es bedeutet komplexe Vorgänge zu durchdenken und Lösungen zu suchen. Abstrakt bedeutet – vom Gegenständlichen weg, vom Dinglichen gelöst. Begrifflich, nur gedacht.

Die Abstraktion kommt eigentlich aus dem Bereich der Philosophie und es wird schon
im 16. Jahrhundert darüber berichtet. Auch das logische Denken gehört dazu. Logos ist
das griechische Wort für Wort, Rede, Vernunft (Wahrig 2003). Logik ist die Lehre von den
Formen und den Gesetzen des richtigen Denkens. Sie ist die Lehre des vernünftigen Fol-
gerns. Diese beiden Fähigkeiten des Denkvorgangs sind unabdingbar für jegliche Unterhaltung zwischen Menschen, damit sie sich verstehen könne, damit sie Rückschlüsse über
Vorgänge ziehen und damit das Leben meistern können. Im täglichen Leben brauchen wir
das abstrakte Denken ständig. Wir bekommen etwas erzählt und das muss man sich vorstellen können. Alles, was man nicht „be-greifen" kann, ist abstrakt.

3.1.7   Handlungsplanung und Handlungsabfolgen vollziehen

Dazu muss man natürlich das abstrakte und logische Denken mit einsetzen. Die Handlungsplanung braucht jeder Mensch, **um folgerichtig Dinge des täglichen Lebens durchführen zu können**. Man nennt dies „Praxie". Der Mensch lernt dies im Laufe der kindlichen Entwicklung, sodass er als Erwachsener meistens nicht mehr darüber nachdenken muss.

Wenn man z. B. Karten eines Memoryspiels auf dem Tisch verteilt hat, wird man automatisch die Schachtel zu sich heranholen, die Karten zu einem Stapel sammeln und sie in den Karton legen. Man nimmt sie als gesunder Mensch nicht einzeln und legt sie – über den Tisch gebeugt – in die Schachtel, die am anderen Ende des Tisches steht. ◄

Aber auch als Erwachsene kann man **neue Handlungsplanungen speichern**, die man durch Einüben erlernt. Außerdem kann man über das logische Denken langsam Handlungsplanungen entwickeln.

3.1.8 Kulturtechniken – Rechnen, Schreiben, Lesen

Kulturtechniken sind Fähigkeiten, die viele Menschen in bestimmten Kulturbereichen meistens während ihrer Kindheit erlernt haben. Um diese Fähigkeiten zu erlernen, muss der Mensch natürlich die vorhergenannten Fähigkeiten haben. Zu den verschiedenen Kulturtechniken braucht man verschiedene Fähigkeiten. Bei allen braucht man natürlich **das abstrakte und das logische Denken**. Vor allem beim Rechnen braucht man dieses. Zum Schreiben benötigt man sehr stark die Handlungsplanung – die Praxie – und das Sprachverständnis. Man muss wissen, wozu das Papier und der Stift nötig sind, wie man sie einsetzen kann, zusätzlich muss man das Wort verstehen und finden, das man schreiben will. Beim Lesen braucht man zunächst die Merkfähigkeit, wie auch bei allen anderen Kulturtechniken, aber dann wird dies automatisiert und die Buchstaben können schnell abgerufen werden. Die Buchstaben werden im Langzeitgedächtnis gespeichert. Beim Lesen muss man allerdings die Fähigkeit des Buchstabenerkennens und die Fähigkeit des Sinnerkennens – wie bei der Sprache – unterscheiden.

3.2 Störungen der Kognition bei Demenzerkrankungen

Der Mensch kann seine Kognition nur nutzen, wenn **alle Bereiche zusammenspielen**. So kann natürlich die Merkfähigkeit nicht ohne Aufmerksamkeit oder die Handlungsplanung ohne abstraktes Denken eingesetzt werden.

Bei einer Alzheimer Erkrankung kommt es zunächst vor allem zu Störungen in einzelnen Bereichen der Kognition. Dadurch werden diese Menschen auffällig und der Verdacht auf eine demenzielle Erkrankung wird offenkundig. Auf die Kognition bei einer Alzheimer Erkrankung Einfluss zu nehmen, ist nur sehr bedingt möglich. Betrachtet man die einzelnen Bausteine der Kognition, muss man dies leider sehr schnell feststellen.

3.2.1 Merkfähigkeit

Als erstes wird das **Kurzzeitgedächtnis gestört**, d. h. die Merkfähigkeit wird eingeschränkt. Gerade Gesagtes wird hinterfragt. Man erzählt etwas, eine Minute später wird
wieder nachgefragt: „Wohin gehst Du?". Sobald man auf das soeben Gesagte hinweist,
wird der demenziell erkrankte Mensch oft aggressiv, meist mit der Bemerkung, das hast
Du mir nicht erzählt. So wird das Gedächtnis auf das Langzeitgedächtnis reduziert. Das
bedeutet, dass neue Inhalte nicht mehr aufgenommen werden, denn das Kurzzeitgedächtnis wählt aus, was im Langzeitgedächtnis gespeichert werden soll. Dadurch gelangen
neue Informationen nicht mehr ins Langzeitgedächtnis. Neue Dinge können nicht
mehr gelernt werden. Man kann bei einer demenziellen Erkrankung das Kurzzeitgedächtnis nicht mehr beeinflussen. Eventuell kann man im beginnenden Stadium noch ein wenig
über bestimmte Übungen Einfluss nehmen, aber dies hält nicht lange an. Man kann über
Hilfsmittel arbeiten, manchmal auch noch über Gedächtnisübungen, wobei man sehr genau beobachten muss, wann dies zu einem Negativerleben führt.

3.2.2 Orientierung

Weiter ist bei einer Alzheimer-Demenz vor allem die zeitliche Orientierung betroffen,
dann die situative und örtliche Orientierung. Als letztes geht die **autopsychische Orientierung** verloren. Das bedeutet, dass ein demenzkranker Mensch noch relativ lange seinen
Namen weiß, dass er aber den Ort und die Situation, in der er sich befindet nicht mehr
einordnen kann. Wenn man einen Menschen mit Demenz nach seinem Alter fragt, wird er
sich meistens so um die 30 Jahre schätzen. Warum diese Zeit genannt wird, weiß man
nicht. Mit zunehmender Erkrankung geht die Altersspanne immer weiter in die Kindheit
zurück. Die Bezugsperson aus der Gegenwart wird häufig zur Mutter und es ist für eine
junge Therapeutin ein merkwürdiges Gefühl, wenn man von einer etwa 90-jährigen Frau
mit Mutter benannt wird. Aber hier verschiebt sich die Realität des demenziell Erkrankten.
Er befindet sich in seiner Wirklichkeit in einem Lebensabschnitt, in dem er eben jünger ist,
als die betreuende Person. Dabei ist es bemerkenswert, dass ein Mensch mit demenzieller
Erkrankung aber noch sehr lange sein Geburtsdatum weiß. Dies ist so tief im Langzeitgedächtnis verhaftet, dass der Geburtstag oder das gesamte Geburtsdatum noch lange erfragt
werden kann. Wogegen aber das Alter nicht mehr bestimmt werden kann, da der demenziell Erkrankte die Fähigkeit des Rechnens verliert. Es kommt zu einer Akalkulie. Außerdem ändert sich das Alter jedes Jahr und kann nicht im Langzeitgedächtnis gespeichert
werden. Häufig kann man auch beobachten, dass verheiratete Frauen, die ja in der Generation immer den Namen des Ehemanns annehmen mussten, plötzlich nur noch auf ihren
Mädchennamen reagieren. Sie haben vergessen, dass sie verheiratet sind und einen anderen Namen haben. Hier hat es keinen Sinn, darauf zu bestehen, dass die kranke Frau eigentlich einen anderen Namen führt, sondern man muss sich auf den kranken Menschen
einlassen und diesen Mädchennamen akzeptieren.

Beispiel

Ein verheirateter Mann (dement) hatte im Heim eine neue Liebe gefunden, mit der er Arm in Arm über den Gang spazierte. Seine richtige Frau, die er dabei traf, grüßte er freundlich und ging weiter. Er hatte sie nicht mehr erkannt. Hart für die Ehefrau. Mit diesem veränderten, da demenziellen Verhalten Ihres Ehemannes musste sie erst einmal klarkommen. ◄

3.2.3 Aufmerksamkeit und Konzentration

Die Aufmerksamkeit und Konzentration wird sehr reduziert. Allerdings kann man diese über **spielerischen Umgang** wieder etwas steigern. Hier hilft die Arbeit über die Gruppe, indem man immer wieder die Methoden und die Mittel verändert, um die Aufmerksamkeit immer wieder von neuem zu reizen. Man kann die Neugierde ansprechen. Zusätzlich sollte man nicht zu viele Reize auf einmal anbieten und vor allem für ein **ruhiges Umfeld** sorgen, um die Ablenkung möglichst gering zu halten.

3.2.4 Reizleitungs- bzw. Reaktionsgeschwindigkeit

Die Reizleitungs- bzw. Reaktionsgeschwindigkeit kann man nicht mehr beeinflussen. Man kann sich als betreuende Person nur darauf einstellen und dem Kranken **genügend Zeit lassen**.

Beispiel

In der Gruppe wurde mit einem Luftballon über den Tisch gespielt. Die Therapeutin wollte die Atmung stärker beeinflussen und forderte die Teilnehmerinnen nach Vorübungen über Sturmassoziationen auf, den Luftballon wegzupusten.

Viele der Gruppenteilnehmerinnen konnten dann den Luftballon durch Blasen bewegen, nur eine Teilnehmerin benutzte nach wie vor ihre Hände. Durch verbale Aufforderung war es ihr nicht möglich, den Luftballon wegzublasen. Schließlich wurde das Spiel beendet und die Therapeutin legte den Luftballon zur Seite. Bei der Rückwendung zum Tisch, sah sie, wie diese kranke Frau die Hand vor sich hinhielt und unentwegt pustete – so lange hatte die Reizleitung gedauert, bis die richtige Reaktion einsetzte. ◄

3.2.5 Sprachfähigkeit

Die Sprachfähigkeit nimmt immer mehr ab, wobei man unterscheiden muss zwischen der Sprechfähigkeit und dem Sprachverständnis. Zu **Wortfindungsstörungen** kommt es schon sehr bald bei beginnender Erkrankung, das **Sprachverständnis** nimmt immer mehr ab, nur die **Sprechfähigkeit** bleibt noch eine ganze Weile vorhanden bis auch diese nicht mehr möglich ist und die kranken Menschen sich nur noch in einzelnen Wörtern und Lauten ausdrücken können wie z. B. „Baba..“, bis sie ganz verstummen. Allerdings kann man in diesem Bereich noch ein wenig helfend eingreifen. Man kann zwar die Bedeutung der Wortinhalte, also das Sprachverständnis nicht mehr zurückholen. Aber man kann durch Singen und auch Lesen von einzelnen Wörtern, das gemeinsame rhythmische Sprechen von Sprichwörtern, das Sprechen als Fähigkeit noch stärken, sodass einzelne Wörter oder auch Floskeln noch längere Zeit ausgesprochen werden können. Natürlich ist dies keine Rückkehr der wirklichen Sprachmöglichkeiten, aber z. B. „danke“ ist ein Wort, das ganz tief gespeichert ist und plötzlich wieder an die Oberfläche geholt werden konnte. Sicher bedeutet das im Verhältnis zu dem gesamten Sprachverlust nicht viel, aber es war für die betreuenden Personen doch eine erfreuliche Feststellung, dass sie wenigstens noch wenige einzelne Wörter wieder ausgesprochen hatte.

Beispiel

Eine schon recht schwerkranke Frau konnte nur noch „Bababa“ als verbale Kommunikation benutzen. Sie nahm sehr häufig an den Gruppenangeboten teil, wo viel gesungen und mit Sprichwörtern gearbeitet wurde. Eines Tages wurde ihr Essen angeboten und sie sagte laut und deutlich „danke“. ◄

3.2.6 Abstraktes und logisches Denken

Was ist abstraktes Denken? Abstrakt bedeutet nicht konkret fassbar. Man muss ich etwas vorstellen können, also die Vorstellungskraft. Das Gegenteil wäre haptisch, bzw. etwas zum Be-greifen!

Das abstrakte und logische Denken braucht der Mensch, um sein Leben zu bewältigen. Diese so wichtige Fähigkeit, die man in jeder Situation, in jedem Gespräch braucht, vor allem aber, um eine Diskussion führen zu können, geht beim demenziell erkrankten Menschen **mit fortschreitender Erkrankung** völlig verloren. Aus diesem Grund kann man auch bei einem Alzheimer Erkrankten nicht mehr argumentieren, man muss ihn bei seiner Sicht der Dinge lassen. Man muss eine besondere Art der verbalen Kommunikation entwickeln. Konkret steht im Gegensatz zu abstrakt und dies ist wichtig, sich im Umgang mit demenziell erkrankten Menschen klarzumachen, da sie konkrete Dinge, d. h. Dinge, die sie „be-greifen“, noch länger erfassen können als abstrakte.

▶   **Wichtig** Das **abstrakte Denken** ist eine sehr hoch angesiedelte Funktion in unserer Kognition. Ohne abstraktes Denken können wir uns Dinge nicht vorstellen, kein Gespräch führen und unser Leben nicht planen. Der Verlust des abstrakten und logischen Denkens ist das größte Problem für einen Alzheimer Kranken, da dies der Dreh- und Angelpunkt unserer Kognition ist.

Ohne abstraktes bzw. logisches Denken kann keine **Handlungsplanung und -durchführung** vollzogen werden. So ist es keinem demenziell Erkrankten im fortgeschrittenen Stadium mehr möglich – für uns erkennbare – sinnvolle Handlungsabfolgen auszuführen. Auch hier hat man als Therapeutin keine Chancen, helfend einzugreifen. Es können lediglich **automatisierte Bewegungen** und damit Tätigkeiten durchgeführt werden, wie evtl. zunächst noch Kartoffel schälen oder Waschlappen legen. Dies ist aber eine automatisierte Bewegung und im eigentlichen Sinn keine Handlungsplanung. Es stellt sich die Frage, ob der kranke Mensch noch eine Kaffeemaschine richtig bedienen, sich anziehen oder ähnliche Handlungen durchführen kann. Also auch hier stößt man an die Grenzen des Machbaren.

3.2.7 Kulturtechniken – Rechnen, lesen, schreiben

Bei den Kulturtechniken kann man feststellen, dass die Fähigkeit zu schreiben und zu rechnen sehr schnell verloren geht. Beim Analysieren dieser Fähigkeiten kann man die Komplexität dieser Handlungen feststellen. Beim Schreiben muss man zunächst den Stift als Stift erkennen und den Zusammenhang zum Papier herstellen. Man muss die Funktion des Stiftes in motorische Bewegung umsetzen und man muss das Wort oder die Strichführung im Kopf haben, die man schreiben will. Dies erfordert eine komplexe Handlungsplanung und Durchführung. Ebenso ist das Rechnen ein sehr komplexer Vorgang. Die Zahlen verändern sich, man muss sich Zahlen merken und eine abstrakte Vorstellung von diesen Zahlen haben. Auch dies ist aus den vorher genannten Gründen nicht mehr möglich.

Das Einzige, das von den Kulturtechniken sehr lange erhalten bleibt, ist das **Lesen von Buchstaben**. Sicher ist es bald nicht mehr möglich, den Wortsinn zu erkennen, aber die Buchstaben sind wohl so tief im Langzeitgedächtnis gespeichert, dass sie noch lange auch bei Fortschreiten der Krankheit erkannt werden. Es kommt beim Lesen z. T. zum Vertauschen von Buchstaben und es entstehen etwas entstellte Wörter. Dies stört aber nicht weiter, da der Kranke sich bemüht, das Wort zu entziffern und dadurch von ihm Aufmerksamkeit und Konzentration gefordert werden. Es entsteht ein positives Erleben für den Kranken. Man kann das Lesen fest in die Therapie integrieren.

Beispiel

Ein Patient auf einer Abteilung lief unentwegt auf dem Flur hin und her und las die Namensschilder an den Zimmern. Dieser Mann stieg in ein Auto, das vor allem für die männlichen Bewohner im Garten stand, damit diese dem handwerklichen Bedürfnis in Bezug zur Biografie nachkommen konnten. Er beschäftigte sich aber nicht mit dem Auto, sondern er hielt den Zündschlüssel in der Hand, an dem sich Schilder mit der

Automarke und dem Autohaus befanden. Er las unentwegt diese Schilder und war nicht zu überreden, das Auto zu verlassen. Man versuchte, ihn über eine Visitenkarte, die gerade zur Hand war, zum Verlassen des Autos zu bewegen, aber auch diese wurde immer wiederholend gelesen und er stieg nicht aus dem Auto. Dies ist ein sehr einprägsames Beispiel vom „Lesetrieb" eines Alzheimer-Kranken. Dies kann man immer wieder feststellen. ◄

3.3   Fazit

Wenn man diese Abnahme im Bereich der Kognition betrachtet, kann man das Fazit ziehen, dass nur sehr wenige Fähigkeiten in diesem Bereich über die Therapie erreichbar sind. Dies ist das **Langzeitgedächtnis**, die **Konzentration und Aufmerksamkeitsfähigkeit**, das **Lesen als mechanische Fähigkeit**, ohne den Inhalt erfassen zu können. In ganz geringem Umfang ist die **Sprache** noch beeinflussbar.

So muss man sich anderen Bereichen des menschlichen Lebens zuwenden, die man länger erreichen kann, die Stimulation der Wahrnehmungsfähigkeit, vor allem die der Körperwahrnehmung, der Propriozeption.

Darauf soll in Kap. 4 eingegangen werden.

Literatur

Pschyrembel (1998) Klinisches Wörterbuch, 258. Aufl. De Gruyter, Berlin
Wahrig (2003) Fehlerfreies und gutes Deutsch. Bertelsmann, Gütersloh
WHO (World Health Organization) (2005) ICF (Internationale Klassifikation der Funktionsfähigkeit, Behinderung und Gesundheit). WHO

Weiterführende Literatur

Birnbaumer N, Schmidt RF (2006) Biologische Psychologie. Springer, Berlin/Heidelberg/New York
Markowitsch H (1992) Neuropsychologie des Gedächtnisses. Hogrefe, Göttingen/Toronto/Zürich
Wahl HW, Tesch-Römer C (2000) Angewandte Gerontologie in Schlüsselbegriffen. Kohlhammer, Stuttgart

Wahrnehmung

4

Gudrun Schaade

Inhaltsverzeichnis

G. Schaade, D. Danke, *Ergotherapeutische Behandlungsansätze bei Demenz und Korsakow-Syndrom*, https://doi.org/10.1007/978-3-662-66731-6_4

Erfassen
    Immer wieder tastest Du den Boden, egal wo Du Dich befindest:
    Warmer Holzfußboden, Fliesen, kühl und glatt, blankgebohnertes Linoleum, Waldboden
wird von Tannennadeln befreit. Du schnupperst an Deinen Händen, erinnerst Du Dich?!
Rundgewaschene Steine am Strand,
    Du probierst, schmecken sie nach Ferien und Meer?
    Einer wandert in Deine Tasche als Erinnerung.
    Das Pflaster auf dem Gehsteig, der raue Stein der Treppenstufe. Deine Hände nehmen das
Gegenwärtige wahr, Du fühlst das Vergangene.
    Gitta Geiersbach 1999
    Alzheimer Gesellschaft Bochum e. V.

Dieses Gedicht verteilte Frau Geiersbach 1999 nach einem Bericht über ihre eigenen Erfahrungen mit der Pflege ihrer kranken Angehörigen bei einem Alzheimer Kongress. In diesem sehr **einfühlsamen Gedicht** wird wiedergegeben, wie ein an Demenz erkrankter Mensch mit seinen Sinnen umgeht. Er tastet vor allem, aber er schnuppert auch und probiert. Vielleicht hört er noch dem Wind in den Tannen zu. Aber sieht er auch noch viel? Menschen und Dinge kann er sicher noch lange sehen, aber Gesichter zu unterscheiden wird für ihn immer schwieriger. Die Aktivität der Sinnesorgane löst Empfindungen und Wahrnehmung aus. Man empfindet manche Wahrnehmungen als angenehm und andere als unangenehm. Es kann sogar zu affektivem Erleben kommen, wenn man im heißen Sommer ins kalte Wasser taucht und plötzlich abgekühlt wird.

Der französische **Philosoph René Descartes** hat im 17. Jahrhundert den Satz geprägt: „Cogito, ergo sum." Ich denke, also bin ich. Ist das wirklich das einzige, was uns zum Menschen macht? Wenn bei fortgeschrittener demenzieller Erkrankung die Kognition nicht mehr einsetzbar ist, „sind wir immer noch!" Man bleibt Mensch. Unsere Sinne können noch lange eingesetzt werden und Wahrnehmung erzeugen. Allerdings muss man verstärkt von außen Situationen für Wahrnehmungsmöglichkeiten geben, da der demenziell erkrankte Mensch dies alleine nicht mehr kann. Er wird unfähig, zielgerichtete Handlungen auszuführen (Kap. 3).

4.1   Was ist Wahrnehmung – Perzeption?

Unsere Sinnesorgane, Augen, Ohren, Nase, Mund, Haut, Muskeln, Sehnen empfangen Eindrücke, die sie an das Gehirn weitergeben und die dort verarbeitet werden, wie im vorhergehenden Kapitel erläutert wurde. Man muss deshalb sehr genau unterscheiden, ob jemand Probleme mit den Sinnesorganen hat oder ob die Verarbeitung der Reize im Gehirn nicht mehr gegeben ist. Das Gehirn verarbeitet in erster Linie die Reize, die durch die Sinnesorgane erzeugt werden. **Es muss zu einer sensorischen Integration kommen.** Dies ist der Prozess des Ordnens und Verarbeitens sinnlicher Eindrücke, sodass das Gehirn eine brauchbare Körperreaktion und ebenso sinnvolle Wahrnehmungen, Gefühlsreaktionen und Gedanken erzeugen kann. Die sensorische Integration sortiert, ordnet und vereint alle sinnlichen Eindrücke des Individuums zu einer vollständigen und umfassenden Hirnfunktion (Ayres 1998). Die Summe aller sensorischen Erfahrung, aller kommunikativen Erlebnisse, die Erfahrung mit dem eigenen Körper haben uns zu dem gemacht, was wir jeweils sind. Es ist das Merkmal jeden Lebewesens, dass es bestimmte Fähigkeiten hat, sich Informationen aus der Umwelt zu beschaffen, sie mit dem eigenen Körper in Verbindung zu bringen. Die Sinnesorgane lassen uns die Umwelt und uns selbst wahrnehmen. Erst der Verlust nur eines einzigen Organs oder seiner Wahrnehmungsfähigkeit lässt uns ermessen, was die Wahrnehmung für den Menschen bedeutet.

4.1.1 Abgrenzung von Empfindung und Wahrnehmung

In der klassischen Wahrnehmungspsychologie wird häufig der Begriff der Empfindung gegen denjenigen der Wahrnehmung abgegrenzt. **Unter Empfindung werden fundamentale Bewusstseinsprozesse verstanden.** Empfindungen gelten als Elementarprozess des sinnlichen Erlebens. Unter Wahrnehmung versteht man dagegen die Verknüpfung einer Sinnesempfindung mit Inhalten der Erfahrung und mit Informationen aus anderen Sinnesmodalitäten. Wahrnehmung läuft meistens ohne bewusste Steuerung ab (Trepel 2004). So kann man z. B. beim Berühren von Gegenständen die Oberfläche erkennen, indem man den Gegenstand berührt, dies als taktile Information erhält, ihn aber auch sieht bzw. ihn erkennt, da man früher gelernt hat, dass dieser Gegenstand ein Bleistift ist.

Es gibt ein Bild, auf dem man ohne einen Strich zu verändern zwei Motive erkennen kann: vor dem Auge sind eine alte und zugleich eine junge Frau (Abb. 4.1). Man kann beides sehen bzw. erkennen. Man hat nichts verändert, alle Striche sind gleichgeblieben und doch sieht man verschiedene Figuren. Wie kommt das? Unser Auge sieht die gleichen Striche und nun ist unser Gehirn gefragt, was es mit den Informationen unserer Augen macht. Das heißt, dass zum Erkennen von Dingen nicht nur die Augen, also unser Sinnesorgan gefragt ist, sondern vor allem auch unser Gehirn. **Die Aufnahme von Reizen, Verarbeitung und die Antwort auf Sinneseindrücken nennen wir Wahrnehmung.**

Hintergrund
„Wahrnehmung heißt: Etwas, was man sieht, hört, schmeckt, riecht und fühlt – erkennen, begreifen und in die bisher gemachten Erfahrungen einordnen kann. Wahrnehmung ist eine sehr umfassende Leistung unseres Gehirns und stellt eine der wichtigsten psychologischen Funktionen beim Menschen dar. Auf Kortexebene werden die Informationen aus den Sinneskanälen schließlich zu einer Repräsentation der gesamten Reizsituation zuzüglich gespeicherter Informationen integriert, es findet Wahrnehmung statt." (Trepel 2004).

Abb. 4.1 Ein Bild, das ohne
Veränderung zwei
verschiedene Motive
wahrnehmen lässt

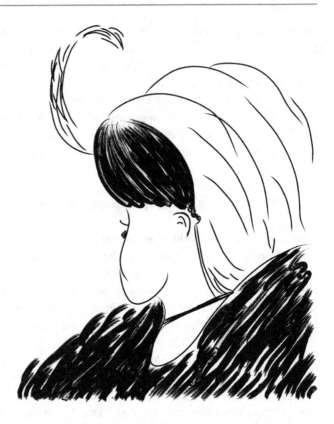

Das Kind beginnt kurz nach der Geburt zu schmecken, zu riechen, zu fühlen, zu sehen und zu hören, – es nimmt wahr. Dadurch werden seine Sinnesbahnen zum Gehirn „durchgeschaltet" und Erkenntnisse gespeichert. Indem das Kind neu aufgenommene Sinneseindrücke mit schon bekannten im Gedächtnis vergleicht, beginnt es zu verstehen und seine Umgebung kennenzulernen (Sinnhuber 1993). Wie wichtig die Wahrnehmung auf allen Gebieten für den Menschen ist, ist uns oft nicht klar, da wir ganz unbewusst mit der Wahrnehmung umgehen.

4.1.2 Die Bedeutung der Sinne für die Wahrnehmung

Woher kommt aber die Wichtigkeit der Sinne und der daraus folgenden Wahrnehmung? Wahrnehmung ist eine der wichtigsten Fähigkeiten jedes Menschen, um zu existieren und zu überleben, aber auch seine Kognition entwickeln zu können. Wie wichtig z. B. taktile Wahrnehmung werden kann, spürt der Mensch meistens erst, wenn sie verloren gegangen ist. Ein Mensch, der keine Oberflächensensibilität mehr hat, wird sich unweigerlich verbrennen, sobald er auf eine Herdplatte fasst. Wenn seine Geruchswahrnehmung oder schon das Sinnesorgan dafür gestört ist, wird er eine Feuerentwicklung nicht als Gefahr wahrnehmen, da er den Rauch nicht riechen und einordnen kann. Auch über das Schmecken werden wir vor verdorbener Speise gewarnt. Dies weiß man spätestens, wenn man saure Milch in den Kaffee gibt. Auch das Sehen hilft uns beim Überleben. Der Mensch musste auf die Jagd gehen, um sich Nahrung zu beschaffen und dabei war es wichtig, sein Jagdopfer zu sehen bzw. als Tier zu erkennen, um es töten zu können. Die Schmerzempfindung gibt zusätzlich Schutz vor Verletzungen oder aber auch vor Krankheiten. Wenn man sich stößt oder Bauchschmerzen hat, die auf eine Magenentzündung hindeuten, diese aber nicht wahrnimmt, kann es schwere Folgen haben. Auch heute noch muss man die Sinne und damit ihre Wahrnehmungsmöglichkeit einsetzen, um zu überleben. Kann man ohne Augen und Ohren eine Straße einfach überqueren?

4.2 Wahrnehmungsfähigkeit

Man unterscheidet die sog. objektive Sinnesphysiologie, die die Analyse der durch Sinnesreize ausgelösten physiologischen Prozesse beschreibt von der „Wahrnehmungspsychologie", die sich mit den Gesetzmäßigkeiten beschäftigt, die zwischen den Sinnesreizen und den durch sie ausgelösten Empfindungen und Verhaltensweisen besteht. Beides spielt für die „Wahrnehmung" eine wichtige Rolle.

Wenn ein Reiz in den speziellen Rezeptorzellen (Sensoren) bestimmter Sinnesorgane ausgelöst wird, regt dieser einen neuronalen Impuls an, wodurch dieser Impuls in den sensorischen Anteil des Gehirns gerät. Es ist erstaunlich, dass Wahrnehmung bei aller Subjektivität unserer persönlichen Erfahrung von Mensch zu Mensch viel ähnlicher ist, als wir im Allgemeinen annehmen, weil der für die Aufnahme und Verarbeitung von Sinnesreizen notwendige neuronale Apparat bei allen Individuen nach denselben Spielregeln arbeitet.

Zunächst spricht man von den fünf Sinnen. Umgangssprachlich heißt es oft: „Der hat seine fünf Sinne nicht beieinander". Dies bedeutet aber nicht, dass der Mensch wirklich nur fünf Sinne besitzt. Sehen, Hören, Riechen, Schmecken und tastendes Fühlen sind die bekanntesten Sinne. Es gibt noch viele Rezeptoren für Sinneswahrnehmungen, die uns z. B. die Orientierung im Raum (Gleichgewichtsorgan) oder den reibungslosen Ablauf von Bewegungen ermöglichen (Sinnesrezeptoren des Bewegungsapparates).

4.2.1 Sinnesmodalitäten

Sinnesorgane vermitteln die sog. **Sinnesmodalitäten**. Diese bestehen aus vier Pfeilern:

1. der Qualitätsdimension,
2. der Räumlichkeit,
3. der Zeit und
4. der Intensitätsdimension.

Qualitätsdimension bedeutet z. B. die Helligkeit oder Farben durch den visuellen (sehen) Sinn oder verschiedene Tonhöhen durch den auditiven (hören) Sinn zu unterscheiden.

Bei der **Räumlichkeit** geht es um die Empfindung unseres Körpers in Bezug auf Raum und bei der **Zeitstruktur** um die Empfindung des Reizes zu seiner Dauer. Ein gesunder Mensch kann den Ort der Berührung lokalisieren und auch den Beginn und das Ende genau erkennen.

Die **Intensität** ist die Dimension, die wir z. B. durch die Stärke eines Drucks, die Helligkeit oder die Lautstärke über unsere Sinne erfahren.

Der Mensch muss, um Sinnesreize zu erhalten, mit seiner Umwelt in Kontakt kommen, denn nur dann kann es zu einer Wechselwirkung von Sinnesreizen und den Sinnesorganen kommen. Sinneseindrücke können nur dann bewusst werden, wenn das Zentralnervensystem dies bewerkstelligen kann.

Beispiel

Unterschied zwischen **Sinneseindruck, Sinnesempfindung und der Deutung**: Man lutscht ein Bonbon. Der Sinneseindruck sagt einem: „süß". Die Sinnesempfindung ist die Summe der Sinneseindrücke und sagt: „Ich schmecke eine klebrige Masse und die Zunge kribbelt". Als letztes die Deutung: „Habe ich als Kind schon gegessen, kenne ich". Die Deutung hängt sehr stark mit der Erfahrung und dem Gelernten zusammen. Dies alles bedeutet Wahrnehmung (Birnbaumer und Schmidt 2006). ◀

4.2.2 Organe der Sinneswahrnehmungen

Schon im Mutterleib entwickeln sich unsere Sinneswahrnehmungsorgane. Man unterscheidet zwei große Sinnesbereiche. Es handelt sich um die Körpersinne als Nahsinne und Fernsinne. Wenn man die Sinnesorgane nach den verwendeten Sensoren einordnen will, kommt man auf die folgenden drei Bereiche:

Exterozeptoren
Sensoren, die Reize aus der Umwelt aufnehmen, wie Augen, Ohren, Nase, Mund nennt man auch **Exterozeptoren** oder Fernsinne. Die Fernsinne geben dem Menschen Informationen, die er aus seiner Umwelt aufnimmt. Diese Sinne hat der Mensch zum Überleben bekommen. Er sieht oder hört Gefahren, die Nase kann z. B. Rauch melden und beim Schmecken konnte der Mensch ursprünglich über bittere Nahrung gefährliche Nahrungsmittel ausschließen. Auf der anderen Seite kann er sie auch zur Kommunikation einsetzen. Ein hübsches Äußeres lädt zum Kontakt ein, Parfumgeruch fördert die Aufmerksamkeit anderer Menschen.

Die Nahsinne wiederum bestehen aus verschiedenen Bereichen.

Propriozeptoren – Kraftsinn

Sensoren, die die Lage und Bewegung unseres Körpers beeinflussen, wie die **Muskelspindeln und das Golgi-Sehnenorgan**, werden Propriozeptoren genannt. Dies sind die Nahsinnesorgane. Über die Nahsinne erhält man Information über sich selbst. Die Sensoren, die die Muskeln und Sehnen versorgen, messen die Länge und die Spannung des jeweiligen Muskels, wodurch es zu Bewegung kommt. Sie spielen auch eine wichtige Rolle beim Kraftsinn. Zu den Nahsinnesorganen gehört auch die Haut. Die Haut wird bei Bewegungen um die Gelenke zusammengezogen und gedehnt. Dadurch kommt es zu einer Erregung der Hautsensoren. Durch die Haut erfahren wir etwas über unsere Körperbegrenzung. Wir spüren uns selbst. Wir erfahren Kontakt und zugleich Information über Gefahr (Ayres 1998). Es kommt zur Gänsehaut, die Körperhaare stehen hoch. Schon der Volksmund sagt bei unangenehmen Dingen: „Mir stehen die Haare zu Berge." Hier wieder der Hinweis, dass Wahrnehmung ursprünglich zum Schutz des Menschen diente. Die Haut ist das größte und mit das wichtigste Wahrnehmungsorgan. Deshalb haben schwere Verbrennungen von großen Hautflächen auch verheerende Wirkung auf die Wahrnehmungsmöglichkeiten des eigenen Körpers.

Propriozeption ist gleichbedeutend mit Tiefensensibilität. Die Rezeptoren der Gelenke und Muskeln leiten ständig Informationen über die Stellung der Arme, der Beine, des Rumpfes und anderer Organe an das Gehirn weiter. Um die Informationen nutzen zu können, braucht man die Aktivierung verschiedener Sensorsysteme und die zentrale Integration der afferenten (aufsteigenden) Zuflüsse. Diese integrative Aufarbeitung setzt, ähnlich wie bei anderen Sinnesorganen, bereits in subkortikalen sensorischen Schaltkernen ein. So sind im Thalamus Neurone gefunden worden, deren Impulsfrequenz die Gelenkstellung widerspiegelt. Für die Wahrnehmung der Tiefensensibilität ist die sensorische Integration der afferenten Zuflüsse erforderlich (Birnbaumer und Schmidt 2006). Man spricht auch vom kinästhetischen System, das den Spannungszustand des Körpers über das Rückenmark weiter an den Hirnstamm, das Kleinhirn und den Kortex gibt.

Die Propriozeption oder Tiefensensibilität besteht aus **Stellungs-, Bewegungs- und Kraftsinn**.

Propriozeption (Tiefensensibilität): Stellungs-, Bewegungs- und Kraftsinn
- Der Stellungssinn wird durch eine Aktivierung der Gelenkrezeptoren reguliert
- Der Bewegungssinn wird durch die Aktivierung der Muskelspindeln gesteuert
- Der Kraftsinn beruht auf Informationen aus den Muskelspindeln und aus den Golgi-Sehnenorganen.

Mit dem Kraftsinn wird zunächst die Muskelkraft dosiert, sodass man mit oder ohne zusätzliche Belastung eine bestimmte Gelenkstellung einnehmen oder sich aufrecht halten kann. Außerdem können durch den Kraftsinn auch ohne den Einsatz der Augen das Gewicht verschiedener Gegenstände eingeordnet werden.

Neben der Propriozeption spielen der vestibuläre Bereich, der vibratorische Bereich und der taktil-kinästhetische Bereich eine wichtige Rolle für die Wahrnehmung des eigenen Körpers.

Enterozeptoren

Informationen über mechanische und chemische Vorgänge aus den Eingeweiden werden über viszerale Sinne vermittelt. Diese nennt man **Enterorezeptoren**. Sie **regeln z. B. die Darmtätigkeit, die Atmung und den Blutdruck**. Auch hier sprechen wir von Nahsinnen, da sie uns Informationen über den eigenen Körper geben.

Neben den schon genannten Sinnesorganen ist noch eine Reihe von weiteren Sinnesmodalitäten bekannt. Der Mensch verfügt z. B. noch über den Schmerzsinn (Nozizeptoren), den Temperatursinn (Thermorezeptoren), den vibratorischen Sinn und Sinnesorgane innerhalb des Körpers.

4.3   Wahrnehmungskonzepte

Drei Personen, die sich besonders in der Praxis mit Wahrnehmung und deren Störung auseinandergesetzt haben, seien hier vorgestellt, da die Konzepte eine wichtige Rolle in der Therapie bei demenziell erkrankten Menschen spielen.

4.3.1   Konzept der basalen Stimulation

Andreas Fröhlich (2003) definiert **drei Grundwahrnehmungsmöglichkeiten** des Menschen:

1. Gleichgewichtswahrnehmung,
2. somatische Wahrnehmung und
3. Wahrnehmung der Vibration.

Gleichgewichtswahrnehmung

Ein wichtiger Sinn für den Menschen ist das **Gleichgewichtsorgan**. Man spricht vom vestibulären System. Das Gleichgewichtsorgan befindet sich im Ohr. Die Informationen, die unser Gleichgewichtssinn aus dem optischen, propriozeptiven und vestibuären System im zentralen Nervensystem aufnimmt und verarbeitet, werden ihm unter anderem von den Gleichgewichtsorganen (Vestibularorgan) geliefert. Darüber erfahren wir die **Stellung und Anordnung unserer Knochen, Muskeln und Sehnen**. Der gesunde Mensch fühlt, wo oben und unten ist und in welcher Stellung sich sein Kopf befindet. Zugleich kann der Mensch nur über das vestibuläre System feststellen, ob sich ein Gegenstand oder der Mensch selbst bewegt. Nur über die Funktion des vestibulären Systems haben wir die

Möglichkeit, uns über die Körpermitte zu bewegen, wie wir dies beim Gehen oder anderen Bewegungen benötigen. Eine der wichtigsten Funktionen unseres Gehirns ist die **Anpassungsregulation der vom Gleichgewicht ausgehenden Nervenerregung**. In gleicher Weise sind sowohl Bahnung als auch Hemmung der Erregung des Gleichgewichtssystems erforderlich, um das gesamte übrige Nervensystem in einem ausgewogenen Zustand zu erhalten (Ayres 1998).

> **Hintergrund**
> Trepel (2004) beschreibt dieses Phänomen ebenfalls ähnlich. „Die Funktion der Vestibularorgane (Maculae utriculi/sacculi und Bogengänge) besteht nicht nur in der bewussten Wahrnehmung der Kopf- bzw. Köperlage und -bewegung (die für unsere Orientierung im Raum unerlässlich ist) sondern auch in der entsprechenden reflektorischen Initiation von Korrekturbewegungen des Rumpfes, der Extremitäten und der Augen, sodass der Körper z. B. beim Fallen sinnvoll reflektorisch abgestützt oder die Augenbewegung der Körperbewegung angeglichen werden kann."

Sich aufrecht im Raum zu halten, ist eine sehr schwierige Aufgabe für unseren Körper. Er benutzt unterschiedliche Informationen wie Sehen (optisches System), Wahrnehmung und Stellung des Körpers im Raum (propriozeptives System) und das Gleichgewichtsorgan (vestibuläres System). Nun wird mithilfe der eingehenden Informationen die Körperstellung im Raum bestimmt, mit Bewegungsabläufen verbunden, die wir im Laufe unseres Lebens erlernt haben. Über die Muskeln und Augen werden die notwendigen Korrekturen durchgeführt, die die aufrechte Haltung unseres Körpers ermöglichen. Aber auch noch andere Sinnessyteme benötigt der Mensch, um sich im Raum halten zu können. Er braucht z. B. in Sitzhaltung noch das Gesäß bei Beschleunigung vor allem in vertikaler Richtung. Auch das Gehör kann Hilfestellung geben bei Beschleunigung, um durch Luftgeräusche Geschwindigkeit zu schätzen. Man kennt dies, wenn man bei offenem Fenster in einem Zug sitzt. Je mehr das Rauschen an unser Ohr dringt, desto schneller fährt der Zug.

Somatische Wahrnehmung

Der nächste Bereich, den Fröhlich benennt, ist die somatische Wahrnehmung, die **über das Tasten und sich spüren** zu erfahren ist. Wir spüren, ob wir sitzen, wie wir unsere Füße halten und spüren, wo wir die meiste Information unseres Körpers bekommen. Unsere Körperinformation erhalten wir durch die Berührung mit unserer Umwelt. Beim Sitzen z. B. erhalten wir Information über das Gesäß, das mit dem Stuhlsitz stark in Berührung ist (Affolter In Arts 1992). Beim Stehen haben wir nur Kontakt mit dem Boden über die Fußsohlen. Es ist schon erstaunlich, dass eine so kleine Fläche uns so viel Information gibt. Diese Wahrnehmung erfährt der Menschen über den **taktil-kinästhetische Sinn**, d. h. den Sinn, der die Berührung in der Bewegung aufnimmt.

Hintergrund
Der **taktil-kinästhetische Sinn** entwickelt sich beim Kind als erstes. Deshalb ist es so wichtig, dass ein Kind gestreichelt und in den Arm genommen wird. Dies braucht es ebenso notwendig wie die Nahrung, damit es sich in seinem Körpergefühl richtig entwickeln kann.

Muskeln, Sehnen und Gelenke lassen uns über den taktil-kinästhetischen Sinn unsere Stellung, Bewegung und Kraft empfinden und kontrollieren. Wer hat schon einmal darüber nachgedacht, dass man, um ein Streichholz zu greifen, von vornherein viel weniger Kraft anwendet, als wenn man eine volle Flasche aufheben will? Sicher ist man überrascht, wenn etwas viel leichter ist, als man es eingeschätzt hat. Man spricht von der Kraftdosierung. Ist es nicht erstaunlich, dass man genau weiß, in welcher Stellung sich Beine und Füße befinden, ohne die Augen zu Hilfe nehmen zu müssen?

Beispiel

Zur Wichtigkeit der Bewegung für die Wahrnehmung: Man stelle sich vor, dass einem ein kleiner Gegenstand auf die ausgestreckte Hand gelegt wird, wobei man die Augen geschlossen hat. Was kann man erkennen bzw. wahrnehmen (Bienstein 1995)? Man darf die Finger nicht bewegen! Man wird aber einen starken Drang verspüren, die Finger zu bewegen, um den Gegenstand zu erkennen.

Ohne die Bewegung der Finger bzw. der ganzen Hand kann man nur erkennen, ob der Gegenstand schwer oder leicht, kalt oder warm, glatt oder rau, spitz oder rund ist. Hier spricht man von der **Oberflächensensibilität**. Um was für einen Gegenstand es sich aber wirklich handelt, kann man erst durch die Bewegung, nämlich mithilfe des **taktil-kinästhetischen Sinns** feststellen. Das bedeutet, dass Erkennen und Bewegung zusammenhängen. Bewegung macht Sinnesempfindungen und Sinnesempfindungen fördern Bewegung (Bienstein 1995). ◀

▶ **Wichtig** Einer der wichtigsten Sinne des Menschen ist der taktil-kinästhetische Sinn, d. h., die Wahrnehmung des eigenen Körpers über Bewegung und Berührung.

Diese Wahrnehmung geht beim Demenzkranken zurück wie alle anderen Wahrnehmungen auch. Wahrnehmungsfähigkeit hat viel mit Bewegungsfähigkeit zu tun. Gezielte Suchbewegungen werden durchgeführt. Am deutlichsten sehen wir dies bei der taktilen Wahrnehmung, dem Befühlen von Gegenständen, Suchbewegung des Auges, Anspannung beim lauschenden Hören, Schnuppern beim Riechen, Bewegungsaktivität im Mund, die helfen bestimmte Geschmacksanteile herauszuspüren (Fröhlich 2003). Mit Leben ist auch immer das Bedürfnis nach Aktivität verbunden. So fallen einem beim Radfahren die besten Dinge ein, manchmal auch beim Putzen der Wohnung. Warum haben die Mönche in ihren Klöstern Kreuzgänge gebaut, in denen sie auf- und abwandelnd meditieren konnten?

Wahrnehmung der Vibration

Als letzten Bereich nennen Fröhlich (2003) aber auch Ayres (1998) den vibratorischen Bereich. Vibrationen werden über die Dehnungsrezeptoren der Haut, aber auch über Sensoren in den Gelenken über die Knochen wahrgenommen und an das Gleichgewichtsorgan weitergeleitet und damit an das gesamte System der Tiefensensibilität. Das bedeutet, dass **Vibration einen starken Impuls für die Tiefensensibilität** geben kann. Wenn man müde ist und sich mit den Füßen auf ein Vibrationsgerät stellt, empfindet man sehr schnell ein Frischegefühl im ganzen Körper.

Akustische Schwingungen in der Luft reizen die Hörzellen im Innenohr, die Impulse zu den Hörzentren im Hirnstamm senden. Dort werden die Hörimpulse zusammen mit Impulsen vom Gleichgewichtssystem und den Muskeln verarbeitet. Die Zentren für die akustische Reizverarbeitung liegen im Hirnstamm sehr dicht bei denjenigen, die auch für die Verarbeitung optischer Prozesse zuständig sind. Wenn Hörinformationen nicht mit anderen Arten sensorischer Information kombiniert würde, hätten wir Schwierigkeiten, die Bedeutung dessen zu erkennen, war wir gerade hören (Ayres 1998).

▶   **Wichtig** Die betreuenden Personen, wer es auch immer ist, muss eine positive Wahrnehmung gegenüber dem demenzkranken Menschen entwickeln, auch wenn es manchmal schwer fällt.

4.3.2 Konzept nach Felicitas Affolter

Felicitas Affolter (Davies 1995) geht davon aus, dass das **Berühren von allen Sinnesbereichen** die zuverlässigste Information für den Menschen vermittelt. Dies bestätigt sich für sie darin, dass blinde und auch gehörlose Menschen ein unabhängiges Leben führen, im Beruf tätig sein können, Sport treiben – siehe Paralympics – und selbst als Musiker und Artisten Karriere machen können (Davies 1995). „In Berührung kommen" hat eine zweifache Bedeutung. Die Betreuungspersonen müssen in Berührung kommen, um Kontakt aufzunehmen. Auf der anderen Seite müssen hirngeschädigte Patienten wieder mit der Umwelt in Kontakt kommen, damit eine Interaktion entstehen kann. Frau Affolter weist darauf hin, dass bei zu schwierigen Aktivitäten der Tonus deutlich ansteigt. Das bedeutet, dass man dem kranken Menschen **Hilfestellung über Führen** für seine Aktivitäten geben muss, damit die Schwierigkeiten herabgesetzt werden. Alltägliche Handlungsabläufe wie z. B. Essen werden durch das Führen wieder erfahren und vertrauter. Es wird gezielt über Hände und den gesamten Körper geführt.

▶ **Wichtig** Führen bedeutet, dass eine andere Person mit dem Körper des kranken Menschen Handlungen so ausführt, dass wieder eine Beziehung zwischen dem Patienten und seiner Umwelt hergestellt werden kann.

Der Unterschied der abnehmenden Wahrnehmung zum Verlust des Gedächtnisses ist, dass man auf die Körperwahrnehmung bis zum Lebensende Einfluss nehmen kann, was man beim Verlust der Kognition nicht erreichen kann. Man kann Wahrnehmung beeinflussen, vor allem aber die taktil-kinästhetische bzw. die propriozeptive Wahrnehmung, die Wahrnehmung für die gesamte Körperlichkeit. Es wurde bereits darauf hingewiesen, dass man schon bei beginnender Demenz die zukünftige Abnahme der Körperwahrnehmung im Blick haben muss (Abschn. 4.3.1). Je weiter die Krankheit voranschreitet, desto stärker wird der Verlust der Wahrnehmung auf allen Gebieten. Ein an fortgeschrittener Demenz erkrankter Mensch wird Probleme haben, auf Aufforderung die Arme zu heben, da dies eine große Anforderung an die Körperwahrnehmung, an das Bewusstmachen der Körperstruktur stellt.

Über das Führen nach Affolter bei Essensstörungen wurde bereits im Buch „Ergotherapie bei Demenzerkrankungen" berichtet. Aber nicht nur um die Tätigkeit des Essensvorgangs anzubahnen führt man, sondern auch beim in die Hände klatschen, beim „Begreifen". Es verbessert die Wahrnehmung der Bewegung und der Propriozeption insgesamt.

4.3.3 Konzept der sensorischen Integrationstherapie

Über das Konzept der **sensorischen Integrationstherapie** nach **Jean Ayres** (1998) soll in einem eigenen Kapitel ausführlich berichtet werden (Kap. 5).

4.4 Wahrnehmungsstörungen bei demenzieller Erkrankung

Da man es bei einer Demenzerkrankung mit einer neurologischen Erkrankung zu tun hat, ist es nicht verwunderlich, dass im Bereich der Wahrnehmung, vor allem der Körperwahrnehmung, Probleme auftreten. Zunächst soll auf die Störungen der Fernsinne (Exterozeptoren) eingegangen werden.

Exterozeptoren
Fernsinne (Exterozeptoren) wie **Sehen, Hören, Riechen und Schmecken** versorgen uns mit Informationen über unsere Umwelt (Abschn. 4.2.2).

Die Fernsinne sind also vor allem für unseren Schutz und auch für die Kommunikation verantwortlich. Sowohl der Geruchssinn als auch der Geschmackssinn vermitteln uns, ob eine Speise in Ordnung ist oder nicht. Ebenso spielt in der Begegnung mit anderen Menschen der Geruch eine wichtige Rolle. „Den kann ich nicht riechen" sagt schon der Volksmund. In Bayern gibt es den Ausdruck: „Den kann ich nicht schmecken" oder „Das schmeckt mir nicht". Man meint damit, den kann ich nicht leiden oder die Situation gefällt mir nicht. Parfum betört den Partner. Ein hübsches Äußeres lädt zum Kontakt ein.

Und hier sind wir bei einem ganz wichtigen Punkt der Wahrnehmung. Man nimmt nämlich nicht nur sich und seine Umwelt wahr, sondern auch den anderen Menschen.

Hier entsteht die Frage, **wie wirkt der andere Mensch auf meine Sinne?** Mag man sich von ihm berühren lassen, tut es einem gut? Sieht man ihn gerne, riecht man ihn gerne, hört man ihm gerne zu? Man selbst kann etwas dazu tun, dass die eigene Person auf die Sinne des anderen Menschen positiv wirkt, man kann aber auch etwas dazu tun, dass man eine positive Wahrnehmung gegenüber dem anderen Menschen entwickelt. Dies ist ein ganz wichtiger Aspekt besonders im Umgang mit demenziell Erkrankten.

4.4.1 Störung der auditiven Wahrnehmung und Therapiemöglichkeiten

Wichtig ist, dass man gut beobachtet, welche Wahrnehmungsbereiche am meisten eingeschränkt sind. Das kann sehr verschieden aussehen. Bei einigen Patienten kann man erkennen, dass sie am meisten unter dem Verlust der auditiven Wahrnehmung leiden. Das bedeutet, sie können Töne oder Geräusche nicht mehr wahrnehmen, **Tonhöhe, Lautstärke und Qualität nicht mehr einordnen** und die Geräuschquelle nicht mehr lokalisieren. Dadurch reagieren sie auf lautere Geräusche manchmal sehr aggressiv. Diese Geräusche können von Menschen oder durch Gegenstände hervorgerufen werden. Für einen gesunden Menschen sind diese Geräusche keineswegs sehr laut oder störend, aber ein wahrnehmungsgestörter Mensch kann dabei selbst sehr laut und aufgeregt werden. Hier hilft nur, **möglichst laute, für den Kranken nicht einzuordnende Geräusche zu vermeiden**. Dies ist natürlich nicht immer möglich. So kann man nur leise ruhig ins Ohr flüstern und über Berühren versuchen, ihn zu beruhigen. Allerdings kann man im Gruppengeschehen dieses Wahrnehmungsdefizit auch etwas abbauen. Wenn man in der Gruppe gemeinsam singt oder klatscht, kann dies schon eine für den einen oder anderen Kranken eine störende Wahrnehmung sein. Er wird laut und erhebt seine Stimme in den Raum, ohne sich direkt an eine Person zu wenden. Er weiß nicht, woher das ihn störende und angstmachende Geräusch kommt und so wendet er sich auch ins Leere. Nun muss man versuchen, die Aufmerksamkeit auf die Therapeutin oder die Bezugsperson zu lenken, damit die **Geräuschlokalisation** möglich wird. Das bedeutet, man muss den Kranken mehrmals ansprechen, vielleicht auch berühren, damit er sich einem zuwendet und das Geräusch einordnen kann. Dies ist sehr wichtig. Hier helfen die anderen Sinne, die auditive Wahrnehmung zu bewältigen. Langsam wird der Patient anfangen, selbst zu klatschen und zu singen, sodass er die Geräusche besser einordnen kann.

4.4.2 Störung der visuellen Wahrnehmung und Therapiemöglichkeit

Es dauert sehr lange, bis ein Kleinkind Bilder in einem Bilderbuch erkennen kann. Das bedeutet, dass die visuelle Wahrnehmung von Bildern im Gehirn sehr hoch angesiedelt ist. Aus diesem Grund wird bei fortschreitender Erkrankung ein Alzheimerkranker kaum mehr ein Bild inhaltlich als das erkennen können, was es darstellt. Es kommt häufig zu einer **Schädigung des visuellen Assoziationskortexes**. Dabei kann es zu einer visuellen Agnosie kommen, ein Objekt, das gesehen wird, kann nicht mehr benannt werden. Der Kranke merkt zwar, dass sich in seinem visuellen Reizfeld ein Objekt befindet, kann es aber nicht bezeichnen (Trepel 2004). Dies ist auch der Grund, dass ein demenziell Erkrankter im fortgeschrittenen Stadium keine Fotos von sich oder Angehörigen mehr erkennen kann. Einem Patienten wurden von seiner Frau ein Bild von seinen Eltern und ein Bild von dem Schiff mitgebracht, auf dem er als Schiffsmechaniker gearbeitet hatte. Er erkannte zwar das Schiff, aber seine Eltern erkannte er nicht mehr. Das Schiff hat eine eindeutige Grundform, die noch lange erkannt werden kann, aber die Gesichter scheinen zu verschwimmen. Wenn ein Kind ein Schiff malt, wird es immer die gleiche Grundform darstellen. Das Nicht-Wiedererkennen bekannter Gesichter wird auch **Prosopagnosie** genannt. Leider gibt es hier kaum Möglichkeiten, auf diese Störungen einzugehen. Man kann noch über die Schrift versuchen, den Gegenstand auf dem Bild benennen zu lassen, aber der Kranke wird mit zunehmender Erkrankung den Bildinhalt nicht mehr aufnehmen können.

Immer wieder stößt man bei der Betreuung demenziell erkrankter Menschen an die Grenzen, da die zerstörten Gehirnstrukturen sich nicht mehr erneuern können.

4.4.3 Störung der olfaktorischen und gustatorischen Wahrnehmung und Therapiemöglichkeiten

Der Geschmackssinn und der Geruchssinn gehören sehr eng zusammen. Der Geruchssinn ist eine Art Kontrollstation für alles, was in den Körper aufgenommen werden soll. Wir bemerken oft nicht, dass das, was wir als lecker schmeckend gerade zu uns nehmen, eigentlich über den Geruchssinn aufnehmen. Man kennt das nur zu gut, dass bei einer Erkältung alles gleich schmeckt. Auch unsere Empfindungen und Erinnerungen sind sehr stark mit dem Geruchssinn verbunden. Das Geschmacksorgan befindet sich auf der Zunge. Es gibt uns lediglich die Information über süß, sauer, salzig und bitter. Alle anderen Geschmacksempfindungen entstehen durch das Kauen und Schlucken in der Nase durch zugeleitete Geruchsstoffe. Selbst die Empfindung „scharf" wird von Schmerzrezeptoren der Zunge wahrgenommen. Die Geschmacksorgane befinden sich nicht gleichmäßig über die Zunge verteilt, sondern sie befinden sich überwiegend am Zungenrand. Nun verändert sich die Geschmackswahrnehmung durch die Zerstörung im Gehirn sehr. Es wird meistens nur noch „süß" erkannt und alles andere schmeckt schal oder salzig. Das bringt große **Probleme bei der Nahrungsaufnahme**. Man kann dieses Phänomen allerdings nutzen, indem man süße Speisen anbietet und danach z. B. die Hauptmahlzeit anreicht. Leider nimmt der Geruchssinn bei einer Demenzerkrankung relativ schnell ab. Einer Dame wurde ein Säckchen mit frischgemahlenem Kaffee gegeben mit der Frage, wie sie diesen Geruch empfinde. Sie antwortete sehr schnell: „Muffig". Man kann keinen Einfluss auf die Abnahme dieser Wahrnehmungen nehmen. Man muss sich auf diese Probleme einstellen. Aus diesem Grund sollte man auch mit Aromatherapie sehr vorsichtig umgehen.

Bei der Arbeit mit demenziell erkrankten Menschen kann man feststellen, dass die Wahrnehmung durch die Fernsinne sehr zurückgeht, sodass man unweigerlich auf die Grundwahrnehmungen (Abschn. 4.3.1) kommt, die noch erreichbar erscheinen, nämlich das Spüren des eigenen Körpers über das taktil-kinästhetische System, das vestibuläre System und die Spürmöglichkeit über Vibration.

4.4.4 Störungen im taktil-kinästhetischen Bereich

Darüber wird in Abschn. 5.3 berichtet, ebenso wie über Störungen im vestibulären und vibratorischen Bereich. Hier geht es neben der sensorischen Integrationstherapie auch um den Einsatz des Führens nach Affolter.

4.4.5 Funktion der Hände und Füße

Eine wichtige Funktion für die Körperwahrnehmung, die der Propriozeption, spielen die **Hände** und die **Füße**. Bei den Füßen geht es vor allem um die Fußsohlen, aber die Hände spielen eine besondere Rolle im taktil kinästhetischen Bereich. Die Beobachtung der Funktion der Hände wird sehr vernachlässigt obwohl sie eine so wichtige Rolle spielen. Über das Thema Hände soll in einem gesonderten Kapitel (Kap. 6) berichtet werden.

4.5 Altersbedingte Veränderung der physiologischen und psychischen Funktionen

Obwohl das Altern zum Lebensablauf gehört und nicht wie früher vermutet wurde, als eine Erkrankung aufzufassen ist, erzeugen normale, physiologische Veränderungen des Körpers und seiner Funktionen einen fruchtbaren Boden für somatische und psychische Störungen. Durch eine zunehmende Funktionseinschränkung der meisten Organe, reagiert der alternde Organismus immer empfindlicher auch auf geringfügige Beeinträchtigungen. Es handelt sich dabei nicht nur um unmittelbar schädigende Einflüsse, sondern auch um Auswirkungen der Stimmung oder der Umgebung auf das Immunsystem oder den Schlaf der Betroffenen. Die Gesundheit im Alter kann deshalb als ein labiles Gleichgewicht der körperlichen, psychischen und sozialen Faktoren bezeichnet werden. Die mangelhaften Kenntnisse über das normale Altern führen häufig zu unbegründeten Ängsten oder einer überflüssigen, manchmal sogar schädigenden Behandlung mit Medikamenten.

Zu den meisten Veränderungen im Alter gehören die Abnahme der Muskelmasse und die Versorgung einer immer größeren Zahl Muskelfasern durch weniger Nervenleitungen. Beeinträchtigt wird dadurch nicht nur die Fähigkeit zu kurzfristigen Spitzenleistungen, sondern auch die Feinmotorik. Der alte Mensch wirkt weniger dynamisch, ermüdet schneller und ist in seiner Bewegung ungenauer. Es folgen häufige Stürze durch das Stolpern oder Gleichgewichtsverlust, ebenso wie durch das Nachlassen der Sehkraft. Dadurch kommt es zu einer zunehmenden Angst vor Stürzen, die zu einer erheblichen Einschränkung der Bewegung führen kann. Das Bewusstwerden eigener Schwäche kann auch zu einer übertriebenen Angst vor Überfällen und einer zunehmenden Isolation führen. Neuere Erkenntnisse der Neuropsychologie und -physiologie zeigen, dass durch Bewegung und Muskeltätigkeit im Körper bestimmte stimmungsaufhellende Substanzen (Endorphine) entstehen und das Immunsystem positiv beeinflusst wird. Die Einschränkung der Beweglichkeit kann somit in Verbindung mit einer zunehmenden sozialen Isolation die Entstehung von Depressionen, Angstkrankheiten, Wahnvorstellungen und Halluzinationen begünstigen (Wojnar 2008, unveröffentlichtes Manuskript).

Im Alter verändern sich alle Wahrnehmungsmöglichkeiten. Zum einen schon durch das Nachlassen der Sinne wie hören, sehen, riechen, schmecken und auch taktile Reize werden oft nur noch sehr reduziert wahrgenommen.

4.5.1   Das Gehör

Viele über 70-jährige Menschen leiden unter ausgeprägten Hörstörungen, aber nur wenige benutzen Hörgeräte, weil diese alle Nebengeräusche unangenehm verstärken und die eigene Stimme kaum mehr hörbar ist. Außerdem ist der Umgang mit den Geräten für viele alte Menschen etwas schwierig: Batterien sind nicht mehr in Ordnung, die Einstellung ist falsch.

Die Verschlechterung des Hörvermögens führt vor allem zu

- einer Abnahme der Diskriminationsfähigkeit (Unterscheidung der Frequenzbereiche),
- einer Verschlechterung der Fähigkeit zur Lokalisierung der Geräuschquellen,
- einer Unfähigkeit einen Lautheitsausgleich – das Zusammenrücken von leise zu laut – zu vollziehen, was eine Verdrängung der Hintergrundgeräusche erschwert (Recruitment),
- zunehmend störenden Ohrengeräuschen,
- gestörtem Sprachverständnis: Mitlaute – insbes. „s", „z", „g", „t", „f" – die den Sprachgehalt prägen, werden schlechter erkannt als Vokale, die als Energieträger, als „Körper der Sprache" (Frequenz zwischen 250 und 750 Hz) dienen.

4.5.2   Das Sehen

Im Alter wird die Linsenoberfläche uneben. Die Linse selbst trübt sich durch Einlagerung unlöslicher Proteine, die leicht gelblich gefärbt sind, ein und ihre Fasern verschieben sich in die Mitte. Die Akkommodationsfähigkeit der Augen nimmt ab, ebenso wie die Zahl und die Effektivität der Photorezeptoren der Retina. Es kommt zu einer Degeneration der Retina und es kann zu einer Makuladegeneration mit Störungen der Lesefähigkeit und des Farbempfindens kommen. Die Farben im oberen Spektrum (gelb, orange, rot) werden besser unterschieden als im unteren Bereich (violett, grün, blau). Der alte Mensch sieht alles undeutlich, verschwommen, kann sich den wechselnden Lichtverhältnissen nicht schnell genug anpassen und wird häufiger geblendet. Bei schlechter Beleuchtung kann es auch leicht zu einer imaginären Verkennung der Gegenstände und Personen kommen und dadurch zur Entstehen von optischen Halluzinationen.

Das Nachlassen der Sehkraft spielt auch für die Zunahme von Stürzen eine wesentliche Rolle.

4.5.3   Der Geruchs- und Geschmackssinn

Im Alter wird allgemein die Wahrnehmung aller Geruchsqualitäten stark beeinträchtigt. Dadurch ist nicht nur der Appetit betroffen und wird die Vernachlässigung von alltäglichen hygienischen Maßnahmen gefördert, der Betroffene ist auch erheblich gefährdet, weil er z. B. den Gas- oder Brandgeruch nicht mehr rechtzeitig wahrnimmt. Auch verdorbene Speisen können nicht mehr durch ihren Geruch eingeordnet werden.

4.5.4   Das Durstgefühl und der Elektrolythaushalt

Das Altern ist verbunden mit einer Abnahme des Durstgefühls sowohl beim Flüssigkeitsverlust, als auch bei der zunehmenden Salzkonzentration im Körper. Schuld daran sind neben den Veränderungen im Bereich der Neurotransmitter (reduzierte Effektivität der körpereigenen Opiate, die an der Steuerung des Durstgefühls maßgeblich beteiligt sind), auch die deutlich reduzierten Mahlzeiten, sog. „Anorexie des Alters" (die Flüssigkeitsmenge ist grundsätzlich proportional zur Menge der aufgenommenen Nahrung). Ältere Menschen ergänzen deshalb Wasserverluste, die durch das Schwitzen, krankhafte Prozesse (z. B. Durchfall, Erbrechen, Aszites) oder Medikamente (Diuretika) entstehen können, nicht schnell genug und neigen zu einer Dehydration (Austrocknung). Diese wiederum zieht eine Störung des Elektrolythaushaltes nach sich und begünstigt die Entstehung von Delirien.

Dehydration ist im Alter oft schwer zu erkennen. Eine sehr genaue Anamnese des Trinkverhaltens gehört deshalb zu den wichtigen Bestandteilen der Betreuung von alten Menschen.

4.5.5 Temperaturempfinden und Thermoregulation

Die zirkadianen Temperaturschwankungen sind im Alter schwächer ausgeprägt. Während des Schlafes wird die Thermoregulation weitgehend „abgeschaltet" und der Körper passt sich langsamer der Umgebungstemperatur an, was leicht zu einer Unterkühlung – besonders bei Harninkontinenz – führen kann. Die Anpassung des Körpers an die Außentemperatur ist ebenfalls betroffen. Alte Menschen sollten deshalb starke Temperaturschwankungen meiden und ihre Kleidung den Witterungsverhältnissen gut anpassen. Die Störungen der Thermoregulation werden durch Neuroleptika zusätzlich verstärkt und können zum malignen neuroleptischen Syndrom (MNS) mit einer Hyperthermie, gesteigertem Tonus der Muskulatur und einer stark wechselnden Bewusstseinslage führen. Die Symptome des MNS können bei einem alten Menschen als Anzeichen einer infektiösen Erkrankung interpretiert und falsch behandelt werden (mit letalen Folgen).

4.5.6 Schmerzempfinden und altersbedingte Erkrankungen

Im Alter wird keine deutliche Veränderung des Schmerzempfindens beobachtet. Häufiger als bei jüngeren Menschen sind nur Klagen über Gelenk- und Knochenschmerzen. Sonst beschweren sich ältere Menschen eher selten über Schmerzen, weil sie wohl geneigt sind in ihnen eine normale Erscheinung des Alters zu sehen. Aus diesem Grund dürfen die Schmerzäußerungen eines alten Menschen nicht bagatellisiert werden. Sie bedürfen **immer** einer genauen Abklärung (J. Wojnar, unveröffentlicht).

Bei alterstypischen Erkrankungen wie Diabetes mellitus, Durchblutungsstörungen, Hypo- und Hyperthyreose usw. kann es zu besonderen Ausfällen in der Wahrnehmung kommen. Sie führen manchmal auch bei psychisch unauffälligen Menschen zu funktionellen Störungen. Am besten lässt sich dies bei einem Schlaganfall feststellen. Die Menschen nehmen ihren Körper in zwei Teilen wahr. Sie haben keine Möglichkeit mehr, die Stellung ihres Körpers im Raum ohne ihre Augen festzustellen. Gehört der Arm noch zu ihnen oder ist er eventuell der Arm eines Anderen? Ein Mann mit einem Schlaganfall, bei dem Wasch- und Anziehtraining durchgeführt wurde, erzählte morgens, dass ihm in der Nacht ein toter Arm ins Bett gelegt wurde. Er hatte keinerlei Möglichkeit, diesen Arm als seinen eigenen zu erkennen. Ebenso fragte ein Patient beim Waschtraining, wo die „rot lackierten" Fingernägel herkämen? Dies waren die Finger der Therapeutin, die die Hand des kranken Menschen führten. Menschen, die noch intakte kognitive Fähigkeiten besitzen, können diese Ausfälle oft durch eine Fassade kompensieren.

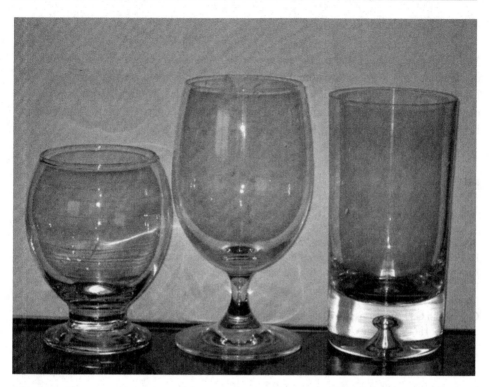

Abb. 4.2 Gläser, die eine optische Wahrnehmungstäuschung hervorrufen

Auch bei Menschen mit einer Parkinson-Krankheit hat man häufig diese Problematik. Wichtig ist, dass eine genaue Diagnostik der sensorischen Funktionen stattfindet, da sonst die Gefahr besteht, dass viele behandelbare Störungen als Beeinträchtigung der sensorischen Integration interpretiert werden, die in Kap. 5 behandelt werden soll. Auch muss unbedingt berücksichtig werden, dass durch das beeinträchtigte präoperative Denken demenzkranke Menschen falsch auf Reize reagieren. Ein Beispiel wäre hier die verschiedenen Formen der Glasbehälter, die alle das gleiche Volumen fassen, aber auch von gesunden Menschen unterschiedlich eingeschätzt werden (Abb. 4.2). Hier muss die Wahrnehmung mit der kognitiven Leistung verbunden werden, die ein demenziell erkrankter Mensch nicht mehr leisten kann. So ist die Frage nach der sensorischen Integration beim demenziell erkrankten Menschen sehr wichtig, aber man muss auch andere Störungen im Blick haben.

4.6   Zusammenfassung

Von Beginn der demenziellen Erkrankung an sollte man ein besonderes Augenmerk auf die abnehmende Körperwahrnehmung haben, um einen Therapieansatz als begleitende Maßnahme bis zum Tod dieser kranken Menschen zu finden. Natürlich trifft dies besonders bei fortgeschrittener Erkrankung und in der letzten Lebensphase zu, aber auch schon bei beginnender demenzieller Erkrankung muss man dies beachten.

Literatur

Arts M (Hrsg) (1992) Führen – Eine Therapie im Alltag. Beschäftigungstherapie und Rehabilitation 4:7
Ayres J (1998) Bausteine der kindlichen Entwicklung, 3. Aufl. Springer, Berlin/Heidelberg/New York
Bienstein C (1995) Basale Stimulation in der Pflege. selbstbestimmtes leben, Düsseldorf
Birnbaumer N, Schmidt RF (2006) Biologische Psychologie. Springer, Berlin/Heidelberg/New York
Davies P (1995) Wieder Aufstehen. Springer, Berlin/Heidelberg/New York
Fröhlich A (2003) Basale Stimulation. selbstbestimmtes leben, Düsseldorf
Geiersbach G (1999) Erfassen. Alzheimer Gesellschaft Bochum, Bochum
Sinnhuber H (1993) Optische Wahrnehmung und Handgeschick. modernes lernen, Dortmund
Trepel M (2004) Neuroanatomie. Urban & Fischer, München/Jena

Weiterführende Literatur

Arts M (1992) Führen – Eine Therapie im Alltag. Beschäftigungstherapie und Rehabilitation 4
Bienstein C (1995) Basale Stimulation in der Pflege. selbstbestimmtes leben, Düsseldorf
Sacks O (2003) Der Mann, der seine Frau mit einem Hut verwechselte. Rororo, Reinbek
Wahrig-Burfeind R (2003) Fremdwörterlexikon. Deutscher Taschenbuch Verlag, München

Sensorische Integration und Demenzerkrankung

5

Gudrun Schaade

Inhaltsverzeichnis

G. Schaade, D. Danke, *Ergotherapeutische Behandlungsansätze bei Demenz und Korsakow-Syndrom*, https://doi.org/10.1007/978-3-662-66731-6_5

Sensorische Integrationstherapie wurde ursprünglich für die Behandlung von Kindern entwickelt. Inzwischen hat dieses Konzept aber auch in die Psychiatrie und damit auch in die
Therapie Erwachsener Einzug gehalten. Im Bereich der demenziellen Erkrankung kann
man ebenso deutlich erkennen, dass die sensorische Integration gestört ist, d. h. dass eine
sensorisch-integrative Dysfunktion zu beobachten ist. Allerdings wird diese durch die Zerstörung von Gehirnzellen hervorgerufen, wobei nicht klar ist, ob diese Zentren, die für die
Verarbeitung der Sinneseindrücke zuständig sind, wirklich schon von der Zerstörung betroffen sind oder ob dies nur die Auswirkungen der beginnenden Einbußen sind.

Wie die sensorische integrative Dysfunktion beim demenziell erkrankten erwachsenen
Menschen aussieht, soll in den folgenden Abschnitten beschrieben werden.

5.1   Geschichte der Sensorischen Integrationstherapie

Die Ergotherapeutin **Dr. A. Jean Ayres** (1998) begründete in den 1970er-Jahren mit dem
Konzept der Sensorischen Integration (SI) an der Universität Southern California (USC)
in Los Angeles, Kalifornien eine Sichtweise der kindlichen Entwicklung, die vor ihrer Zeit
nicht üblich war. Mithilfe ihrer exzellenten analytischen Fähigkeiten entwickelte sie eine
detaillierte und anspruchsvolle Testreihe zur Untersuchung und Dokumentation **versteck-
ter Störungen** (Spitzer 2004, S. 4).

Hintergrund
Als Beispiel wird hier das Verhalten eines Kindes durch Ayres erklärt: Ein Kind, das
gerade ruhig und zufrieden erschien, veränderte sich ganz plötzlich in seinem Verhalten und wurde widerspenstig, als es z. B. mit einem rauen Gegenstand in Berührung kam oder von der Therapeutin berührt wurde. Hier erkannte Ayres den Zusammenhang zwischen Berührung und Verhaltensänderung als eine taktile Abwehr. So
erklärte sie, dass manchmal eine bestimmte Art von Berührung unangenehm sein
kann (Brown 1975). Sie erkannte auch sehr schnell die Überforderung und bot Hilfe
an, indem sie dem Kind trotzdem den Freiraum zur Tätigkeit ließ Ayres motivierte
die Kinder zur freiwilligen Teilnahme, indem sie ihren inneren Antrieb zu lernen
und zu spielen, anregte.

Hier wird von Kindern berichtet, die durch Entwicklungsstörungen zunächst Probleme
mit der Einordnung von Reizen haben. Aber diese Erkenntnisse kann man auch auf an
Demenz erkrankte Menschen übertragen.

Bereits im Abschnitt Wahrnehmung wurde darauf hingewiesen, dass die Analyse der
durch Sinnesreize ausgelösten physiologischen Prozesse als **objektive Sinnesphysiologie**
bezeichnet wird, wogegen sich die **Wahrnehmungspsychologie** mit den Gesetzmäßigkeiten, die zwischen Sinnesreizen und den durch sie ausgelösten Empfindungen und

Verhaltensweisen auseinandersetzt (Birnbaumer und Schmidt 2006). Beide Bereiche werden in der Sensorischen Integration beachtet.

5.2   Was bedeutet Sensorische Integration?

„Integrieren" bedeutet, unterschiedliche Teile zu einem Ganzen zusammenzubringen. „Sensorisch" ist die Bezeichnung für alles, was mit dem Nervensystem und dem Empfinden zu tun hat. Man gebraucht auch häufig das Wort „neural". Ein neuraler Prozess ist etwas, was das Nervensystem in einer geordneten Reihenfolge tut. Das bedeutet, dass man unter dem Begriff „Sensorische Integration" sowohl einen neurologischen Prozess als auch ein **Theoriemodell,** das den Zusammenhang zwischen diesem neurologischen Prozess und Verhalten versteht (Fisher et al. 2002).

> Alle Theorien über menschliches Verhalten bestehen aus einer Ansammlung von miteinander in Beziehung stehenden Postulaten, die bislang nicht bewiesen wurden und vielleicht auch nie bewiesen werden können. Die Sensorische Integrationstheorie stellt demnach, wie alle anderen Theorien über das menschliche Verhalten, lediglich den Versuch einer Erklärung dar (Fisher et al. 2002, S. 8).

Ayres erklärt die Integration der Sinne als das **Ordnen der Empfindungen,** um sie gebrauchen zu können. Unsere Sinne geben uns Informationen über den physikalischen Zustand unseres Körpers und über die Umwelt um uns herum. Nicht nur die Augen und die Ohren geben uns Informationen, sondern wir erhalten diese auch von jedem Teil unseres Körpers. Wir verfügen aber auch über einen besonderen Sinn, der es uns gestattet, den Zug der Schwerkraft und die Bewegung unseres Körpers relativ zur Erdoberfläche zu bemerken. Unser Körper hat die Fähigkeit, über die Sinneswahrnehmung aus vielen Teilen ein Ganzes zu „konstruieren".

Beispiel

Denken wir an eine Orange, die man schält und isst. Man spürt sie über die Augen, die Nase, den Mund, über die Haut der Hand und der Finger. Zusätzlich müssen die Muskeln und Gelenke innerhalb der Finger, Hände, Arme und im Mund gefühlt werden. Woher weiß man, dass man nur eine Orange in der Hand hat und nicht mehr? Wie können die zwei Hände und zehn Finger diese Tätigkeit im Zusammenspiel durchführen? Alle Sinneseindrücke von der Orange und alle Wahrnehmungen der Finger und Hände werden im Gehirn zusammengesetzt – integriert, und dieses Zusammenfügen einzelner Impulse ermöglicht dem Gehirn, die Orange als ein Ganzes zu erkennen und die Hände und Finger beim Schälen und Essen koordiniert zu gebrauchen (Ayres 1998). ◄

Bei der Sensorischen Integration geht es darum, die Informationen aus den zahllosen sensorischen Eindrücken zu filtern, zu organisieren und zu koordinieren, sie zu einem **sinnvollen Ganzen zusammenzufügen, um eine angepasste Reaktion auf die Anforderungen der Umwelt zu ermöglichen**. Ayres beschreibt zunächst die Wege, wie sich beim gesunden Kind die Entwicklung der sensorischen Integration vollziehen sollte. Zugleich beschreibt sie die Störungen und letztlich auch ein Behandlungskonzept. Ayres legt besonderen Wert auf die Entwicklung und Bedeutung des vestibulären (Gleichgewicht), des propriozeptiven (Tiefensensibilität wie Information von Muskeln, Gelenken und Bändern) und des taktilen Systems (Berührung). Ihre Funktionen sind in folgender Übersicht zusammengefasst.

Sensorische Integration – wichtige Verarbeitungssysteme und ihre Funktionen
- Das vestibuläre System verarbeitet die Information über die Schwerkraft, über die Drehung des Kopfes, über die Beschleunigung und Verlangsamung des Körpers und über Lageveränderung.
- Das propriozeptive System verarbeitet die Körperinformationen, wie sich der Körper im Raum befindet und wie groß die anzuwendende Kraft sein muss.
- Das taktile System gibt Information über Druck, Berührung der Haut (u. a. Temperatur, spitz oder stumpf, Oberflächenbeschaffenheit).

Die Verknüpfung aller Systeme ist notwendig, um den Muskeltonus angemessen aufzubauen, die Körperhaltung zu stabilisieren, Orientierung im Raum zu gewährleisten, die Grob- und auch Feinmotorik zu entwickeln, Kraftdosierung und geordnete Bewegungsabläufe zu vollbringen und diese Fähigkeiten auch später als erwachsener Mensch noch nutzen zu können.

Man kann sich vorstellen, dass sich die Sensorik auf drei Ebenen abspielt:

1. Ebene der Sinne,
2. Informationsverarbeitung und
3. sensorische Integration.

5.2.1 Die Sinne

Zunächst benötigen wir unsere Sinnesorgane, um Sinneseindrücke aufnehmen zu können. Diese fünf Organe sind bekannt. Man spricht auch davon, dass der oder jener seine fünf Sinne nicht beisammen hat. Dies sind die Augen, Ohren, Nase und Mund, aber auch die Haut, die Muskeln, Sehnen und Gelenke. Die Haut, die Muskeln, Sehnen und Gelenke sind die Organe, die die **Nahsinne** bedienen. Sie geben uns Information über unseren Körper. Damit wissen wir, wo unsere Körpergrenze ist, wie und wo sich unser Körper im

Raum befindet und wie wir uns bewegen. Die anderen Sinne sind die **Fernsinne,** die uns Information über die Beschaffenheit unseres Umfeldes geben, ob z. B. Gefahr in Verzug ist, auf die wir angemessen reagieren müssen (Kap. 4). Mit der Nase riechen wir, ob es irgendwo brennt und man die Flucht ergreifen muss. Auf der anderen Seite riechen wir auch schöne Dinge, wie z. B. den Duft einer Rose, der uns anzieht. Ebenso ist es mit dem Hören und dem Sehen. Auch hier hören oder sehen wir, wenn eine Gefahr auf uns zu-kommt, oder aber wir freuen uns an schöner Musik und schönen Bildern. Ebenso können wir unter Umständen beim Schmecken verdorbene Dinge ablehnen und wohlschmeckende Speisen genießen. Diese Verarbeitungsprozesse sind weitgehend automatisiert, so dass andere Aktivitäten durchgeführt werden können. Aus diesem Grund kann ein gesunder Erwachsener seine basalen Sinne wie selbstverständlich einsetzen. Zusammenfassend kann man sagen, dass der Mensch die Fernsinne einerseits zum Überleben und anderer-seits zur Kommunikation erhalten hat.

5.2.2   Informationsverarbeitung

Ein gesunder Mensch hat die Fähigkeit, die Informationen, die er über die Sinnesorgane aufgenommen hat, im Gehirn zu verarbeiten. Er wählt aus und ordnet die Eindrücke, die wichtig für ihn sind. Nun muss im Gehirn dieses Informationsergebnis mit der Reaktion verknüpft werden, also eine Antwort auf die Informationsverarbeitung zustande kommen. So kommt es zur sensorischen Integration.

5.2.3   Sensorischen Integration

Der Thalamus übernimmt die Filterfunktion für alle sensorischen Eingänge und entscheidet, welche Informationen unser Bewusstsein erreichen. Sowohl für die optimale Beurteilung der Informationen aus einem Sinneskanals als auch für den Abgleich zwischen verschiedenen Sinneskanälen sollten möglichst detaillierte Informationen über Reize bereitgestellt werden. Es ist leicht ersichtlich, dass bei der immensen Flut von Detailinformationen, die aus der Umwelt auf unseren Organismus einwirken, ein entscheidendes Ziel der Integration darin besteht, die Relevanz der Einzelinformationen in der aktuellen Situation des Individuums zu überprüfen. Für die sinnvolle Verarbeitung von Informationen müssen die Informationen aus mehreren Sinneskanälen abgeglichen und integriert werden. So ergänzen sich z. B. die Infor-mationen aus dem visuellen System und dem Gleichgewichtssystem (Schmidt und Unsicker 2003, S. 169 f.).

Angemessene Reaktion auf Sinnesreize
Was bedeutet, eine angemessene Reaktion auf die Sinnesreize zu geben. Ayres spricht von einer Anpassungsreaktion.

Hintergrund
Ayres bringt das Beispiel in der Entwicklung eines Babys, das eine Rassel sieht und diese zu erreichen versucht. Die Hand danach auszustrecken ist eine Anpassungsreaktion. Ziellos die Hände zu bewegen, wäre keine Anpassungsreaktion. Komplex wird diese Reaktion, wenn das Kind wahrnimmt, dass die Rassel zu weit entfernt liegt und es vorwärts kriecht, um sie zu erreichen. Später ersetzen geistige und soziale Reaktionen einen Teil der sensomotorischen Aktivitäten.

▶ **Wichtig** Wenn nun die geistigen und sozialen Reaktionen bei einer demenziellen Erkrankung weniger werden, muss die sensorische Aktivität wieder – im Sinne des obigen Beispiels oder im Sinne der Anpassungsreaktion – in den Vordergrund gestellt werden.

Ein demenziell erkrankter Mensch versucht Gegenstände in seiner Umgebung zu erfassen, er vollzieht also eine Anpassungsreaktion. Allerdings wird er mit zunehmender Erkrankung oft Probleme haben, die Gegenstände wirklich zu erreichen oder Handlungen zielgerichtet auszuführen. Wenn man einem Kind ein Tuch spielerisch über das Gesicht zieht, wird es dieses mit zunehmender Entwicklung wegziehen. Bei einer fortgeschrittenen Demenzerkrankung kann es geschehen, dass der kranke Mensch dies nicht mehr durchführen kann. Die Anpassungsreaktion funktioniert nicht mehr. Aus diesem Grund müssen auf seinen „Wanderwegen" viele Gegenstände bereit liegen, seien es Bücher in einem Regal, Tücher oder Stofftieren, um diese Anpassungsreaktion immer wieder zu stimulieren und anzuregen.

Hintergrund
Wenn der Körper sich außerhalb des Schwerpunktes bewegt und zu fallen droht, formt das Gehirn das Gefühl des Fallens und erzeugt ebenfalls eine Anpassungsreaktion. Hier bedeutet die Anpassungsreaktion eine Verlagerung des Körpergewichts, damit man nicht fällt. Kommt diese Anpassungsreaktion nicht zustande, fällt der Mensch hin. Ein Mensch, der diese Anpassungsreaktion nicht durchführen kann, weil er keine gute und genaue Information über seinen Körper und den Gleichgewichtssinn hat, wird z. B. das Fahrradfahren vermeiden (Ayres 1998).

So kann man auch bei Alzheimer-Kranken eine Vermeidungsstrategie bei vielen Bewegungen und Tätigkeiten beobachten, die sicher ihren Grund in der Störung der sensorischen Integration hat. Sie bücken sich manchmal nicht gerne nach Dingen, die auf den Boden gefallen sind, oder aber sie wollen sich nicht auf einen Stuhl setzen. Natürlich kommen hier mehrere Störungen zusammen. Zum einen wird sofort vergessen, dass

z. B. das Tuch auf den Boden gefallen ist, oder aber die Aufforderung, sich hinzusetzen, wird nicht mehr wahrgenommen. Zum anderen kann eine Anpassungsreaktion stattfinden, wenn ein Mensch nur das Gefühl hat zu fallen, obwohl er eigentlich fest im Stuhl sitzt und sich deshalb weit mit seinem Oberkörper im Stuhl nach hinten drückt. Dies ist auch eine Anpassungsreaktion, aber auf eine Fehlinformation hin.

> Das Augenmerk der Sensorischen Integrationstherapie im Rahmen der Ergotherapie liegt nicht auf körperlichen Strukturen oder Funktionen oder auf der Sinnesverarbeitung per se, sondern auf der Fähigkeit des Kindes (in diesem Fall des demenzkranken Menschen) und seiner Familie, notwendige oder erwünschte Handlungen auszuführen und an bedeutungsvollen Beschäftigungen partizipieren zu können (Parham und Mailloux 2004, S. 240).

Ein wichtiger Punkt ist, dass man bei einem demenziell erkrankten Menschen nicht nachvollziehen kann, was eine „erwünschte Handlung" oder „bedeutungsvolle Beschäftigung" beinhaltet. Der kranke Mensch beschließt für sich, was „erwünscht" oder „bedeutungsvoll" sein kann, nicht die Therapeutin oder die Familie. Aber trotzdem kann gerade dieses die Sensorische Integration bewirken.

„Spaß haben"
Spaß haben bezeichnet Ayres als Inbegriff für gute sensorische Integration. Ein Kind, das Erfahrungen mit Anforderungen macht, auf die es sinnvoll reagieren kann, hat Spaß. Der Mensch ist dafür geschaffen, sich über Dinge zu freuen, die die Entwicklung des Gehirns fördern. Darum suchen wir auch ganz natürlich nach Empfindungen, die uns helfen können, unser Gehirn zu ordnen.

Das ist auch einer der Gründe, warum Kinder es lieben, hochgenommen, geschaukelt und umarmt zu werden. Sie möchten sich bewegen, weil das Erlebnis der Bewegung ihr Gehirn stimuliert und es mit „Nahrung" versorgt (Ayres 1998). Genau dieses können wir bei einem demenziell erkrankten Menschen beobachten. Er hat Spaß, wenn man ihm die richtigen Sinnesreize anbietet, sodass er die Aufgabe lösen kann. Spaßhaben spielt eine besondere Rolle im Umgang mit demenziell Erkrankten. Für Außenstehende wirkt dies oft sehr merkwürdig, dass diese Menschen so vergnügt sein können. Aber gerade dies sollte man durch die Therapie möglichst erreichen.

Körperbewegungen zulassen
Der demenziell erkrankte Mensch bewegt sich meistens zunächst noch sehr viel, um Information über sich und seinen Körper zu bekommen. Leichte Körperbewegungen helfen dem Gehirn, sich zu ordnen. Deshalb muss man unbedingt die Möglichkeit für den Bewegungsdrang dieser Menschen schaffen.

Die Verknüpfung des vestibulären, propriozeptiven und taktilen Systems ist notwendig, um den Muskeltonus zu kontrollieren und zu regulieren, die Körperhaltung einzuordnen, Gleichgewicht aufrecht zu erhalten, Orientierung im Raum zu entwickeln, vor allem aber auch die Dosierung der Kräfte. Ganz deutlich kann man die intakte sensorische Integration an der Bewegung eines Menschen ablesen. Die Qualität der Bewegung sagt etwas über die sensorische Integration aus.

Beispiel

Ein Kind spielt mit Bauklötzen verschiedener Formen, die es in einen Behälter mit vorgegebenen Öffnungen nach den Formen der Klötze geben will. Zunächst nimmt es die Klötze wahr mit ihren Formen und Farben. Die Sinne nehmen den Reiz „Klotz" auf. Dann versucht es, diesen in eine Öffnung des Behälters zu stecken, kann aber noch nicht richtig zuordnen und versucht durch verstärktes Klopfen, den Baustein in die Öffnung zu zwingen. Es hat einen verstärkten Kraftaufwand in der Bewegung, da es noch nicht die Information, die es über den Klotz erfahren hat, mit der Tätigkeit koppeln kann. Auch diese Tatsache kann man bei einem demenziell erkrankten Menschen beobachten, er verstärkt seinen Kraftaufwand, wenn Bewegungen nicht mehr den gewünschten Erfolg erzielen. ◄

5.3   Störung in der sensorischen Integration

Ayres erklärt das Wort „Störung" mit schlechtem Funktionieren, also einer Beeinträchtigung. Das Gehirn ist bei einer Störung nicht in der Lage, den Zustrom sensorischer Impulse in einer Weise zu verarbeiten und zu ordnen, um dem betreffenden Menschen eine gute und genaue Information über sich selbst und seine Umwelt zu ermöglichen. Wenn das Gehirn Sinneseindrücke nicht richtig verarbeiten kann, ist es auch nicht in der Lage, sinnvolle Verhaltensweisen zu bestimmen. **Der Mensch fühlt sich unzufrieden mit sich selbst und kann nicht mit alltäglichen Forderungen oder Stresssituationen fertig werden.**

Hier tritt nun die Frage auf, wann ist etwas normal und wann beginnt das Krankhafte? Es besteht keine Möglichkeit, eine Störung in diesem Bereich nachzuweisen. Ein Problem der sensorischen Integration kann nicht so ohne weiteres abgegrenzt werden. Man kann ein Kind nur beobachten und dieses gilt auch für Erwachsene. Man muss sie in ihrer normalen Bewegung beobachten. Bei einem Kind ist es ganz normal, dass es diese sensorische Integration noch nicht hat und sie erst entwickeln muss, wenn es aber in einem bestimmten Alter diese noch nicht vollziehen kann, muss man annehmen, dass eine Störung in seiner sensorischen Integration vorliegt. Besonders auffällig ist es aber, wenn ein Erwachsener Antworten auf Informationen nicht mehr geben kann, die er in seiner Kindheit erlernt hatte. Als gesunder Erwachsener konnte er sie ohne Probleme abfragen und nun in der Krankheit gehen diese Fähigkeiten verloren. Obwohl sowohl die Kinder als auch die demenziell Erkrankten meistens sehen, hören und fühlen können, also ihre Sinnesorgane einsetzen können, gelingt es ihnen nicht, adäquat zu reagieren, weil sie die Information ihrer Augen, Ohren, Hände und des Körpers nicht ohne Störung integrieren können. Man spricht einen demenziell erkrankten Menschen an, er wendet sich nach der falschen Seite und sagt: „Ja?" Er kann die Schallquelle nicht mehr identifizieren.

▶ **Wichtig** Man kann davon ausgehen, dass sensorische und motorische Auffälligkeiten, aber auch herausforderndes Verhalten Folgen der Störung der sensorischen Integration im Gehirn auch durch Krankheiten wie Alzheimer und ähnliche Erkrankungen sein können.

Immer wieder wird die Frage gestellt, warum ein an Demenz erkrankter Mensch oft so aggressiv reagiert, so viel läuft, schreit oder schwere Schränke von der Wand rückt, also herausforderndes Verhalten zeigt.

Hintergrund
Ayres setzt sich sehr damit auseinander, dass Störungen der sensorischen Integration zu Lernschwierigkeiten beim Kind führen. Sie geht der Frage nach, warum Kinder mit Lernschwierigkeiten oft auch Verhaltensstörungen an den Tag legen. Sie geht davon aus, dass jedes Kind über einen inneren Antrieb verfügt und sich die sensorische Stimulation sucht, die es in seiner Situation braucht. Man muss dem Kind nicht sagen, dass es krabbeln oder aufstehen soll. Es wird immer wieder das gleiche versuchen, bis es Erfolg hat.

Genau dieses kann man auch bei demenziell erkrankten Menschen beobachten. Es geht hier zwar nicht um die Frage nach den Lernschwierigkeiten, denn ein demenziell Erkrankter kann aufgrund der kognitiven Einbußen nichts mehr lernen, die Kranken suchen aber trotzdem von sich aus nach Informationen für ihren Körper. Sie versuchen das „Gelernte" im Bereich der Wahrnehmung wieder zu erlangen. Was tun sie mit ihren Händen? Sie wischen über Tische und Wände, sie nesteln an ihrer Kleidung, sie drehen an ihren Fingern, sie reiben die Hände aneinander, sie schieben schwere Stühle, sie neigen zur Autostimulation: sie schlagen sich z. B. selbst auf den Kopf, bewegen den Oberkörper ständig hin und her, laufen ständig Flure auf und ab oder nehmen permanent Gegenstände in die Hand. Das heißt, sie wiederholen Bewegungen ständig. Mit zunehmender Erkrankung kommt es zu Auffälligkeiten des Gangbildes und der Körperhaltung. Die motorische Koordination der Hände und Beine kann nicht mehr bewerkstelligt werden, der Umgang mit Berührungen wird schwierig. Jean Ayres beschreibt, dass einige Kinder die **Gefühle, die ihnen die Hautoberfläche vermittelt, nicht einordnen können.** Sie werden ängstlich und auch wütend, wenn andere Menschen sie berühren. Oft genügt es sogar, wenn sie nur zu nahe stehen. Das Spüren der nassen Windel ruft beim Kind das Gefühl eines Missbehagens hervor, doch die Berührung durch die Hand der Mutter erzeugt Behagen. Das Kind kann in diesem Alter **noch** nicht zum Ausdruck bringen, wo es berührt wurde, da sein Gehirn **noch** nicht in der Lage ist, einen Punkt von einem anderen zu unterscheiden. Auch dieses Phänomen kann man bei einem demenziell Erkrankten feststellen. Er wehrt unter Umständen Berührungen abrupt ab, da er die Berührung nicht einordnen kann. Er ist **nicht mehr** in der Lage punktuell Schmerz anzugeben bzw. anzugeben, wo er gerne berührt werden möchte. Auch Hungergefühl kann er nicht mehr einordnen.

Die Reaktion auf die Schwerkrafteinwirkung wird bei einer demenziellen Erkrankung sehr eingeschränkt. Das bedeutet, dass das Gleichgewichtsorgan nicht mehr schnell genug Informationen weitergeben und damit auch die Reaktion nicht mehr schnell genug erfolgen kann. Die Hände greifen dann manchmal, als ob etwas fällt, und auch die Bewegungen der Beine und Füße werden unkontrolliert. Die Information, die ankommt, beinhaltet nur, dass er fällt und etwas tun soll, um sich zu schützen.

Hintergrund
Bei Kindern kann man öfters eine **Überaktivität** in ihrem Verhalten beobachten. Diese Überaktivität hat ihre Ursache nach Ayres darin, dass sie eine mangelhafte sensorische Integration haben. Manchmal irritieren bereits Licht oder Geräusche und lenken ab.

Bei einem demenziell erkrankten Menschen können wir genau das gleiche beobachten. Auch beim Alzheimer-Kranken kann es zu Überaktivität und Irritationen durch Sinnesreize kommen. Ebenso kann man die Beobachtung von Ayres auf demenziell Erkrankte übertragen, da sie beschreibt, dass ein Kind, dessen Gehirn Empfindungen und Wahrnehmungen jeglicher Art nicht gut genug ordnen kann, Schwierigkeiten haben wird, Freundschaften zu schließen und diese aufrecht zu erhalten. Auch dieses Phänomen kann man bei einem Alzheimer-Kranken beobachten. Diese Menschen verlieren die Möglichkeit, sich auf andere Personen wirklich einzulassen. Spontan nehmen sie z. B. in Einrichtungen einen anderen kranken Menschen oder auch eine Pflegekraft an der Hand, aber meistens wird die Hand sehr schnell wieder losgelassen. Natürlich gibt es auch kranke Menschen, die Halt und Hilfe bei anderen suchen und daher die Hand nicht mehr loslassen, aber meistens ist diese Geste nur sehr flüchtig. Die Kranken nehmen den anderen Menschen nicht mehr richtig wahr.

5.3.1 Mangel an vestibulären und propriozeptiven Reizen

Wenn man lange im Bett liegen musste, lange Bahnfahrten hinter sich gebracht hat oder eingepfercht in einem Flugzeug längere Zeit verbracht hat, kann man vielleicht entfernt ahnen, wie es einem Menschen ergeht, der massiven Mangel an vestibulären und propriozeptiven Reizen erleidet.

Hintergrund

Ayres beschreibt einen Versuch von Forschern, die Testpersonen die Augen verbunden hatten und sie mit einem Anzug ausstatteten, der jegliche Berührungsstimulation und auch Eigenbewegung verhinderte. Nach einigen Stunden fingen bei diesen Versuchspersonen die Hirnfunktionen an, sich zu desorganisieren. Sie entwickelten anormale Ängste sowie optische und akustische Halluzinationen. Auch nach Abbruch des Versuchs wiederholten sich die halluzinatorischen Erscheinungen noch eine Zeit lang. Wenn das Gehirn einem Mangel an sinnlicher Wahrnehmung ausgesetzt wird, zerfallen die Verarbeitungsprozesse für normale Reizwahrnehmung. Gerade im Augenblick wird dieses Thema im Zusammenhang mit der Raumfahrt häufig erörtert. Durch die langen Phasen des ruhigen Sitzens in einer Raumkapsel werden die Muskeln und die Gelenke sehr beeinträchtigt. Man versucht deshalb jetzt in diesem Bereich, die Muskel- und Knochensubstanz durch Vibrationsgeräte zu verbessern. Dort wird berichtet, dass zwei Monate im Bett liegen so wirkt, wie ein Flug zum Mars.

Angehörige und Betreuungspersonen realisieren gewöhnlich nicht, dass die Schwierigkeiten, die häufig im Verhalten und im Umgang mit demenziell erkrankten Menschen entstehen, Folgen einer Störung der sensorischen Integration sein können, die der kranke Mensch nicht von sich aus beeinflussen kann, es aber durch seine eigene Aktivität versucht, dagegen etwas zu unternehmen. Man denkt, dass der Mensch sinnlose Dinge tut, wenn er Gegenstände sammelt, Blumen aus dem Topf nimmt und Stühle durch den Flur schiebt. Die Betreuungspersonen können dies oft nicht einordnen und auch nicht ertragen, so dass sich das Leben für den demenziell erkrankten Menschen noch schwerer gestaltet, als es ohnehin schon ist.

5.4 Die Symptome bei einer Störung der sensorischen Integration

5.4.1 Überaktivität und Ablenkbarkeit

Bei Kindern kennt man inzwischen das Phänomen des „Zappelphilipps". Es kann bei einer gestörten sensorischen Integration zu Überaktivität und Ablenkbarkeit kommen. Auch dieses Phänomen können wir bei einem Alzheimer-Kranken feststellen. Manche Kranke sind ständig in Bewegung. Sie rennen, anstelle zu gehen, und viele der Aktivitäten sind in unseren Augen nicht zweckmäßig. Still zu sitzen und sich auf irgendetwas zu konzentrieren, ist für viele demenziell Erkrankte sehr schwierig. Ablenkbarkeit ist das größte Problem.

Die Aufmerksamkeitsfähigkeit ist so stark beeinträchtigt, dass eine Fokussierung auf Reize für eine längere Zeitspanne nicht mehr möglich ist. Solange ein Gehirn Sinneseindrücke und motorische Handlungen nicht richtig einordnen kann, ist es ebenso wenig in der Lage, einen Schrank, der voller Kleider ist, oder einen Ranzen mit Büchern, Heften und Bleistiften in Ordnung zu halten (Ayres 1998). Ein demenziell erkrankter Mensch kann mit fortgeschrittener Erkrankung nur noch sehr eingeschränkt z. B. einen Kleiderschrank einräumen. Eher tendiert er dazu, ihn auszuräumen und dort zu kramen. Dadurch versucht er sich Informationen zu verschaffen, ohne dass er eine kognitive Leistung einbringen muss.

5.4.2 Verhaltensprobleme

Beim demenziell erkrankten Menschen kann die Verarbeitung von Sinneseindrücken nicht wie bisher erlernt ablaufen. Er ist verwirrt und kann sich nicht daran freuen, mit seiner Familie zusammen zu sein, die er später auch nicht mehr erkennen wird, oder zu andern Menschen Kontakt aufzunehmen. Etwas mit jemanden zu teilen, bereitet Schwierigkeiten. Da das Gehirn in einer unangepassten Weise reagiert, handelt er häufig anders als es erforderlich ist und auch erwartet wird. Er ist überempfindlich und seine Gefühle sind oft verletzt. Er kann mit den täglichen Belastungen nicht fertig werden, ebenso wenig mit neuen oder nicht vertrauten Situationen. Dadurch verhält er sich aggressiv, depressiv oder negiert eine Situation.

Beispiel

Das Personal einer besonderen Station für demenziell erkrankte Menschen wurde auf Geschrei in einem Gemeinschaftsraum aufmerksam. Dort spielte sich Folgendes ab: Eine Bewohnerin lag am Boden, und eine andere Bewohnerin schlug auf sie ein mit der Bemerkung, diese Frau hat nichts in meiner Wohnung verloren, sie soll schnellstens gehen. Hier war die Verarbeitung der Sinneseindrücke vollkommen gestört. Sie konnte situativ und auch räumlich ihr Umfeld nicht mehr einordnen. Andere Menschen verurteilen das Verhalten und lehnen diesen Menschen ab. So wird sein Selbstbewusstsein immer weniger, das eigene Verhalten und das falsche Verhalten der anderen hält den Menschen in einer elenden Situation (Ayres 1998). ◄

Selbst unangemessenes Schreien kann eine Mitursache in der verlorengegangenen Wahrnehmung haben. Es wurde schon darauf hingewiesen, dass der Verlust der Körperwahrnehmung Angst macht. Das limbische System ist bei diesen Menschen häufig in Mitleidenschaft gezogen. Das limbische System befasst sich mit gefühlsbedingtem Verhalten und Gefühlsreaktionen auf Sinneseinwirkungen.

5.4.3 Sprache

Sprache und Sprechvermögen beruhen auf zahlreichen Integrationsprozessen sinnlicher Wahrnehmung. Daher sind sie besonders geeignet, Störungen aufzuzeigen, wenn es zu Problemen bei Prozessen der Sinnesverarbeitung kommt. Unsere Gesellschaft legt großen Wert auf die Sprache als Ausdrucksmittel der zwischenmenschlichen Beziehung, und so kommt es, dass vielen Menschen eher Sprachstörungen auffallen als andere Symptome (Ayres 1998). Es gibt Forschungen, bei denen berichtet wird, dass es schon lange vor dem eigentlichen Ausbruch der Erkrankung zu leichten Sprachstörungen kommt. Sicherlich wird hier schon ein neurologischer Prozess im Gang sein, der sich auf das Sprachzentrum auswirkt, aber man kann auch davon ausgehen, dass es schon bei beginnender Demenzerkrankung zu einer Verminderung der Einordnung und Verarbeitung von Sinnesreizen kommt, die dem Kranken und seiner Umwelt zunächst noch nicht auffallen.

5.4.4 Muskeltonus und Koordination

Sinnesreize, die vom vestibulären und propriozeptiven System ausgehen, steuern den Muskeltonus, der den Körper aufrecht und in der erforderlichen Spannung hält. Wenn das vestibuläre, propriozeptive und taktile System nicht in der richtigen Weise arbeitet, hat der Mensch eine schlechte motorische Koordination. Er kann leicht sein Gleichgewicht verlieren und stolpern. Er lässt Gegenstände öfters fallen als andere Menschen. Manche Menschen fallen sogar von ihren Stühlen, weil sie nicht fühlen können, wo sie sitzen (Ayres 1998). Auch dieses Phänomen kennt man beim demenzkranken Menschen.

Dies erlebt man auch bei Alzheimer-Kranken. In der Runde wurde zu einem Lied ge-

> **Hintergrund**
> Ayres beschreibt das Problem bei Kindern, akustische Eindrücke nicht mit den Empfindungen von ihren Fingern und Händen zusammenzubringen, also können sie z. B. nicht schreiben. Sie begreifen, was sie tun sollen, können dies aber nicht umsetzen.

klatscht. Eine Dame streckte der Therapeutin die Hände hin und sagte: „Schwester, wie soll ich?" Sie hatte begriffen, dass sie ihre Hände zum Klatschen einsetzen sollte, konnte dies aber nicht umsetzen.

> **Hintergrund**
> Ayres erklärt weiter „… Kinder mit Störung der sensorischen Integration haben Schwierigkeiten, sich im Raum, der sie umgibt, zurechtzufinden. Sie rempeln Menschen an oder laufen in Dinge hinein, da sie nicht abschätzen können, wo sich diese Dinge im Raum befinden und wo ihr eigener Körper steht. Sie sind – wörtlich gesprochen – im Raum verloren" (Ayres 1998).

Auch dieses Verhalten können wir bei einem demenziell erkrankten Menschen erkennen. Eine Patientin setzte sich auf den Schoß von anderen Bewohnern, da sie eine Sitzgelegenheit suchte und nicht mehr einordnen konnte, dass dieser Platz schon von einer Person besetzt war. Dies führte natürlich zu erheblichem Protest der Person, die schon auf dem Stuhl saß.

Koordination der drei Grundsinne
Dies ist häufig auch das Problem bei Alzheimer-Kranken. Die Grundsinne, taktil, vestibulär und propriozeptiv können nicht mehr zusammenspielen. Auch das akustische und optische Wahrnehmen kann nicht mehr zueinander geordnet werden. So werden die Augen-Hand-Koordination ebenso wie die Hand-Hand-Koordination gestört. Als letztes bleibt nur noch die Hand-Mund-Koordination übrig. Darüber soll aber gesondert berichtet werden in Kap. 6 „Hände".

Hintergrund
Von großer Bedeutung sind zur sensorischen Integration gute koordinierte Augenbewegungen, Haltung- und Gleichgewichtsfähigkeit, Muskeltonus und das Gefühl, sich innerhalb der Erdschwere zu bewegen. Die drei Grundsinne, taktil, vestibulär und propriozeptiv müssen in das Wahrnehmungsgeschehen des Körpers einbezogen werden. Zusätzlich werden auditive (akustische) und visuelle (optische) Empfindungen in den Verarbeitungsprozess mit hineingenommen. Akustische und vestibuläre Empfindungen kommen mit dem Körperschema zusammen, damit das Kind sprechen lernen und Sprache verstehen kann. Optische Reize werden mit den drei Grundsinneseinwirkungen zusammengebracht, um visuelle Wahrnehmung sowie eine Augen-Hand-Koordination zu ermöglichen.

Körperwahrnehmung
Das Körperschema muss gute und klare Informationen über die Beziehung zwischen der rechten und linken Körperseite besitzen, sonst kommt es zu Schwierigkeiten bei Tätigkeiten, die mit der Koordination, also des gleichzeitigen Einsatzes beider Hände und auch Füße zusammenhängen. Wenn das Gehirn keine genaue Landkarte der einzelnen Körperabschnitte hat, kann es nicht richtig „navigieren", also Körperbewegungen planen. Gesunde Erwachsene können Gegenstände wie eine Gabel ohne Probleme anwenden oder ein Hemd ohne Nachzudenken anziehen. Ein Kind muss diese Aktion erlernen. Beim demenziell Erkrankten geht dieser „Bewegungsplan" häufig verloren.

Hintergrund

Ein wichtiger Punkt ist die Erfahrung des Körperschemas bzw. der Körperwahrnehmung, wie es seit 1985 heißt. Auch dies beschreibt Ayres folgendermaßen: „Das Körperschema besteht aus einzelnen Landkarten des Körpers, die im Gehirn gespeichert sind. Diese Landkarten enthalten Informationen über jeden Abschnitt des Körpers, die Beziehungen zwischen den einzelnen Teilen und all den Bewegungsmöglichkeiten, die jeder einzelne Körperabschnitt durchführen kann, herstellen. Dieses Körperschema wird im Gehirn als Folge der Empfindungen von der Haut, den Muskeln, den Gelenken, der Erdschwere und den Bewegungssinnesorganen, die bei den täglichen Aktivitäten im Gehirn sortiert und geordnet wurden, entwickelt. Ein gut geordnetes Körperschema ermöglicht es dem betreffenden Menschen, jederzeit zu fühlen, was sein Körper in jedem Moment tut, ohne dass er hinsehen oder ihn mit den Fingern berühren muss. Die optische Information ist für das Körperschema ist nicht von Wichtigkeit." (Ayres 1998, S. 109).

„Bewegungsplan"

Der Bewegungsplan ist derjenige sensorische Verarbeitungsprozess, der es uns ermöglicht, uns an ungewöhnliche Arbeiten anzupassen.

Hintergrund

In der ICF (MMI 2005, S. 74) wird dies so beschrieben: „Mentale Funktion, die die Durchführung komplexer Bewegungshandlungen betreffen. Mentale Funktion, die die Aufeinanderfolge und Koordination komplexer, zweckgerichteter Bewegungen betreffen."

Ein demenziell erkrankter Mensch wird bei fortgeschrittener Erkrankung keine Handlungsplanung mehr durchführen können, da dieser Bewegungsplan verlorengegangen ist.

Ein Kind mit Störung der sensorischen Integration kann praktisch nichts zu Ende bringen, da es zu viele Dinge gibt, die es verwirren, ablenken, übererregen oder gar aus der Fassung bringen. Auch diese Aussage von Ayres kann man sofort auf einen demenziell Erkrankten übertragen.

Problem des Einsetzens von rechter und linker Hand

Auch diese Aussage ist auf einen an Alzheimer erkrankten Menschen im späteren Stadium übertragbar. Hier kommt es zu Problemen z. B. beim Einsatz eines Löffels, der erst in eine Hand, dann in die andere Hand und letztlich mit beiden Händen gegriffen wird. Dadurch wird der Essensvorgang behindert, da jede Hand eine andere Richtung angibt und der Löffel nicht zum Mund gebracht werden kann. Auch der Gebrauch von Klangstäben wird erschwert. Selbst wenn jeder Stab dem Kranken in jeweils eine Hand gegeben wird, nimmt er sie sehr schnell beide in eine Hand.

Hintergrund
Ebenso ist es mit der Aussage, dass ein Kind mit einer Störung der sensorischen Integration entweder beide Hände oder jede von beiden gleichermaßen einsetzt, aber es wird mit beiden Händen nicht die Geschicklichkeit entwickeln, die ein normales Kind mit Spezialisation einer Hand, sei es der rechten oder der linken, besitzt.

Ein auffallendes Phänomen bei demenziell erkrankten Menschen im fortgeschrittenen Stadium ist, dass sie zunächst sowohl die rechte als auch die linke Hand einsetzen, egal ob Links- oder Rechtshänder. Mit zunehmender Erkrankung können sie häufig nur noch die linke Hand adäquat einsetzen, mit der rechten Hand lassen sie die meisten Gegenstände fallen. Der Grund hierfür ist bisher nicht bekannt. Das bedeutet, dass die Beidhändigkeit, d. h. die Koordination der Hände mit zunehmender Erkrankung immer mehr eingeschränkt wird.

5.5   Behandlungsziele der Sensorischen Integration

Sensorische Integration abhängig von verbliebener Lernfähigkeit
Bei der Frage nach der Sensorischen Integration wird immer von der Lernfähigkeit gesprochen, die durch diese ermöglicht wird. Sicher kann man beim demenziell Erkrankten über diese Frage nicht diskutieren, da durch die Zerstörung vieler kognitiver Fähigkeiten, vor allem der des Kurzzeitgedächtnisses, das Lernen nicht mehr verbessert werden kann bzw. es vollkommen ausgeschlossen ist. So entsteht die Frage, was man als „Lernen" beim demenzkranken Menschen benennen kann? Es ist letztlich ein wieder an die Oberfläche holen von ehemals gelernten Körperreaktionen. Es geht nicht um ein kognitives Lernen, sondern um eine Verbesserung der sensorischen Integration und damit ein menschenwürdigerer Umgang mit sich selbst. So entsteht die Frage: „Kann man die sich langsam abbauende sensorische Integration beeinflussen und was kann man durch eine Verbesserung der sensorischen Integration erreichen?"

Dass die sensorische Integration beim demenzkranken Menschen abnimmt, ist keine Frage, und dass er darunter leidet und Störungen aufweist, die auch Ayres bei Kindern beobachtet und beschrieben hat, ebenfalls nicht. **Wenn man aber das Lernen nicht mehr beeinflussen kann, was dann?**

Sicher kann man fast alle anderen Ziele anstreben. Über das „Mit-sich-und-der-Umwelt-in-Kontakt-Sein" entwickeln sich beim Einzelnen Selbstwertgefühl, soziale Kompetenz (Borchardt et al. 2005) und Wohlbefinden. Menschen, die die Sinnesinformation besser verarbeiten, können im Alltag besser zurechtkommen. Allerdings sind die Ursachen von

Verhaltensproblemen nicht immer erkennbar und erfassbar. Natürlich sind nicht alle Verhaltensprobleme auf eine Störung der sensorischen Integration zurückzuführen, aber man kann davon ausgehen, dass ein großer Teil auf dieser Störung beruht, denn „sich nicht spüren" und Reize nicht mehr einordnen zu können, erzeugt Angst, Aggressionen oder Depressionen. Wer kennt nicht das Phänomen, morgens mit einem eingeschlafenen Arm aufzuwachen und will den Wecker abstellen. Der Arm gehorcht nicht! Was macht das mit dem Menschen? Er wird aggressiv oder bekommt Angst! Der Mensch muss sich in seiner Körperlichkeit spüren und alle Sinnesreize richtig zuordnen können.

▶ **Wichtig** Was an Fähigkeiten zerstört ist, kann nicht wieder erlangt werden. So kann man immer nur versuchen, die Ressourcen des kranken Menschen zu erkennen. Eventuell kann man Fähigkeiten noch ein wenig länger erhalten, aber irgendwann gehen auch diese verloren.

Die Therapie muss an dem Punkt anfangen, den uns der Kranke durch sein Verhalten zeigt. Wichtig ist, dass man dem Kranken **Aufgaben** anbietet, die er lösen und auch zu Ende bringen kann. Häufig suchen sich demenziell Erkrankte selbst Aufgaben, indem sie Dinge in Handtaschen verpacken, über Gegenstände tasten, ständig einen Flur auf und ab laufen, Bücher blättern, Schränke öffnen und Gegenstände ein- und ausräumen und vieles mehr. Selbst wenn es zu **Autostimulationen** kommt, sollte man versuchen, in dem Bereich anzusetzen, für die sich der kranke Mensch die Stimulation holt. Wenn ein Mensch sich selbst und manchmal auch andere Menschen beißt, holt er sich Körperinformationen. Schmerz zeigt dem Menschen, dass er noch in seiner Körperlichkeit existiert. Ein an Demenz erkrankter Mann hat derart an seinen Fingerkuppen gebissen, dass später die Fingerkuppen amputiert werden mussten. Hier kann man an die Borderline-Krankheit denken, bei der sich ein Mensch ebenfalls Schmerzen zufügt, damit er sich noch spürt.

Sensorische Integration bei verloren gegangener Lernfähigkeit
Was geschieht aber, wenn diese Fähigkeit, die Stimulation durch Eigentätigkeit zu erhalten, durch die voranschreitende Erkrankung auch verloren geht? Hier kann man vorbeugen, indem man die Therapie der Sensorischen Integration nicht nur auf die Pädiatrie ausrichtet, sondern eine fachspezifische Modifikation für die Arbeit mit Alzheimer-Kranken erarbeitet.

Winnie Dunn (Borchert et al. 2005, S. 30) ist der Meinung, dass die Sensorische Integration anwendbar ist für jeden, dessen Verhalten Hinweise auf neurologische Einschränkungen gibt, also nicht nur für Kinder. Man versucht damit auch beim Erwachsenen den **Verarbeitungsprozess zu beeinflussen.** Bei geeignetem Angebot kann der Kranke die Stimulation finden, die er braucht und die er aufgrund seiner Störungen noch verarbeiten kann.

Es geht um **Verhaltensbeobachtung, Problembeschreibung, Transfer der Therapie in den Alltag.** Wenn man eine Störung der sensorischen Integration erkennen kann, geht es darum, eine dosierte Reizzufuhr zu ermöglichen und eine möglichst angepasste Reaktion abzuwarten. Wenn man z. B. einem demenziell erkrankten Menschen die Möglichkeit gibt, mit der Hand in eine Schüssel mit kaltem Wasser zu fassen, wird er sehr häufig auch bei schwerer Erkrankung mit einer angepassten Reaktion antworten. Er wird einen Ausruf des Erschreckens von sich geben, wie „kalt oder i" und schnell die Hand zurückziehen. Durch Möglichkeiten des „Begreifens" vieler Gegenstände entwickelt er Aktivitäten, selbstständig Dinge wieder zu greifen und zugleich eine Hand-Augen-Koordination zu entwickeln.

Über das therapeutisch geleitete „Spielen" (Mobilisationsgruppe) sollen auch funktionale Abläufe erreicht werden, die in den Ressourcen des Kranken noch vorhanden sind.

▶ **Wichtig** Eine Annahme von Ayres scheint für die Arbeit mit demenziell erkrankten Menschen von großer Bedeutung zu sein: Ihr geht es in der Therapie darum, die Fähigkeit der Kranken zu vergrößern, **Stimuli sinnvoll zu registrieren**, bevor das Gehirn eine Antwort geben kann. Die Registrierung sensorischer Inputs muss eine Veränderung in der Umwelt signalisieren. Diese muss bedeutsam genug sein, dass die Person wachsam wird.

Diese Annahme bezieht sich darauf, dass das Gehirn von sich aus so organisiert ist, dass es den Menschen programmiert, solche Stimulationen auszusuchen, die sich selbst organisieren oder zuträglich sind (Borchardt et al. 2005). Diese Aussage wurde vorher schon angesprochen und führt hin bis zur Eigenstimulation demenziell Erkrankter.

In der ergotherapeutischen SI-Therapie kommen neben Wirkfaktoren vor allem zielgerichtete bzw. experimentierende (ausprobierende) motorische Bewegungen in einer auf Tätigkeiten ausgerichteten therapeutischen Umgebung (Raum/Therapiegeräte/Material) hinzu (Borchardt et al. 2005).

5.6   Möglichkeiten und Grenzen der Sensorischen Integration

Man kann nicht davon ausgehen, dass es beim demenziell Erkrankten zu einer bemerkenswert funktionellen Auswirkung der Therapie durch Sensorische Integration bei den Alltagshandlungen kommen kann, da dazu eine intakte Kognition gehört, die man beim Alzheimer-Kranken nicht mehr voraussetzen kann. In der Übergangsphase wird er z. B. die Möglichkeiten des An- und Ausziehens nicht mehr zurückgewinnen können, aber den Essensvorgang als gespeicherte Bewegung für einige Zeit abrufen können. Er wird durch die Therapie längere Zeit noch die Koordination für Ballfangen und -werfen erhalten. Ebenso können Haushaltstätigkeiten wie kochen, backen, bügeln noch eine Weile durchgeführt werden. Auch dadurch erreichen wir die Integration der Sinneswahrnehmung. Zur Verdeutlichung stellt man sich das Backen vor. Man probiert, ob man Zucker oder Salz benutzt hat, man fasst ein Ei an, schlägt es auf und riecht daran, ob es in Ordnung ist. Man sieht das weiße Mehl. Letztlich entsteht beim Backen ein wunderbarer Duft des Kuchens.

Hier kommt es eindeutig zu einer sensorischen Integration. Aber auch diese Fähigkeiten gehen mit zunehmender Erkrankung immer weiter verloren. Das bedeutet, dass man ab einem bestimmten Zeitpunkt keine Sensorische Integrationstherapie mehr durchführen kann.

Hierher gehört wahrscheinlich auch die Frage nach dem inadäquaten Aus- und Anziehen von demenziell erkrankten Menschen im fortgeschrittenen Stadium. Der Pullover wird gefühlt, durch den bekannten Reiz des Fühlens wird die Tätigkeit ausgelöst. Auf dieses Phänomen wird in Kap. 8 „Fortgeschrittene Erkrankung" eingegangen.

▶ **Wichtig** Wichtig ist, dass man durch die Zeitspanne, in der diese Art der Therapie möglich ist, den schwersten Verlauf der Erkrankung, nämlich die letzte Phase etwas abmildern kann. Hier tritt dann die Basale Stimulation an die Stelle der Sensorischen Integration; das heißt, durch die Sensorische Integration wurde die Integration der Wahrnehmung noch so gefördert, dass sie im letzten Stadium nachwirken und nun durch Außeneinwirkung noch etwas stabilisiert werden kann.

5.7 Verhalten der Therapeutin

Die Therapeutin

- gestaltet verstehend die Interaktion, ggf. humorvoll und Negativismen ausgleichend. Ein Alzheimer-Kranker kann oft nicht mehr einen Spielvorgang oder die Durchführung einer Tätigkeit verstehen, sodass man mit viel Geduld erklären und Hilfestellung geben muss. Spiele müssen abgeändert, dem Kranken angepasst werden. Es muss viel Humor in die Arbeit mit einfließen, damit kein Druck entsteht und auch kein Negativerleben erzeugt wird;
- schützt den Kranken vor Über- und Unterforderung, sie sorgt für die richtige Anforderung, die den Fähigkeiten des Kranken angepasst ist, nicht zu anstrengend und nicht zu leicht;
- ist informiert über Krankheit, Störungen und Störungsfolgen;
- lässt den Rückzug des Kranken, im Sinne von Ausruhen oder Pause machen, zu und unterscheidet „Vermeidehaltungen";
- setzt positive Verstärker ein, wie „finde ich gut, machen Sie es noch mal";
- erkennt die Sensibilitäten (Abwehrreaktionen, negative Äußerungen, Stressanzeichen) des Kranken z. B. durch Berührung und ändert ihre Vorgehensweise (Nähe und Distanz);
- variiert die sensorischen Reize in der Mobilisationsrunde, damit die Teilnehmer weiterhin aktiv die Situation mitgestalten können (mit Neugier und Spaß);
- setzt Vorgehensweisen ein, um sensorische Ereignisse zu verstärken (z. B. deutlichen bzw. tieferen Druck) oder abzuschwächen (z. B. vermindern von Druck, Beenden einer überstimulierenden Aktivität), damit sensorische Reize besser diskriminiert und modu-

liert werden können und Aufmerksamkeit erhalten bleibt oder sich steigert. Die Aktivitäten in der Therapie werden entsprechend angepasst.

Borchardt et al. (2005) beschreibt dieses angestrebte Verhalten einer Therapeutin eigentlich für die Arbeit mit Kindern. Aber dieses vorgegebene Verhalten sollte auch für die Therapie bei demenziell erkrankten Menschen gelten.

5.8   Sensorische Integrationstherapie

5.8.1   Stärken von Ressourcen

Therapie bzw. Behandlung bedeutet, sich die Stärken bzw. Ressourcen des kranken Menschen zunutze zu machen und die Schwächen möglichst ausblenden (Fisher et al. 2002, S. 273)

Ganz besonders wichtig für die Therapie ist, dass der kranke Mensch ein **Erfolgserlebnis** hat. Als Beispiel kann man das Ballspiel nehmen. Zunächst wird jeder erwachsene Mensch mehr oder minder gut mit einem Ball umgehen können. Es macht Spaß und es kommt zu Bewegung. Mit zunehmender Erkrankung jedoch wird diese Fähigkeit oft eingeschränkt. Der Ball wird nicht mehr wahrgenommen, der Reiz kommt nicht mehr an. Hier kann man über Führen sehr gut eingreifen.

Beispiel

Die Hand des demenzkranken Menschen wird auf den Ball gelegt, durch die Hände der Therapeutin wird ein Druck auf die Hände des kranken Menschen ausgeübt und mit einer Hand schiebt die Therapeutin den Ball aus der Hand. Von Bedeutung ist, dass dieser Vorgang sehr schnell wiederholt wird, möglichst durch eine Person gegenüber, damit der Ball sofort wieder zurückgegeben und dadurch der Vorgang wiederholt werden kann. Bei mehrfachem Hin- und Herspiel kann es sein, dass der demenziell erkrankte Mensch diese Bewegung von sich aus durchführen kann. Dadurch werden die Fähigkeiten zur sensorischen Integration verstärkt. Die motorische Planung und die visuomotorischen Fähigkeiten werden verbessert. Es wird das Zurückgeben des Balls geübt, indem der Ball direkt auf die Hände bzw. auf den Körper des kranken Menschen geworfen wird. Er bekommt damit die körperliche Aufforderung zu dieser Aktivität. ◄

5.8.2   Verbesserung des vestibulär-propriozeptiven Systems

Bei der Sensorischen Integrationstherapie spielt die Verbesserung des vestibulär-propriozeptive Systems, das bei vielen demenzkranken Menschen gestört ist, eine wichtige Rolle. Dies stellt allerdings für Therapeuten eine große Herausforderung dar, da man nicht wie bei Kindern an Geräten arbeiten kann. Man muss sich überlegen, welche Fähigkeiten der demenzkranke Mensch noch hat und wo es die Möglichkeit gibt, vestibulär-propriozeptiv zu arbeiten.

Beispiel

Dazu bietet sich z. B. eine Hollywood-Schaukel an. Man sollte die Schaukel zunächst feststellen, damit sich der kranke Mensch ohne Angst setzen kann. Wenn die Schaukel sich beim Setzen bewegt, wird das Hinsetzen, das sowieso ein Problem sein kann, noch schwieriger. Außerdem kann die Therapeutin sich mit in die Schaukel setzen und Körperkontakt aufnehmen, damit der Verlust der Bodenhaftung durch die Füße nicht ebenfalls zu Ängsten führt. Ein demenzkranker Mensch kann eben dieses plötzliche Verlassen der Bodenhaftung nur sehr schwer ertragen. Im Freien kann man z. B. Schaukelbänke aufstellen. Auch hier können zwei Menschen zusammen Platz nehmen, und dadurch wird das Schaukeln für den kranken Menschen erträglicher. ◀

Ayres weist immer wieder darauf hin, dass die Menschen mit einer Störung der sensorischen Integration sich selbst die Aktivitäten suchen, die sie für ihr Wahrnehmungsempfinden benötigen. Dies wurde in Abschn. 5.4.1 schon beschrieben. Dazu gehört auch, dass demenziell erkrankte Menschen gerne tanzen. Sobald Musik erklingt, bewegen sie sich, wenn man sie nur ein wenig dazu auffordert. Manche tun dies sogar ohne Aufforderung. Tanzen ist natürlich ein hervorragendes Mittel, um das vestibulär-propriozeptive System zu stimulieren. Die Kranken suchen sich dieses Mittel von selbst, wenn das Umfeld dazu vorbereitet wird. Koomar und Bundy (2002, S. 411) beschreibt dies folgendermaßen: „Wir gehen davon aus, dass die Funktionsweise des Nervensystems verbessert werden kann, indem dem Patienten die Möglichkeit geboten wird, durch eine aktive Beteiligung an Aktivitäten, die für ihn von Bedeutung sind und adaptive Verhaltensweisen auslösen, sensorische Informationen besser aufzunehmen."

Es gibt **Schaukeln** für Erwachsene, die wie ein Stuhl mit Seitenlehnen aussehen. Auch diese Schaukeln können gut genutzt werden, wenn der kranke Mensch keine Angst vor dem Hinsetzen zeigt. In einer Einrichtung wurde eine solche Schaukel an der Decke angebracht und ein kranker Mann setzte sich ganz alleine in diese Schaukel und genoss sichtlich diese Bewegung. Auch Hängematten wären eine gute Situation für den demenzkranken Menschen, um das vestibuläre System zu stimulieren, aber hier gibt es das besondere Problem des Platznehmens und des wieder Aufstehens durch den kranken Menschen. Schaukelstühle jeder Art sind natürlich ebenfalls für die Information über das vestibuläre System geeignet, aber auch hier liegt das Problem beim Hinsetzen und Aufstehen. Der Stuhl schaukelt und kann nicht festgestellt werden. Dies erzeugt wieder Angst. Zusätzlich haben manche Schaukelstühle Kufen, die beim Hinsetzen zur Gefahr werden können. Ein wichtiger Aspekt ist zusätzlich die stabile Standfestigkeit des Stuhls.

Selbst in einer **Gruppe** kann man das vestibulär-propriozeptive System stimulieren, indem man zu Liedern oder einer anderen Art von **Musik schunkeln** lässt. Allerdings hat man hier öfters das Problem, dass die kranken Menschen sich nicht anfassen, aber auch dann, wenn sie sich angefasst haben, nicht mehr loslassen können. Man muss das Schunkeln öfters durchführen, damit auch wirklich der ganze Körper in Bewegung kommt und nicht nur die Arme und Hände. Als Therapeutin sollte man darauf achten, dass man in jeder Gruppeneinheit die kranken Menschen sich anfassen lässt und sie schunkeln.

Um die Propriozeption zu verbessern, sollte man **schwere Dinge** benutzen, denn schwere Dinge geben eine bessere Reizinformation für die Körperwahrnehmung. Sicher ist das auch ein Grund dafür, dass demenziell erkrankte Menschen im fortgeschrittenen Stadium schwere Stühle durch die Flure schieben und sogar Schränke von den Wänden rücken. Dies kann man auch in den Alltag mit einbeziehen, indem man z. B. schwere Bettdecken anbietet, Knautschsäcke zum Hinsetzen verwendet. Auch bei Kochaktivitäten kommt es dazu, indem man Teig kneten oder dicke Soßen rühren lässt.

5.8.3   Stimulation taktiler Reize

Neben der vestibulären-propriozeptiven Stimulation sollte besonders auch die Stimulation taktiler Reize berücksichtigt werden. Man muss dabei darauf achten, ob es sich um leichte Berührungen, festen Berührungsdruck oder diskriminative Berührung handelt. Von vielen Patienten werden leichte Berührungen offenbar als negativ empfunden und können zu einer Übererregung führen. Feste Berührungen hingegen wirken meist beruhigend und fördern die Organisationsfähigkeit. Diskriminative Berührungen stehen mit haptischer Wahrnehmung und Somatopraxie in Verbindung. Bei manchen Menschen kommt es durch Berührung zu Abwehrreaktionen und auch einer Beeinträchtigung der sensorischen Registrierung. Koomar und Bundy (2002, S. 451 ff) sprechen von einer **taktilen Defensivität**. Auch das kann man sehr häufig bei demenziell erkrankten Menschen erfahren. Sie reagieren aggressiv oder versuchen der Berührung zu entgehen.

Therapievorschläge

Aktivitäten, die dem Patienten die Möglichkeit geben, vestibulär-propriozeptive und taktile Reize in kontrollierter Form simultan aufzunehmen, bilden die beste Grundlage für eine Abschwächung der taktilen Defensivität. Dies kann mit folgenden Strategien erreicht werden:

- Man bietet dem kranken **viele Materialien** an, z. B. indem man auf Stühle Kissen aus verschiedenen Materialien legt oder auch Schaukeln mit verschiedenen Textilien ausgestattet. Wenn der Patient auf diesen Materialien sitzt oder sie fest an sich drückt, erfährt er festen Berührungsdruck. Auch verschiedene Sitzkissen geben unterschiedliche Sinnesinformationen. Während der Behandlung sollte man die Patienten sorgfältig beobachten, wie sie auf verschiedene Arten der sensorischen Information reagieren. Man kann zusätzlich über seine eigene Stimmhöhe oder Lichtverhältnisse die Patienten beeinflussen.

- Für die Arbeit mit demenziell erkrankten Menschen eignen sich auch sehr gut „Nestel-Decken", die intensive taktile Reize erzeugen. Diese Decken sind als Patchwork-Decke gearbeitet, doppelseitig und haben auf jeder Seite Öffnungen für jeweils zwei Hände. So hat man verschiedene Effekte. Zunächst können durch das Patchwork taktile Reize, die durch die Oberflächenunterschiede entstehen, erfahren werden. Auf der anderen Seite kann in die Decke gegriffen werden, man kann Gegenstände und auch die Hände der Therapeutin mit in die Decke einbringen. Die Decke kann zusammengelegt und auch ausgebreitet und ausgestrichen werden. Auch Kleidungsstücke, wie Mützen oder Hüte können diesen Effekt hervorrufen.
- Um taktile Defensivität etwas abzumildern, kann man mit breiten Pinseln (Kosmetikpinsel, Malpinsel) die **Haut bürsten**. Gut eignet sich z. B. auch ein Massagehandschuh zum Rubbeln der Haut. Kisten mit getrockneten Bohnen, Nudeln, Reis oder Sand gefüllt, in denen Gegenstände versteckt werden und die mit den Händen herausgeholt werden sollen. Hier muss man allerdings bei fortgeschrittener Demenzerkrankung darauf achten, dass diese Dinge nicht in den Mund gesteckt werden, da bei zunehmender Erkrankung die Tendenz besteht, alle Dinge in den Mund zu nehmen, vor allem bei der Frontallappen-Demenz. Große Gymnastikbälle, aber auch kleinere Igelbälle eignen sich sehr gut, um über Rücken und Beine der Patienten zu rollen.
- **Vibrationsgeräte**, die man für die Arme und die Beine, vor allem auch für die Fußsohlen nutzen kann, aber auch ein Vibrationskissen ist sehr gut einsetzbar. Vibration ist sowohl eine Form des Berührungsdrucks als auch ein Teil der Propriozeption. Die dadurch erzeugten Reize sind sehr stark, weshalb Vibration nur sehr vorsichtig angewendet werden soll. Im Gesicht sollte man auf keinen Fall mit einem Vibrationsgerät arbeiten. Ein elektrischer Rasierer, elektrische Zahnbürste geben genügend Vibrationsinformationen. Auch beim Kochen und Backen sollte man elektrische Küchengeräte benutzen. Man kann ebenso über Vibrationskissen oder Vibrationsschlangen arbeiten, aber auch hier gibt es Unterschiede in der Intensität.
- **Klangschalen sollte man nur sehr vorsichtig einsetzen, da die vibratorische Information sehr stark empfunden wird.**

Schön wäre es, den kranken Menschen dazu zu bringen, sich selbst durch diese Gegenstände zu stimulieren. Dies ist bei einer demenziellen Erkrankung allerdings sehr schwierig.

Bei der Stimulierung von Körperregionen ist es angebracht, sich vor allem auf die Arme und Beine zu konzentrieren. Druckstimulierung im Gesicht wird sehr häufig nicht positiv aufgenommen. Ayres (1972) stellt die These auf, dass fester Berührungsdruck eine zentrale hemmende Wirkung hat.

Weitere Aspekte, die von **Smith Roley et al.** (2004) im Zusammenhang mit Beschäftigung dargestellt werden und die bestimmten sensorischen Bedürfnissen entsprechen, werden im Folgenden auf die Demenzerkrankung bezogen beschrieben.

5.9   Therapieansätze von Smith Roley, Blanche und Schaaf

5.9.1   Erhalten von Interesse und Aufmerksamkeit

Es geht darum, Interesse und Aufmerksamkeit zu erhalten durch die Schaffung von Möglichkeiten für Neuheit, z. B. durch sekundäre Aktivitäten während der Verrichtung von Alltagsaufgaben wie Anziehen: etwas in der Hand kneten, Kritzeln, Musik hören, Spaß haben, Sprichwörter vervollständigen. Man sollte ruhig auch die Neugierde eines demenziell erkrankten Menschen ausnutzen, indem man ihn mit Dingen lockt, die sein Interesse wenigstens für kurze Zeit ansprechen.

5.9.2   Rückzug als Strategie

▶   **Wichtig** Rückzug als Strategie ermöglichen, wenn Umgebungsreize überfordern.

In diesen Bereich hinein gehört auch die Reduzierung von allem, was z. B. visuell und auditiv ablenken könnte. Ein bereits überlastetes Nervensystem weiter zu belasten führt zu Schwierigkeiten bei der Aufmerksamkeit (Smith Roley et al. 2004). „Es ist absolut schädlich für die sensorische Integration, einen Fernseher beim Essen oder bei einer anderen Aktivität im Hintergrund laufen zu lassen. Manche Betroffenen reagieren mit ‚Flattern‘, Beißen der Hände oder einfachen Rückzug. Es kann auch zu schwerwiegenden Reaktionen wie Aggressionsausbrüchen oder Panikattacken kommen" (Smith Roley et al. 2004, S. 121).

5.9.3   Fördern sensorischer Erfahrung

Eine verbesserte Selbstorganisation und Selbstwahrnehmung kann durch die Suche nach intensiven körperlichen Aktivitäten und sensorischen Erfahrungen gefördert werden: Laufen (auf langen Fluren und sich in Gardinen einwickeln), schnelles Laufen wie ein Jogger, sich auf den Boden legen, Klettern z. B. auf Fensterborde, Schaukeln, Wäschekorb ziehen oder schieben, Rollator (auch wenn er eigentlich für die Gehfunktion nicht gebraucht wird), Einkaufswagen, Kinderwagen oder Puppenwagen schieben. Getränkekisten von ihrem Platz bewegen, Staub saugen. Das sind keine Übungen, das tun die demenziell erkrankten Menschen von sich aus. Das ist praktisch der Hinweis auf die Suche nach Sensorischer Integration. Aus diesem Grund darf man auch bei fortgeschrittener Erkrankung kein Fenster offen lassen und sollte auch das Fenster mit einem Schloss versehen. Man kann diese Suche nach Sensorischer Integration nur unterstützen, indem man die Möglichkeiten für die angeführten Tätigkeiten zusätzlich gibt.

Diese Aktivitäten geben durch die **verstärkte propriozeptive Reizsetzung** Informationen für die Körperwahrnehmung. Im Mundbereich könnte man dickflüssige Masse durch

einen Strohhalm saugen lassen, auch das Kauen von kleinen Happen von unterschiedlicher Konsistenz kann schon verstärkte propriozeptive Reize auslösen (Smith Roley
et al. 2004).

5.9.4   Einsatz von Geruchsreizen

Bei der sensorischen Integrationstherapie geht es auch um den Einsatz von Geruchsreizen.
Hier sollte man bei einer demenziellen Erkrankung vorsichtig sein, denn wie schon er-
wähnt, geht die Verarbeitung der Informationen durch den Geruchssinn als erstes zurück.
Ein demenzkranker Mensch kann Gerüche nur noch bedingt einordnen (Abschn. 4.4.4).
Außerdem sollte man bei Geruchsreizen berücksichtigen, dass gerade bei diesen Reizen
Habituation entsteht, d. h., dass man nach kurzer Zeit einen bestimmten Geruch nicht
mehr wahrnimmt. Man hat sich an den Geruch „gewöhnt". Als Frau kennt man das, wenn
man Parfum benutzt. Man sprüht sich ein wenig von dem Parfum auf und nimmt es als
wunderschönen Duft wahr. Nach einiger Zeit scheint für einen selbst der Duft verschwun-
den zu sein. Man muss also nochmals nachhelfen. Aber nach kurzer Zeit kommt der Partner und meint, dass man wohl in „die Parfumflasche gefallen" sei, da alles nur noch nach
diesem Duft riecht. Die Frau selbst nimmt dieses nicht mehr wahr, es ist eine Habituation
eingetreten. Dasselbe geschieht auch bei unangenehmen Gerüchen. Wenn man auf eine
Station eines Heimes kommt, kann es geschehen, dass man sich am liebsten die Nase zu-
hält, da es ziemlich schlecht riecht. Nach einer halben Stunde merkt man diesen unliebsa-
men Duft nicht mehr. Auch hier ist eine Habituation eingetreten.

Deshalb darf man nicht außer Acht lassen, dass ein Mensch, der sensorische Reize
nicht mehr einordnen kann, diesen Reizen ausgesetzt ist, wenn sie über lange Zeit wirksam sind. Der andere Grund, der zur Vorsicht bei Geruchsreizen auf der Hand liegt, ist die
Zunahme von **Allergien**. Woher weiß die Therapeutin, wie ein ihr doch letztlich fremder
Mensch auf Gerüche reagiert? Allergien können auch plötzlich im Alter auftreten, ohne
dass die Angehörigen einem das mitteilen können. Also sollte man in diesem Bereich sehr
zurückhaltend sein. Man kann über bestimmte Gewürze wie Petersilie oder dergleichen
den Geruchssinn stimulieren, auch Lavendel kann manchmal sehr beruhigend wirken.
Man sollte aber immer eine richtige Pflanze und nicht nur geschnittene Teile benutzen.

5.10   Zusammenfassung

Alle diese Phänomene kann man bei **beginnender demenzieller Erkrankung** noch nicht
erkennen. Es erscheint unfassbar, dass dieser Mensch, der im Augenblick noch viele Aktivitäten durchführen kann, einmal solche Probleme mit seiner Körperwahrnehmung haben
wird. So muss man als Therapeutin im Therapieansatz **das schwerste Stadium im Blick-
winkel haben**. Nur so kann man der später auftretenden Problematik schon im Vorfeld
entgegenarbeiten. Das bedeutet, dass man die Problematik der Störung in der sensorischen

Integration demenziell erkrankter Personen zwar erst im schwersten Stadium richtig erkennen kann, aber dass schon bei beginnender Erkrankung alles auf diese Störungen hinweist und man in dieser Richtung arbeiten muss.

Im schweren Stadium kommt es häufig zu **Autostimulationen**, wenn man sich diesen
Verlauf nicht klar macht. Die Menschen schlagen sich mit den Händen auf den Kopf und
auf den Tisch, sie legen sich auf den Boden, sie beißen oder zerbeißen ihre Kleidung, sie
schreien, sie knirschen mit den Zähnen, sie wiegen sich mit ihrem Oberkörper hin und her,
sie ziehen sich ständig vollkommen aus. So gäbe es noch viele Autostimulationen aufzu-
zählen. Was sagt uns dieses Verhalten? Wenn sich ein Mensch in seiner Körperwahrnehmung nicht mehr richtig versorgt fühlt, muss er sich die sensorischen Informationen selbst
holen. Wenn ein Mensch sich z. B. ständig auf den Boden legt, sucht er eine bessere Information für seine „Bodenhaftung", die er nicht mehr über die Fußsohlen ausreichend erhält
(Abschn. 8.6).

Man muss in der Therapie bei Menschen, die **Reize vermeiden** wollen, also eine nied-
rige Reizschwelle haben, den sensorischen Input bei der Behandlung herabsetzen, während aktives angepasstes Verhalten unterstützt und angeregt wird.

In der Behandlung **unterempfindlicher Menschen** muss intensiver, anregender sensorischer Input geboten werden, der anpassendes Verhalten auslöst (Smith Roley et al. 2004).

Bei demenziell erkrankten Menschen finden wir wie bei Kindern **ideatorische Defizite**: Sie erkennen Spielmöglichkeiten bzw. Möglichkeiten zum Gebrauch von Gegenständen nicht, sie beteiligen sich oft erst aktiv, nachdem sie andere mit den Objekten in der
Umgebung interagieren sehen, machen Spielsachen bzw. Gegenstände kaputt (Smith Roley et al. 2004).

Wenn man diese Entwicklung der demenziellen Erkrankung verfolgt, wird es wohl
klar, dass es aus diesen Gründen der Autorin sehr wichtig ist, die Sensorische Integrationstherapie in die Arbeit mit demenziell erkrankten Menschen einzubeziehen. Die demenziell
erkrankten Menschen können einem zwar verbal meistens nicht mehr mitteilen, dass sie
sich durch die Therapie besser fühlen, aber an ihren Reaktionen und an ihren Gesichtern
kann man das deutlich feststellen.

Literatur

Ayres J (1972) Sensory integration and learning disorders. Western Psychological Services,
    Los Angeles
Ayres J (1998) Bausteine der kindlichen Entwicklung, 3. Aufl. Springer, Berlin/Heidelberg/New York
Birnbaumer N, Schmidt RF (2006) Biologische Psychologie. Springer, Berlin/Heidelberg/New York
Borchardt K, Borchardt D, Kohler J, Kradolfer F (2005) Sensorische Verarbeitungsstörung.
    Schulz-Kirchner, Idstein
Brown (1975) Vorwort. In: Smith Roley S, Blanche E, Schaaf R (Hrsg) Sensorische integration.
    Springer, Heidelberg/Berlin/New York, S XV
Fisher A, Murray E, Bundy A (2002) Sensorische Integrationstherapie. Springer, Heidelberg/Berlin/
    New York. Rehabilitation und Prävention

Koomar JA, Bundy AC (2002) Umsetzung der Theorie in direkte Behandlung – Kunst und Wissenschaft zugleich. In: Fisher A, Murray E, Bundy A (Hrsg) Sensorische Integrationstherapie – Theorie und Praxis. Springer, Heidelberg/Berlin/New York

Medizinische Medien Information (MMI) (2005) Internationale Klassifikation der Funktionsfähigkeit, Behinderung und Gesundheit. Neu-Isenburg

Parham D, Mailloux Z (2004) Sensoric isolation. In: Smith Roley S, Blanche E, Schaaf R (Hrsg) Sensorische integration. Springer, Heidelberg/Berlin/New York

Schmidt RF, Unsicker K (2003) Lehrbuch Vorklinik. Deutscher Ärzte-Verlag, Köln

Smith Roley S, Blanche E, Schaaf R (2004) Sensorische integration. Springer, Heidelberg/Berlin/New York

Spitzer S (2004) Die Philosophie hinter der Praxis. In: Smith Roley S, Blanche E, Schaaf R (Hrsg) Sensorische integration. Springer, Heidelberg/Berlin/New York, S 4–26

Weiterführende Literatur

Spitzer SL (1999) Dynamic systems theory: relevance to the theory of sensory integration and the study of occupation. Sensory Integr Spec Interest Sect Q 22(2):1–4

Söchting E (2006) Sensorische Integration Original – Heute. Schulz-Kirchner, Idstein

Die Hände als wichtiges „Sinnesorgan" Demenzkranker

6

Gudrun Schaade

Inhaltsverzeichnis

6.1 Hände als wichtiges Ausdrucksmittel des Menschen

Wenn man als Außenstehender manchmal Menschen beobachtet, merkt man erst, wie viele Menschen ihre Hände nutzen, um das Gespräch zu unterstützen. Besonders bemerkenswert ist es aber, wenn Menschen ihre Hände einsetzen müssen, um sich verständlich zu machen, da sie gehörlos sind. Hände können ohne Worte sprechen. Schon in der Kindheit lernen wir viele Fingerspiele und auch Kinderreime zum Thema „Hände" („Spiele, Kinderreime, Redewendungen").

Spiele
- Papier bedeutet flache Hand
- Stein bedeutet Faust
- Schere bedeutet gespreizte Finger

Kinderreime
- Das ist der Daumen, der schüttelt die Pflaumen, der liest sie auf, der trägt sie nach Haus und der kleine Schelm isst sie alle alleine auf.
- Das ist der Daumen klein und dick,
- das ist die Mutter mit dem freundlichen Blick,
- das ist der Vater stolz und groß,
- das ist der Bruder mit dem Schwesterchen auf dem Schoß,
- das ist das Schwesterchen ganz allein und
- das soll die ganze Familie sein.
- Da hast Du einen Taler, geh' auf den Markt,
- kauf Dir 'ne Kuh und ein wullewulle Gänschen dazu.

Redewendungen
- Lange Finger machen.
- Man reicht einander die Hand
- Mit einem Handschlag einen Vertrag besiegeln
- Die Sache hat Hand und Fuß
- Jemanden zur Hand gehen
- Hand aufs Herz
- Ein tröstender Händedruck
- Etwas ist handfest

Dies hat natürlich einen ganz besonderen Grund. Wenn man die vorherigen Kapitel über Wahrnehmung betrachtet, wird klar, dass die Hände (wie auch die Füße bzw. vor allem die Fußsohlen) eine hervorgehobene Rolle für die Eigenwahrnehmung spielen. Unsere Hände und Finger haben viele Möglichkeiten, uns Information für den Körper zu geben. Ein Kind fasst nur einmal auf die heiße Herdplatte. Dann weiß es, was heiß bedeutet. Wir „begreifen" die meisten Dinge.

Wenn wir einen Alzheimer-Kranken beobachten, können wir feststellen, **wie intensiv die meisten Kranken ihre Hände einsetzen**. Auch sie scheinen zu „begreifen". Es gibt ganz spezielle Bewegungen, die sie mit ihren Händen durchführen. Die auffälligste Bewegung ist das Wischen über Flächen. Sie nesteln an ihrer Kleidung. Sie drehen an den eigenen Fingern. Sie reiben die Hände aneinander. Alles muss in die Hand genommen werden. Sie suchen Information für ihren Körper. Diese Information muss man den Kranken unbedingt ermöglich. Wenn man die Betätigung mit den Händen über eine längere Spanne beobachtet, kann man feststellen, dass die Hände immer weniger mit konkreten Gegenständen konfrontiert werden, sondern dass sie immer mehr „mit sich" beschäftigt sind, d. h. die Hände werden auch ohne Gegenstände immer mehr geschlossen. Sie können zwar auf verbale Aufforderung zunächst noch geöffnet werden, indem man bittet, dass einem der imaginäre Gegenstand überlassen wird, aber hier fehlt die gegenständliche Information für die Körperwahrnehmung. Die Hände werden im Laufe der Zeit nur noch geschlossen bleiben und es wird zu schweren Kontrakturen kommen. Dies ist übrigens ein Vorgang, den man bei anderen neurologischen Erkrankungen, wie z. B. Schlaganfall oder Parkinson, auch kennt.

> **Hintergrund**
>
> „Die Hand ist eines unserer wichtigsten Sinnesorgane. Sie dient der Wahrnehmung der Beschaffenheit von Oberflächen sowie den Materialeigenschaften und der Gestalt von Gegenständen. Die Besonderheit ihrer Funktion liegt darin, dass die sensorische Leistung mittels motorischer Aktionen, durch **Betasten**, zustande kommt. Dazu ist eine zentralnervöse Verrechnung der Informationen aus verschiedenen Typen von sensorischen Afferenzen und des Bewegungsprogramms erforderlich" (Schmidt und Unsicker 2003).

Wichtig ist auch, dass nicht nur Gegenstände erkannt werden können, sondern dass durch das Begreifen auch ein Input für unsere Körperwahrnehmung entsteht. Wir spüren den Gegenstand und durch den Gegenstand spüren wir uns. Unser Umfeld gibt uns Körperinformation. Besonders intensive Wahrnehmung gibt das Abtasten der Konturen durch das Gleiten-Lassen der Finger über einen Gegenstand.

Aus diesem Grund ist es schon **mit beginnender Erkrankung** wichtig, dass man **viel Spürinformation** für die Hände anbietet. Besonders wichtig wird dies dann aber mit zunehmender Erkrankung. Deshalb ist die Arbeit mit demenziell erkrankten Menschen sehr materialintensiv. Sie müssen Gegenstände in die Hände bekommen, damit sie sich spüren können. Ohne Finger und Handbewegungen bekommen wir nur sehr wenig Körperinformation.

> **Hintergrund**
>
> Birnbaumer und Schmidt (2006) beschreiben die Funktion der Hand sehr nüchtern: „Die menschliche Hand dient mit ihrer dichten sensorischen und motorischen Innervation als Greif- und Tastorgan zugleich. Grundformen des Greifaktes sind der Kraftgriff und der Präzisionsgriff, wobei in beiden Fällen die Einstellung der Greifkraft teils proaktiv, teils reflektorisch erfolgt. Die Handgeschicklichkeit ist eng an das kortikomoto-neuronale System gebunden, in dessen Neuronen das Bewegungsprogramm entworfen und über die Pyramidenbahn z. T. monosynaptisch an die Arm- und Handneuronen übermittelt wird."

Hintergrund

Birnbaumer und Schmidt (2006, S. 331) berichten weiter, dass zwar „unsere Raumvorstellung weitgehend durch visuelle Wahrnehmungen geprägt sind, aber viele Eigenschaften unserer Umwelt sind uns vorwiegend oder ausschließlich über die Tastfunktion zugänglich. Man denke beispielsweise an Eigenschaften wie flüssig, klebrig, fest, elastisch, weich, hart, glatt, rau, samtartig und viele andere. Wichtig ist, dass diese Eigenschaften durch passives Betasten (Auflegen des Gegenstandes auf die unbewegte Hand oder der Hand auf den Gegenstand (Kap. 4) schlecht oder überhaupt nicht erfasst werden können, während bei bewegter Hand es wenig Mühe macht, Struktur und Form zu erkennen). Die Überlegenheit der tastenden gegenüber der ruhenden Hand beruht einmal darauf, dass durch die Bewegung wesentlich mehr Hautsensoren aktiviert werden und deren Adaptation verhindert oder vermindert wird, wodurch detaillierte Informationen über das Kontaktgeschehen an der Haut nach zentral vermittelt werden, zum anderen darauf, dass bei bewegter Hand die Tiefensensibilität ihren Teil zur Form- und Oberflächenerkennung beiträgt."

Es gibt Menschen, wie z. B. auch demenziell erkrankte Menschen, die an einer visuellen **Objektagnosie** leiden. Der Gegenstand wird in seiner Lage im Raum erkannt, jedoch nicht seine Gegenständlichkeit als Stuhl oder etwas anderes. Diese Patienten können die Objekte zwar visuell nicht erkennen, eine taktile Objekterkennung ist jedoch häufig noch möglich (Birnbaumer und Schmidt 2006). Das sollte man sich in der Therapiesituation mit demenzkranken Menschen zu Nutze machen. Man soll deshalb möglichst mit vielen Gegenständen zum „Begreifen" arbeiten.

6.2   Verarbeitung der Sinnesreize der Hand im Gehirn

Wenn man sich die Bereiche im Gehirn betrachtet, die mit der Verarbeitung der Reize aus dem Handbereich befasst sind, kann man feststellen, dass die Hände einen sehr großen Bereich auf dem Kortex ausmachen. Es gibt den sog. „Homunculus", bei dem die Größe der Organe auf dem Kortex topografisch dargestellt wird; so wird erkennbar, wie viel Raum sie auf dem Kortex einnehmen. Die Hände und der Mund nehmen dabei den größten Raum ein. Allerdings gibt es den sog. **„motorischen Homunculus"** und den **„somatosensorischen Homunculus"** (Abbildungen von Penfield und Rasmussen 1950 in Schmidt und Unsicker 2003). Beim sensorischenHomunculus ist die Hand nicht ganz so groß wie im motorischen Bereich. Aber die Sensorik über die Hände spielt eine wichtige Rolle für die gesamte Körperinformation. Im „Lehrbuch Vorklinik" (Schmidt und Unsicker 2003) wird darauf hingewiesen, dass das beim Menschen am höchsten differenzierte Sinnessystem der Somatosensorik der Tastsinn der Hand ist. Tiefensensibilität und Mechanorezeption, in gewissem Umfang auch die kutane Thermorezeption wirken zusammen beim Aufbau der räumlichen Tastwelt, die uns vor allem durch die tastende, d. h. die sich aktiv bewegende Hand, vermittelt wird (Birnbaumer und Schmidt 2006). Man kann bei manchen schwerst an Demenz erkrankten Menschen sehen, dass hier ein großes Problem auftritt, wenn die kranken Menschen keine Eigeninitiative zum Einsatz der Hände mehr ergreifen können.

Beispiel

Eine schwerstkranke Frau entwickelte Autostimulationen wie extremes Knirschen mit den Zähnen und dann später das Zerbeißen ihrer Blusen und Hemden. Der Muskeltonus im Kieferbereich war überdurchschnittlich hoch. Man konnte die Kiefermuskeln mit der Hand greifen. Nun war die Frage, wie man dieser Frau helfen könnte. Zunächst versuchte ein Physiotherapeut, durch Massagen des Kieferbereichs Linderung zu verschaffen. Die Ergotherapeutin setzte die Möglichkeiten der Facio-Oralen-Therapie ein bis hin zur Therapie über das Zahnfleisch. Der Erfolg war jedoch sehr mäßig. Die Ergotherapeutin betrachtete den gesamten Körperstatus und stellte fest, dass diese Patientin alle Dinge, die ihr in die Hand gegeben wurden, fallen ließ und überhaupt keine Möglichkeit des wirklichen „Greifens" hatte. Nun war die Frage, wieso diese Frau nichts greifen konnte, aber ihre Kleidung zum Mund führte. Eine Antwort darauf ist, dass hier nur noch die Hand-Mund-Koordination vorhanden war und die eigentliche Greiffunktion verloren war. Die Hand-Mund-Koordination ist wohl die wichtigste Funktion der Hand, damit das Überleben gewährleistet ist. Nach längerem Nachfragen stellte sich heraus, dass diese Frau niemals den tastenden und suchenden Einsatz ihrer Hände gebraucht hatte. Sie hatte sich dadurch keinerlei Informationen über die Hände schaffen können und nur noch auf diese Autostimulation zurückgegriffen und die notwendige Bewegung in den Bereich des Kiefergelenkes verlegt. ◄

6.3   Kraftdosierung der Hände

Ein großes Problem der Hände entsteht bei zunehmender demenzieller Erkrankung, indem zwar nach Gegenständen gegriffen wird, aber die **Hand nicht mehr geöffnet werden kann,** um den Gegenstand loszulassen. Der Muskeltonus steigt insgesamt an und dadurch kommt es zu einer **übermäßigen Greifreaktion.** Die Kraftdosierung kann nicht mehr richtig vollzogen werden. Dies ist sehr schwierig zu beeinflussen. Man kann nur immer wieder neue Gegenstände anbieten, damit die Hand geöffnet wird. Außerdem kann man durch Bewegungen der gesamten Arme diese Greifreaktion etwas abmildern. Die kranken Menschen „klammern" sehr häufig an Stuhllehnen oder Tischen oder auch an helfenden Personen. Hier muss man z. B. beim Transfer den Stuhl vom Tisch entfernen, vorsichtig die Hände von der Stuhllehne nehmen und den Händen eine neue Information geben. Wichtig wäre aber insgesamt, schon früher mit der Therapie im Bereich der Hände zu beginnen.

6.4   Be-greifen

Ein Kind nimmt Gegenstände in den Mund und es be-greift! Wie schön ist es, mit den Händen in Matsch zu gehen! Allerdings erlernen wir in unserer Kultur, dass man eben nicht mit den Händen in alles hineingehen darf, vor allem nicht ins Essen! Ein Mensch mit einer fortgeschrittenen demenziellen Erkrankung wird eben doch mit den Händen ins Essen fassen. Allerdings wird er manchmal auch seinen Kot in die Hand nehmen und einem stolz präsentieren. Aber alles dies sind **wichtige Spürinformationen**. Schon bei beginnender Erkrankung sollte man darauf achten, den Menschen viele Spürinformationen über die Hände zu geben, auch wenn noch keinerlei Anzeichen einer Beeinträchtigung vorliegt.

Es wurde gerade von den verschiedenen Funktionen zwischen Hand, Mund und Augen berichtet. Natürlich sind alle Bereiche der Handfunktion von großer Bedeutung, sowohl die Hand-Augen-Koordination als auch die Hand-Hand-Koordination. So ist es, wie auch bei der Sensorischen Integrationstherapie beschrieben, wichtig, dass man alle Handfunktionen durch Führen der Hand zu stabilisieren versucht. Durch das Führen beim Essen kann man dies deutlich erkennen. Sobald eine Augen-Hand-Koordination zum Essen hergestellt wird, kann der demenziell erkrankte Mensch leichter wieder „selbstständig" die Nahrung zum Mund bringen.

6.5   Die Hand, ein aktives Sinnesorgan

Menschen, die ohne funktionierendes visuelles oder akustisches System geboren werden, können sich bei entsprechender Unterstützung dennoch geistig normal entwickeln. Die dazu notwendige hochdifferenzierte Sinnesinformation vermittelt der Tastsinn der Hände. (Schmidt und Unsicker 2003) Wenn man die Kommunikation z. B. über das Lormen bei taub-blinden Menschen, d. h. der Übermittlung von Wörtern in die Hand betrachtet, kann man dem nicht widersprechen. Die Hand ist ein „aktives" Sinnesorgan. Ein entscheidender Unterschied zu anderen Sinnesorganen besteht darin, dass Gegenstände betastet werden müssen, wenn sie „begreifen" wollen. Eine passive Berührung des Gegenstandes allein mit der Haut führt nicht zu einer adäquaten Wahrnehmung des Gegenstandes. (Schmidt und Unsicker 2003). Dies ist das, was Andreas Fröhlich ebenfalls berichtet (Abschn. 4.3.1). Eine ähnliche Funktion der Aktivität besitzen die Augen, die mit der Bewegung der Hand verbunden sind. Die Augen „tasten" den Gegenstand ab und es wird dann nach dem Gegenstand gegriffen. Es kommt zu der eben besprochenen Augen-Hand-Koordination.

Für die Sinnesleistung der Erkennung von Oberflächen wie Rauigkeit, Glätte, Härte oder Weichheit, Temperatur, Feuchtigkeit und Schwere muss die Information von Hautafferenzen mit den kinästhetischen Signalen der Propriozeptoren und mit dem motorischen Programm für die Bewegung der Finger verrechnet werden. Da dies aktive motorische Leistungen voraussetzt, sprechen wir vom **„haptischen Sinnessystem der Hand"** (Schmidt und Unsicker 2003, S. 190).

6.6   Hände als Greifraum

Bei Smith Roley (2004) wird der Einsatz der Hände, Arme und auch Beine als Greifraum beschrieben. Ein neugeborenes Kind benutzt zunächst neben seinem Mund hauptsächlich die Arme, die Hände, die Beine und die Füße, um seine Umwelt zu erfahren. Es beginnt Gegenstände zu berühren und zu erfassen und sie dann in den Mund zu bringen. Viele Tätigkeiten werden später nur durch den Einsatz der Arm- und Handbewegungen durchgeführt. Die Beine und Füße müssen beim Sitzen Stützfunktionen einnehmen. So ist es nicht verwunderlich, dass demenziell erkrankte Menschen im fortgeschritteneren Stadium im Sitzen nicht mehr der Aufforderung nachkommen können, z. B. bei einem Wanderlied die Beine und Füße zu bewegen. Die Beine und Füße haben eigentlich die Funktion der Fortbewegung, beim Stehen und beim Sitzen eben nur Stützfunktion. Um die Beine und Füße dennoch bewegen zu können, braucht man die Kognition und ein intaktes Körperschema.

Man kann z. B. Behandlungsmaßnahmen durch tiefen Berührungsdruck oder durch Vibration an Armen und Händen durchführen. Schwere Gegenstände wie z. B. die „Schaade-Therapiemappen" oder andere schwerere Gegenstände lassen sich deshalb in eine Therapie sehr gut einbringen. Das Ziehen- oder Stoßen gegen Widerstand ist sehr geeignet, die Körperinformationen zu verstärken. Viele Therapiekonzepte, die die körperlichen Empfindungen steigern sollen, werden über die Hände durchgeführt.

6.7   Koordination der Hände – Bilaterales Arbeiten mit den Händen

Die Koordination der Hände spielt eine wichtige Rolle. Man geht sogar davon aus, dass durch die Koordination der Hände die Sprache mitentwickelt wurde. Man spricht vom **„bilateralen Arbeiten"**, d. h. mit einer Hand wird ein Gegenstand festgehalten und die andere Hand arbeitet. Bilaterales Arbeiten bedeutet das Einsetzen beider Hände für eine Tätigkeit. Man hält mit einer Hand den Gegenstand fest und mit der anderen Hand wird die Tätigkeit durchgeführt. Dies ist ein sehr komplexer Vorgang, der, wie beschrieben, beim demenziell erkrankten Menschen sehr häufig gestört wird.

Wie oft nutzen wir beim Sprechen die Hände und unterstützen das Gesagte. Manchmal ist es sogar einfacher, Dinge zu benennen, wenn wir die Hände nutzen. Viele kennen sicher das kleine Spiel, dass man eine Wendeltreppe erklären soll. Wie wird diese erklärt? Eine Spiralbewegung wird mit den Händen gezeigt!

Hintergrund

Schmidt und Unsicker (2003) beschreiben, dass das „Zusammenwirken verschiedener Kortexfelder beim Betasten von Gegenständen und bei der Tastwahrnehmung mit dem bei der Sprachbildung vergleichbar ist". Im Hamburger Abendblatt wurde unlängst eine kurze Notiz veröffentlicht, „warum viele mit Händen reden". Man nahm zunächst an, dass die Sprache der Hände das gesprochene Wort unterstreiche. Doch offenbar verhelfen die Handgesten der gesprochenen Sprache erst zu ihrem richtigen Ausdruck und zur Erinnerung an Dinge, die man sagen will. Zu dieser Erkenntnis sind jetzt kanadische Forscher gelangt. Ihre Ergebnisse haben sie in der Zeitschrift *Gestures* veröffentlicht. Zweisprachige Kinder benutzten die Gesten etwas mehr, wenn sie eine Geschichte in der Sprache erzählten, die sie selbst als ihre stärkere empfanden, sagt Elena Nicoladis von der University of Alberta. Die Gesten würden helfen, Zugang zu Gedächtnis und Sprache zu bekommen, so dass man mehr von der Geschichte erzählen könne. Es gibt Studien, denen zufolge man nach Prof. Berndt Heydemann ein Trainingsprogramm für das Gehirn entwickelt, das an der Aktivität der Hände ansetzt.

Das bilaterale Arbeiten mit den Händen soll durch die Therapie gestärkt werden. Eine Hand ist immer die dominante Hand. Das ist bei den meisten Menschen die rechte Hand, doch gibt es, wie bekannt, auch Linkshänder.

Hintergrund

Das Zusammenspiel der Hände erlernt der Mensch als kleines Kind. Zunächst hat ein Baby oder Kleinkind große Schwierigkeiten mit der einen Hand z. B. einen Baustein festzuhalten und mit der anderen Hand den anderen Stein aufzusetzen. Auch die Dominanz der Hände ist noch nicht festgelegt. Ein Kleinkind wird viele Aktivitäten zunächst mit der einen oder der anderen Hand durchführen.

Beim demenziell erkrankten Menschen finden wir ebenfalls dieses Problem. Man gibt den Patienten z. B. einen Klangstab aus dem Orff-Schulwerk in jede Hand; der kranke Mensch nimmt sie entweder beide in eine Hand oder er legt sie weg. Das heißt, er kann zum einen die Funktion der Stäbe nicht mehr einordnen, zum anderen kann er nicht mehr bilateral mit seinen Händen umgehen. Auch beim Essen können wir dieses Phänomen beobachten. Messer und Gabel werden in eine Hand genommen. Auch wenn man dem kranken Menschen nur einen Löffel in die Hand gibt, wird er bei fortgeschrittener Erkrankung den Löffel von der rechten in die linke Hand geben oder aber sogar den Löffel mit beiden Händen umfassen. Er hat nicht mehr die Möglichkeit des bilateralen Einsatzes der Hände. Hier sollte man sehr **intensiv über Führen** arbeiten, um den Patienten die Möglichkeit des „Erkennens" seiner automatisierten Bewegung zu geben.

Hintergrund

Sehr eindrucksvoll beschreibt Olivier Sacks in seinem Buch „Der Mann, der seine Frau mit einem Hut verwechselte" (Sacks 2003) eine Patientin, die ihr ganzes Leben die Hände nicht richtig einsetzen konnte und durch gezieltes Hinführen an das „Greifen" eine enorme Lebensqualität wieder erreichen konnte. Sacks berichtet von Fällen erworbener Agnosie, die deutlich machen, welche **fundamentale Bedeutung der regelmäßige Gebrauch der Gliedmaßen** beinhaltet. Er berichtet von Patienten mit Neuropathien, bei denen die vorherrschende Empfindung der Taubheit einem „Gefühl des völligen Nichts, der De-Realisation weicht." Die Patienten beschreiben diesen Zustand „wie bei einem Arm- und Beinamputierten – ihre Hände und Füße fehlen". Sacks weist ausdrücklich darauf hin, dass es äußerst wichtig sei, die Patienten dazu zu bringen, ihre Hände und Füße zu gebrauchen – wenn nötig muss man sie überlisten. Der Gebrauch der Hände und Füße ist lebensnotwendig. Dies sollte man sich auf jeden Fall in der Therapie mit demenziell erkrankten Menschen zueigen machen. Diese Menschen können uns nicht mehr mitteilen, dass sie ihre Hände oder Füße nicht mehr richtig spüren. Sie zeigen uns dies im schweren Stadium nur noch durch den Einsatz von Autostimulationen.

6.8 Fazit

Man sollte immer **einen Blick auf die Hände der kranken Menschen** haben, auch im Vorübergehen, damit es nicht zu schweren Autostimulationen und vor allem Beugekontrakturen in den Händen im Endstadium kommt. Bei Therapieeinheiten in jedem Stadium sollte man immer darauf achten, dass die Hände geöffnet werden, wie z. B. durch Klopfen auf den Tisch mit geöffneten Händen oder beim Klatschen. **Alle Tätigkeiten, die das Öffnen der Hände fördern, sollten durchgeführt werden.**

▶ **Wichtig** Die Hände bei demenziell erkrankten Menschen werden meistens nicht beachtet. Sie spielen aber eine bedeutende Rolle im Zugang zu demenziell erkrankten Menschen. Dies ist ein ganz wichtiger Hinweis für die Therapie bei Menschen mit Demenzerkrankungen.

Literatur

Birnbaumer N, Schmidt RF (2006) Biologische Psychologie. Springer, Berlin/Heidelberg/New York

Sacks O (2003) Der Mann, der seine Frau mit einem Hut verwechselte. Rororo/Rowohlt, Reinbek bei Hamburg

Schmidt RF, Unsicker K (2003) Lehrbuch Vorklinik. Deutscher Ärzte-Verlag, Köln

Smith Roley S, Blanche E, Schaaf R (2004) Sensorische integration. Springer, Heidelberg/Berlin/New York

Therapie bei beginnender Demenz

7

Gudrun Schaade

Inhaltsverzeichnis

G. Schaade, D. Danke, *Ergotherapeutische Behandlungsansätze bei Demenz und
Korsakow-Syndrom*, https://doi.org/10.1007/978-3-662-66731-6_7

7.1   Die Bedeutung der Krankheitsstadien für die Therapie

Immer wieder wird die Frage nach Therapie bei Demenzerkrankungen – vor allem für primäre Demenzerkrankungen – laut. Wichtig ist, dass man als Therapeutin den kranken Menschen in dem entsprechenden Stadium seiner Erkrankung sieht. Die Alzheimer-Demenz wird in drei Stadien eingeteilt: Leichtes, also beginnendes Stadium, mittleres und schweres Stadium. Die Stadien sind nicht so ohne weiteres gegeneinander abzugrenzen, denn sie verlaufen sehr fließend. Gerne hätte man genau den Punkt, an dem man sagen kann, hier endet das beginnende Stadium und hier beginnt das Folgende. So kann es sein, dass ein Patient an einem Tag noch bestimmte Tätigkeiten, wie z. B. Tischdecken, durchführen kann und am nächsten Tag gelingt ihm dies schon nicht mehr.

Es kommt vor, dass man mit Kolleginnen über bestimmte Tätigkeiten spricht, die man mit den demenziell erkrankten Menschen durchführen kann. Da erklärt eine Therapeutin, ihr Patient kann das oder jenes noch durchführen, die andere sagt, für meine Patienten ist dies viel zu schwer. Man muss sich darüber klar sein, dass die Erkrankung fortschreitet und aus diesem Grund die Therapieziele auf die Stadien abgestimmt werden müssen. Es ist nicht alles für jeden Patienten gleich gültig, schon gar nicht in verschiedenen Krankheitsstadien. Schon die Diskussion unter Kolleginnen über die Art der Therapie und ihre Ziele werden durch diese Problematik sehr schwierig. In welchem Stadium befindet sich dieser oder jener demenzkranke Mensch gerade? Was kann er in diesem Stadium noch ausführen, was ist für ihn wichtig? Viele Therapeutinnen haben vielleicht nur Menschen mit beginnender Erkrankung oder andere nur schwerkranke Menschen zu betreuen.

▶   **Wichtig** So scheint es wichtig zu sein, die Therapiemöglichkeiten für beginnende und fortgeschrittene Erkrankung möglichst getrennt zu betrachten.

Was kann man zunächst tun, wenn die Diagnose Alzheimer-Demenz oder Vaskuläre Demenz im Raum steht, man es also meistens mit einer beginnenden Demenzerkrankung zu tun hat? Dazu ist zu sagen, dass man schon bei beginnender Demenzerkrankung die Therapie auf den Verlauf der Krankheit ausrichten muss. Man kann mit Menschen bei beginnender Alzheimererkrankung nur arbeiten, wenn man weiß, wie diese Krankheit verläuft und wie sie endet.

▶   **Wichtig** Wichtig ist, dass man den Patienten in jedem Stadium seiner Erkrankung ernst nimmt und auf ihn eingeht. Gerade bei beginnender Demenz ist dies sehr wichtig. Man darf diese Menschen, die die Diagnose „Alzheimer-Krankheit" erhalten, nicht alleine lassen. Sie können in Resignation, Depression oder Aggressionen und Wut geraten. Sie brauchen dringend Unterstützung.

Viele Kranke kaschieren die anfänglichen Symptome. Sie wollen sich und auch besonders der Umwelt keine „Blöße" geben. Sie bauen oft eine Fassade auf, sodass man bei kurzen Treffen nicht auf eine Demenzerkrankung schließen würde. Wenn man aber vor allem auf Handlungsabfolgen und Orientierung schaut, merkt man die meistens schon gravierenden Defizite. Bei beginnender Demenz werden einem die Betroffenen meistens noch genau Auskunft über ihre Vergangenheit geben und Einzelheiten beschreiben können.

Konzept zur Vorbereitung auf die Krankheit

Aus diesem Grund hat die Neuropsychologin Frau Dr. Romero eine **Institution in Bad Aibling** in Bayern eingerichtet, wo es sozusagen um die Vorbereitung auf die Krankheit geht. Sie hat ein Konzept entwickelt, das vor allem für Menschen im Anfangsstadium geeignet ist. Es geht darum, das personale Selbst/die personale Identität von Menschen so weit wie möglich zu erhalten und damit das emotionale Gleichgewicht wiederherzustellen und depressive Reaktionen zu verringern. Dabei kommt der Erinnerungsarbeit und der ihr zugrunde liegenden Theorie eine maßgebliche Rolle zu. Sie nennt es **Selbsterhaltungstherapie** (SET; Kap. 1) In dieser Institution werden sehr viele Gespräche angeboten, Biografie- und Erinnerungsarbeit praktisch durchgeführt, indem Fotoalben angelegt werden, Geschichten aus dem vergangenen Leben niedergeschrieben werden. Zusätzlich wird die kreative Seite durch Kunst- und Musiktherapie unterstützt und gefördert. Die Menschen können Sport treiben und sich vor allem in einer Gemeinschaft bewegen. Ähnliche Ansätze werden auch in der Ergotherapie angewendet. Der Verlust der Kognition macht Angst und diese steht bei den kranken Menschen besonders im Vordergrund. Die Zukunftsfrage, wie geht es weiter, was wird aus mir und meiner Familie?

Der Ausbruch der Krankheit wird meistens durch das **Nachlassen der Orientierungsfähigkeit** und der der Gedächtnisleistung erkannt. Vor allem in fremden Umgebungen, wie auf der Straße, finden diese Menschen sich nicht mehr zurecht. Dinge können nicht mehr eingeordnet werden. Bei verschiedenen Anamnesen kam heraus, dass einige Kranke durch Ladendiebstähle auffällig wurden. Entweder konnten sie nicht mehr einordnen, dass sie sich in einem Laden befanden oder sie wussten nicht mehr, dass man bezahlen muss. Meistens wird in diesem Zustand die Krankheit noch nicht erkannt, da die Kranken ganz stark versuchen, ihre Defizite zu kaschieren. Sie gehen häufig noch ihrem Beruf nach und können auch noch ihre täglichen Hausarbeiten ausführen. Die Fähigkeit, unabhängig zu leben, mit entsprechender persönlicher Hygiene und intaktem Urteilsvermögen, ist noch möglich.

So ist zunächst für alle Betroffenen das angestrebte Ziel, die Orientierungsmöglichkeit irgendwie zu erhalten. Dies ist nur für sehr begrenzte Zeit möglich. Man kann aber Hilfestellung geben, um die noch vorhandene Orientierungsfähigkeit zu stärken und damit den Alltag eine Weile noch zu bewältigen.

7.2 Orientierungshilfen bei beginnender Demenz

Alle Dinge müssen immer auf **demselben Platz** abgelegt werden, dies allein ist für einige Zeit schon eine große Hilfe. Allerdings kann es sein, dass die an Demenz erkrankten Menschen alle Dinge verkramen, sie nicht wiederfinden und behaupten, dass sie bestohlen worden sind. In solch einer Situation muss man sehr ruhig der Frage nachgehen, wo der Schlüssel, die Geldbörse sein könnte und ein wenig Detektiv spielen. Meistens findet sich der Gegenstand relativ schnell wieder ein.

Große Kalender geben Information bei der **Zeitorientierung**. Schön ist auch ein Gästebuch, in das sich jeder einträgt, der mit dem kranken Menschen Kontakt hatte. Sowohl Therapeuten als auch Angehörige sollten dies tun, so kann der demenziell erkrankte Mensch sich vergewissern, wer am Tag bei ihm war.

Man kann Zettel mit dem Inhalt von Schränken und Schubladen anbringen. Eventuell kann die Toilette mit einem Herz versehen werden, um diese zu kennzeichnen. Man kann einen **Tagesplan** gut sichtbar aufhängen mit Hinweisen auf Tätigkeiten, die zu bestimmten Zeiten durchgeführt werden sollen, damit der kranke Mensch sich über diesen Plan eine Zeithilfe holen kann. Am besten befestigt man ihn neben einer Uhr, damit der Alzheimer-Kranke nachlesen kann, wie der Tag zu bewerkstelligen ist. Aufträge werden auf Zettel geschrieben, die neben dem Tagesplan hängen. Wichtige Telefonnummern müssen auf großen Zetteln möglichst direkt neben dem Telefon angebracht werden. Man sollte Namenslisten von Freunden gut sichtbar am Telefon anbringen, möglichst die Telefonnummer dazuschreiben. Vielleicht ist es angebracht, einen kurzen Hinweis zu geben, woher man diesen Freund kennt oder ob es ein Verwandter ist.

Mit der Zeit wird die **Orientierung in der Wohnungsumgebung** schwierig werden. Hier ist es wichtig, eine Begleitperson zu haben, vielleicht hilft für einige Zeit auch noch ein Hund.

Nachbarn müssen über die Krankheit informiert werden, damit sie eventuell helfen können. Dies ist sicher ein sehr schwieriger Schritt, da niemand gerne zugibt, dass etwas mit seinem Gedächtnis nicht in Ordnung ist. Aber der Schritt nach vorne kann eine sehr große Hilfe sein. Meistens sind die Nachbarn sehr verständnisvoll, wenn man mit ihnen spricht. Man sollte ihnen etwas über die Krankheit erzählen und ganz gezielt Hilfe anfordern, z. B. dass sie einem beim Weg zum Bäcker helfen oder mitteilen, dass heute Sonntag ist und der Schumacher nicht geöffnet hat.

7.3   Sicherheit

Zunächst muss man zu Hause soweit wie möglich die Wohnung anpassen: Als erstes müssen Herd, Haustüre und eventuell auch die Fenster gesichert werden. Wenn ein Alzheimer-Kranker alleine zu Hause sein sollte, muss man Vorsorge treffen, dass er nicht den Herd anstellen kann. Am besten nimmt man die Sicherung heraus, ehe die Bezugsperson das Haus verlässt. Man kann auch Kindersicherungen am Herd anbringen. Bei einer Haustüre muss man darauf achten, dass der Kranke sich nicht einsperren kann, wie z. B. mit einer Kette. Eine Türkette muss von außen über einen Schlüssel zu öffnen sein. Im Badezimmer und in der Toilette sollten Haltegriffe angebracht werden, denn auch die Sicherheit im Umgang mit dem eigenen Körper lässt nach. Das Gleichgewicht wird immer stärker betroffen. Deshalb empfehlen sich auch ein Duschstuhl und eine Rutschmatte für die Badewanne. Wichtig sind geeignete Schuhe. Sie sollten möglichst geschlossen sein, damit der Kranke nicht herausrutschen kann und dadurch fällt. Teppiche sind Sturzfallen, besonders Brücken. Rutschfester Bodenbelag wäre angebracht. Wenn ein Alzheimer-Kranker sich durch einen Sturz den Oberschenkel oder den Schenkelhals bricht, wird häufig das Fortschreiten der Erkrankung beschleunigt, da der Patient zumindest vorübergehend zum Liegen kommt und sich nur sehr wenig bewegen kann. Dies fördert die Demenz.

Giftige Flüssigkeiten wie Putzmittel und dergleichen muss man wegschließen können.

Mit zunehmender Orientierungsschwierigkeit sollte der kranke Mensch einen Zettel mit seinem Namen und seiner Adresse in der Tasche tragen, damit **seine Identität** im Notfall festgestellt werden kann. Man kann auch Hals- oder Armketten mit Namen und Anschrift tragen. Sie wirken wie Schmuck.

7.4 Hilfestellung

Hilfestellung bei **alltäglichen Tätigkeiten**, wie Autofahren, Geld abholen mit einer Karte und auch bei der Zubereitung von Nahrung wird immer wichtiger. Ein demenziell erkrankter Mensch kann nicht mehr mit Geld umgehen. Auch der Umgang mit dem Auto wird immer problematischer, sodass man eine Lösung finden muss, ihn vom Autofahren abzuhalten. Man kann ihn bitten, den Schlüssel abzugeben und den Ehepartner oder Kinder fahren zu lassen. Die letzte Möglichkeit ist die Behörde. Sich an eine Behörde zu wenden, haben Angehörige verständlicherweise oft große Probleme, aber es geht hier sowohl um die Gefährdung des kranken Menschen als auch um jeden anderen Verkehrsteilnehmer. Auch das Einziehen einer Geldkarte ist für die Angehörigen mit großen Schuldgefühlen verbunden. Aber auch das muss manchmal sein. Man kann allerdings ein neues Konto eröffnen und auf dem alten Konto nur eine kleine Summe zurücklassen, sodass der demenzkranke Mensch noch Geld abheben kann, aber nicht das ganze Konto „leerräumt".

Aber nicht nur die Orientierungsfähigkeit lässt nach. Auch die Fähigkeit, Handlungsplanung und Handlungsabfolgen durchzuführen, wird immer schwieriger. Man spricht von einer Apraxie. Das ist der Grund, dass die Wohnungstür verriegelt wird, wie eben angesprochen, oder die Herdplatte nicht mehr abgedreht werden kann. Dinge, wie z. B. Unterwäsche, wandern in den Kühlschrank. Die regelmäßige Zubereitung von Nahrung wird zum Problem. Der Kranke weiß nicht mehr, ob er schon gegessen hat oder nicht. So sollte man bei dem Nachlassen dieser lebensnotwendigen Verrichtungen Essen auf Rädern bestellen und durch betreuende Personen dafür sorgen, dass wirklich die Mahlzeit gegessen wird. In dieser Phase ist bei alleinstehenden Personen dringend Hilfe durch einen ambulanten Pflegedienst erforderlich. Wenn ein kranker Mensch noch Verwandte um sich hat, lässt sich diese Problem bei beginnender Erkrankung noch leichter bewältigen.

Ein wichtiger Gesichtspunkt ist das selbstständige Ankleiden. Zunächst, bei beginnender Erkrankung, bringt dies noch kein Problem. Allerdings wird diese Tätigkeit mit zunehmender Erkrankung immer schwieriger. Hier müssen die Kleidungsstücke erkannt und zugeordnet werden.

▶   **Wichtig** Wichtig ist, dass bei fortschreitender Demenz möglichst im Sitzen an- und
    ausgezogen wird.

Wie schon gesagt, lässt die Körperwahrnehmung nach und das Stehen wird damit immer unsicherer. Deshalb lässt sich das An- und Ausziehen besser im Sitzen durchführen.
Man sollte die Kleidungsstücke möglichst der Reihe nach hinlegen und so das Anziehen
erleichtern. Im Laufe der Zeit wird dies aber auch nicht mehr möglich sein, da dann die
Hose über den Kopf gezogen und das Hemd über die Beine gestülpt wird. Die Zuordnung
der Kleidungsstücke ist später nicht mehr möglich. Man kann diese Ankleideproblematik
auch nicht aufhalten. So lange der kranke Mensch die Fähigkeit noch hat, soll er sie nutzen, aber später wird man auch als Ergotherapeutin diese Fähigkeit für den Patienten nicht
mehr zurückholen können.

7.5   Behandlungsplanung

Um einen Behandlungsplan erstellen zu können, sind bestimmte Voraussetzungen
notwendig:

- Wissen über die Krankheit und ihren Verlauf,
- Wissen über Wahrnehmungskonzepte,
- Kreativität und Einfühlungsvermögen sowie
- nicht interpretieren, sondern analysieren von Verhalten.

7.5.1   Verhalten nicht interpretieren, sondern analysieren

Zu den beiden ersten Anforderungen muss man nicht viel erklären. Was bedeutet aber
„nicht interpretieren, sondern analysieren?" Es fällt auf, dass sehr häufig Verhalten interpretiert wird, ohne dass man wirklich die Ursache weiß.

Beispiel

Ein Zeitungsbericht über einen jungen Mann, der auf einer Station demenzkranke Menschen mitbetreute: Eine Frau dieser Station schrie nachts immer und konnte nicht
schlafen. Der junge Mann stellte fest, dass es zu diesem Zimmer ein Oberlicht (Fenster)
gab und verdunkelte dieses. Die Frau schlief dann ohne Probleme. ◀

Nun ist die Interpretation aufgetaucht, dass diese Frau durch die Helligkeit des Fensters
an den Krieg erinnert wurde. Woher weiß man solche Dinge? Ist es in dieser Situation
nicht ganz unwichtig, was sich hier verbirgt, sondern nur die Abhilfe ist wichtig! Die Helligkeit, egal mit welchem emotionalen Hintergrund, hat diese Frau am Schlafen gehindert.
   Auch die folgende Situation mit einem schwerstkranken Mann wurde interpretiert.

Beispiel

Er hielt sich stundenlang in der Hocke an den Rippen eines Heizungskörpers im Zimmer fest und wippte auf und ab. ◄

Hier wurde berichtet, dass dieser Mann Klempner gewesen sei und nachsehen wollte, ob ein Loch im Heizkörper sei! Wie kommt man zu dieser Aussage? Es sind Vermutungen. Bei der Lektüre von Kap. 4 und Kap. 5 „Sensorische Integration" kommt man zu einer anderen Antwort. Darauf soll in Abschn. 8.6 weiter eingegangen werden.

Bei beginnender Erkrankung kann uns der kranke Mensch noch verbal Auskunft über seine Gefühle und seine Probleme geben. Dies erleichtert meistens die Kontaktaufnahme. Er kann uns sagen, was für ihn im Augenblick das wichtigste und größte Problem ist. So kann man sich als Therapeutin darauf einlassen. Mit zunehmender Erkrankung wird dies immer schwieriger.

Beispiel

Wichtig ist es, dass man eine gute ergotherapeutische Befunderhebung durchführt. Der Befundbogen und die Anleitung dazu sind in dem Buch „Ergotherapie bei Demenzerkrankungen" (Schaade 2012) zu finden. ◄

7.5.2 Indikation/Kontraindikation des Gedächtnistrainings

Da bei einer Demenzerkrankung als erstes die kognitiven Fähigkeiten zunehmend verloren gehen, versuchte man in vergangenen Zeiten Gedächtnistraining durchzuführen, um die Gedächtnisleistung zu erhalten. Die Gedächtnisleistung kann nicht erhalten werden und deshalb kann davon nur abgeraten werden. Dies gilt aber ausdrücklich nur bei primärer Demenzerkrankung wie Alzheimer. Bei sekundären Demenzerkrankungen und auch beim Korsakow-Syndrom muss anders vorgegangen werden; da sollte man sogar mit Gedächtnistraining im herkömmlichen Sinn arbeiten. Deshalb ist auch die Diagnose, um welche Art der Demenz es sich handelt, sehr wichtig.

► **Tipp** In Ausnahmefällen ist es manchmal bei einer beginnenden primären Demenzerkrankung doch noch sinnvoll, über Gedächtnistraining zu arbeiten, vor allem wenn der Betroffene in gesunden Zeiten sehr intellektuell ausgerichtet war und dies ausdrücklich wünscht. Man muss allerdings damit sehr behutsam umgehen; denn sehr schnell kommt der Zeitpunkt, wo dies nicht mehr möglich ist; dadurch kann es zu schlimmen Negativerlebnissen kommen, und der kranke Mensch stößt sehr stark auf seine Defizite.

Normalerweise ist man als Ergotherapeutin gewillt, auf die Defizite eines kranken Menschen einzugehen, um diese Defizite zu mindern und zu verbessern. Wenn sich jemand z. B. den Arm gebrochen hat, versucht man über bestimmte Übungen, die Funktion des „behinderten" Armes wieder herzustellen. Bei einer primären Demenzerkrankung handelt es sich aber um eine fortschreitende Zerstörung der Gehirnzellen, sodass man das Gedächtnis nur noch sehr eingeschränkt beeinflussen kann. Wichtig ist für die Therapeutin, sich klar zu machen, dass das **Gedächtnistraining**, wie es bekannt ist und z. B. bei Philipp und Kliegl (2000) beschrieben wird, kontraindiziert ist. Negativerlebnisse sollen aber in allen Bereichen dieser Arbeit vermieden werden. So kann es sein, dass ein Patient auf „Gedächtnistraining" besteht, da er die Hoffnung hat, dadurch das Vergessen abzumildern. Natürlich geht man auf diese Anforderung ein, aber dann muss man den Kranken in seiner Reaktion sehr genau beobachten und das Gedächtnistraining sehr schnell beenden, wenn die Grenze erreicht ist.

7.6   Therapiearbeit im Detail

7.6.1   Warum will man aktivieren?

Bei der Betreuung demenziell erkrankter Menschen kommt es allgemein sehr häufig zu Aktionismus: „Man muss etwas mit den Menschen tun", das ist häufig die Devise. Die Frage ist doch, was will man durch die Aktivierung erreichen? Der kranke Mensch in der beginnenden Phase der Erkrankung kann noch selbst die Entscheidung treffen, ob er eine Aktivität ausführen will oder nicht. Deshalb kann man auch verschiedenste Möglichkeiten anbieten. Viele Menschen suchen sich in ihrer Krankheit die Tätigkeiten, die sie brauchen und die ihnen Freude machen. Dies gilt bis zur schweren Form der Demenzerkrankung. Ein Kind muss auch nicht ständig gesagt bekommen, wie es sich „beschäftigen" soll. Man muss ihm lediglich die Möglichkeit geben und dies gilt ebenfalls bei einer demenziellen Erkrankung.

▶   **Wichtig** Aktivierung heißt Unterstützung!

Es gibt eine Flut von Informationen, die wir manchmal auch als gesunde Menschen nicht mehr aufnehmen können. Wir müssen zur Ruhe kommen, damit unser Gedächtnis arbeiten kann. Wenn man dies alles weiß, kann man sich vorstellen, wie schwer es für einen Menschen wird, der pathologische Veränderungen im Gehirn erleidet, sein Gedächtnis noch einigermaßen zu benutzen. Deshalb sollte man „sinnvolle Aktivitäten" aussuchen und auch eine Zielrichtung mit dem kranken Menschen erarbeiten, indem man überlegt, für wen oder für welchen Zweck, z. B. für einen Basar oder fürs Enkelkind, man einen Gegenstand herstellt. Wenn man in einem Seminar die Teilnehmer auffordert, einfach einen Kreis zu malen, werden sie diese Aufgabe durchführen. Wartet man eine Weile, dann wird die Frage auftauchen: „Was soll das?" Die Antwort lautet: Der Leiter weiß es auch nicht! Vielleicht ist es eine Aufgabe, um die Zeit herumzubringen! Es ist ein Aktionismus ohne Sinn. So ähnlich geschieht es auch manchmal in der Arbeit mit demenziell erkrankten Menschen. Es werden Aufgaben gestellt, ohne dass man nach dem Ziel dieser Aktion fragt.

► **Wichtig** Unbedingt zu beachten ist, dass man sich dabei die Frage stellen muss, ob man unter allen Umständen jemanden allein oder in der Gruppe aktivieren muss.

Was kann der kranke Mensch noch tun?

Die Frage muss heißen: „Was kann der kranke Mensch noch tun, welche Aufgaben kann er noch übernehmen und wie kann er sie ausführen?" Anhand dieser Überlegung kann der Aktivitätsgrad verändert werden. Man steigert oder vermindert die Anforderungen. Das heißt für die Therapeutin, den kranken Menschen zu beobachten und seine Tätigkeiten einzuordnen. Ebenso heißt es aber, Tätigkeiten zu analysieren und den Schwierigkeitsgrad festzulegen.

Man sollte bei beginnender Demenz viel **mit dem Kranken sprechen**, da die Sprache im Laufe der Krankheit sehr nachlässt und man über das Gespräch noch das Langzeitgedächtnis erreichen kann. Durch das Sprechen mit der Bezugsperson oder der Therapeutin kann die spätere Sprachlosigkeit des Patienten länger hinausgezögert werden. Klangfärbung und Sprachtempo sind sehr wichtig. Automatisierte Bewegungen und Riten werden noch ausgeführt. Dies bezieht sich auch auf die Sprache. Es werden Floskeln intensiviert, die oft bei fortgeschrittener Erkrankung noch zu finden sind.

Man sollte den Patienten auffordern, **kurze Texte vorzulesen und den Inhalt wiederzugeben,** solange dies möglich ist. Früher erlernte Gedichte sollten viel rezitiert werden, wie z. B. der Erlkönig oder das Büblein auf dem Eis. Dies kann dann bei fortschreitender Erkrankung dadurch länger abgerufen werden. Max und Moritz, der Osterspaziergang aus Goethes Faust und andere alte Gedichte sind dafür sehr geeignet. Man stärkt damit das Langzeitgedächtnis. Neue Dinge sind nicht mehr einprägbar und sind deshalb auch nicht sinnvoll, denn die Lernfähigkeit geht immer mehr verloren.

7.6.2 Nachahmen – kontrovers diskutiert

In der Arbeit mit demenziell erkrankten Menschen wird oft von Nachahmen gesprochen, d. h. den kranken Menschen über das Nachahmen zu einer gewünschten Tätigkeit bzw. Bewegung zu bringen.

Was beinhaltet aber Nachahmen? Um Dinge nachahmen zu können, muss man zunächst die Fähigkeit haben, **genau wahrnehmen** zu können, was der andere tut. Man muss seine Bewegungen sehen, aufnehmen und im Gehirn umsetzen können; aber eben das ist ein Problem für den demenziell Erkrankten, vor allem wenn man davon ausgeht, dass die Wahrnehmungsfähigkeit immer geringer wird (Kap. 4). Selbst wenn die Wahrnehmung soweit noch vorhanden wäre, müsste dann noch die **Umsetzung in die eigene Bewegung** erfolgen. Dies ist aber oft für den Alzheimer-Kranken nicht mehr möglich, da die eigene Körperwahrnehmung (Propriozeption) nicht mehr vorhanden ist. Sie wissen bei fortschreitender Erkrankung nicht mehr, wie sie ihre Arme nach oben nehmen, wie sie sich setzen sollen und wie sich ihr Körper im Raum befindet. Die Fähigkeit zur Raumwahrnehmung und Raumanalyse wird ge- bzw. sogar zerstört. Also können sie ab einem bestimmten Zeitpunkt auch nicht mehr Bewegungen nachahmen.

Bei beginnender Demenz ist die Fähigkeit des Nachahmens noch vorhanden bzw. können Bewegungen und automatisierte Tätigkeiten noch durchgeführt werden. Dies sollte man so lange wie möglich erhalten, um die Körperwahrnehmung zu stabilisieren. Deshalb auch die Aufforderung, durch Sitztanz und Spiele Bewegungen nachzuahmen.

Im späteren Stadium wird häufig davon gesprochen, dass der Patient Bewegungen noch nachahmen sollte. Vor allem bei Essensproblemen wird dies viel propagiert. Dies ist aber ab einem gewissen Zeitpunkt nicht mehr möglich.

7.6.3 Stimulation der Aufmerksamkeit und Konzentration

Neben der Merkfähigkeit lassen sehr schnell Aufmerksamkeit und Konzentrationsfähigkeit nach. Aufmerksamkeit und Konzentration haben etwas mit der Merkfähigkeit zu tun. Um sich Dinge merken zu können, muss man sich konzentrieren können. Die demenzkranken Menschen lassen sich schnell und leicht ablenken, wenn um sie her andere Geschehen ablaufen als die, auf die sie sich konzentrieren wollen oder sollen. Unabhängig davon, ob man nun ambulant zu einem demenziell erkrankten Menschen in die Häuslichkeit kommt, ihn in der Tagesklinik betreut oder aber in einem Heim mit ihm arbeitet, sollte man immer in einem abgegrenzten Raum arbeiten, damit man die Aufmerksamkeitsmöglichkeit erhöhen kann. Dies gilt sowohl für die Einzeltherapie als auch für Gruppen. Manchmal kann man die Aufmerksamkeit durch gezielte Bewegungen wie Ballspiel oder auch Spazierengehen erhöhen.

▶ **Tipp** Beim Ballspiel kann man spielerisch Gedächtnistraining einsetzen. Derjenige, der den Ball bekommt, soll Vornamen mit A oder … nennen, vielleicht auch Tiere oder Städte. Auch der Luftballon ist ein gutes Mittel, um die Aufmerksamkeit der kranken Menschen zu stimulieren. Das Schwungtuch und auch das Schunkeln können sehr gute Hilfsmittel zur Aufmerksamkeitsförderung aber auch als Anreiz zur Bewegung sein. Man kann mit einer Gruppe Bewegungslieder singen wie z. B.: „Mein Hut, der hat drei Ecken", Sitztanz für Senioren durchführen oder das alte Kindergedicht „Der Herr, der schickt den Jockel aus, er soll den Hafer schneiden. Der Jockel schneidet den Hafer nicht und kommt auch nicht nach Haus …" gemeinsam rhythmisch sprechen und evtl. mit Handtrommeln und Klangstäben begleiten.

7.6.4 Stimulation der Merkfähigkeit

Man kann die Merkfähigkeit bei beginnender Demenz noch ein wenig stimulieren und sie damit für kurze Zeit erhalten; nach einiger Zeit wird dies nicht mehr möglich sein. Um die Merkfähigkeit dennoch so lange wie möglich zu erhalten, kann man verschiedene Dinge tun: Man sollte vor allem mit Verknüpfungen arbeiten, das bedeutet über Geschichten, bei denen man Dinge aneinanderreiht.

▶ **Tipp** Es gibt eine sehr schöne Kassette von Ursula Oppolzer „Der phantasie-volle Weg zum guten Gedächtnis", auf der z. B. eine Phantasiegeschichte einer Wanderung durch eine mittelalterliche Stadt beschrieben wird. Dies wird mit meditativer Musik umrahmt und lädt zum Zuhören und Merken ein. Was kann man sich an Dingen, Gebäuden und Empfindungen merken, die hier angespro-chen werden? Man wird in eine andere Welt geführt, in der man entspannt das auditive Geschehen auf sich wirken lassen kann.

Aber man sollte beim demenzkranken Menschen bereits dabei noch andere Sinneska-näle beeinflussen und z. B. die dargestellten Dinge auch noch durch Bilder und durch die Schrift wirken lassen. Man muss bereits bei beginnender Erkrankung über verschiedene Sinneskanäle Informationen anbieten, also auditive und visuelle Reize.

Vorsichtig darf man auch noch bestimmtes Wissen abfragen, Oberbegriffe suchen, Zah-lenreihen vervollständigen, Bilderreihen weiterführen und ähnliche Dinge.

Ebenso ist es mit schriftlichen Arbeiten, bei denen man z. B. nicht zugehörige Begriffe heraussuchen oder einfache Lückentexte ausfüllen lässt. Günstiger ist es auf jeden Fall, über Brainstorming oder Assoziation zu arbeiten. Hier gibt es kein falsch oder richtig. Hier wird nur das Gedächtnis angestoßen. Auch bei gesunden Menschen bringt dies die Gehirn-zellen in Bewegung. Man kann alle Themen bearbeiten, die allgemein bekannt sind.

▶ **Tipp** Die vier Jahreszeiten sind als Thema sehr geeignet, da jeder Mensch in unseren Breiten mit ihnen vertraut ist. Außerdem geben die Jahreszeiten einen Rhythmus vor, der für jeden Menschen wichtig ist, besonders aber für einen an Demenz erkrankten Menschen. Die Themen Bauernhof, Schmuck, Märchen, Re-gen, Tierpark, Fahrzeuge, Farben, Geld usw. sind sehr „plakativ", sodass man da-von ausgehen kann, dass alle Teilnehmer sicher schon mit diesen Themen kon-frontiert wurden und im Langzeitgedächtnis einiges dazu verhaftet ist.

Bei beginnender Demenz kann man noch das Spiel „Memory" anbieten. Hier klebt man am besten die Bilder auf kleine Holzklötze, damit sie besser zu grei-fen sind. Aber bei diesem Spiel wird es sehr bald notwendig werden, die Spiel-regeln zu ändern, da es eine ziemlich intakte Funktion der Merkfähigkeit bean-sprucht. Man kann das Spiel dann so verändern, dass man die Karten offen hinlegt und über das Sehen zuordnen lassen kann. Bei fortschreitender Erkran-kung werden besonders die Bilder mit ihrem Inhalt nicht mehr wahrgenom-men, da die visuelle Wahrnehmung von Bildern als erstes verschwindet (**Kap. 4**).

Wenn man die Möglichkeit hat, sollte man mit mehreren Menschen in einer Gruppe arbeiten, da im Krankheitsverlauf die Alzheimer-Kranken sich sehr in sich zurückziehen und der Kontakt mit anderen Menschen sehr schwierig wird. Man kann evtl. Enkelkinder oder Kinder von Freunden und Bekannten dazuholen.So könnte es für den Kranken zur Illusion kommen, dass er für die Kinder da ist, wird aber nicht so stark gefordert, wie wenn er nur mit gesunden Erwachsenen spielerisch Tätigkeiten durchführt. Eine Gruppenaktivi-tät sollte aber möglichst nicht länger als eine Stunde dauern.

7.6.5 Biografiearbeit

Bei beginnender Demenz geht es zunächst um die möglichst „lange" Erhaltung der Gedächtnisleistung. Das bedeutet für die Therapie, dass man vor allem das Langzeitgedächtnis stärken soll, solange dies noch möglich ist. Das Kurzzeitgedächtnis geht schnell verloren. Man kann Fotoalben betrachten und die Lebensgeschichte in die Gegenwart holen. Man kann mit dem Kranken selbst Fotoalben anlegen, um diese Erinnerungen zu festigen. Dinge, die man in der Schule gelernt hat, wie Gedichte und einfaches geografisches Wissen, wie Hauptstädte oder Flüsse, sollte man auffrischen.

Hier kommt die Erinnerungs- oder Biografiearbeit zum Tragen (Kap. 1). Viel Freude bringt die **Erinnerung an Spiele und Spiellieder** aus der Kindheit und Jugend. Welche Spiele wurden in der Zeit, in der diese Menschen Kinder waren, im Freien gespielt?

▶ **Tipp** „Machet auf das Tor", „Häschen in der Grube" oder Murmeln in ein Loch zielen waren beliebte Spiele und noch viele andere mehr. Auch bekannte Gesellschaftsspiele sollten zur Therapie herangezogen werden.

Aber auch bei bekannten Spielen muss man schon auf die Durchführbarkeit achten. Wie weit kann der an Demenz erkrankte Mensch das Spiel noch durchführen? Man sollte bei beginnender Demenz möglichst solche Spiele auswählen, die im Langzeitgedächtnis verhaftet sind, wie „Mensch ärgere dich nicht" oder auch noch „Quartett" oder Würfelspiele. „Mensch ärgere dich nicht" ist ein sehr komplexes Spiel. Man meint immer, dass dies ein sehr einfaches Spiel sei. Das täuscht aber. Wenn man die Fähigkeiten analysiert, die man zu diesem Spiel braucht, merkt man erst, wie komplex dieses Spiel ist (Kap. 10).

7.6.6 Tätigkeiten des täglichen Lebens (ADL)

Unter dem Aspekt der Biografie sollte man Tätigkeiten aus dem bisherigen Leben anregen. Das bedeutet, dass Tätigkeiten des täglichen Lebens vor allem bei beginnender Demenz sehr gefördert werden sollten.

▶ **Tipp** Hausarbeiten wie Kochen, Staubwischen, Blumen gießen, Obstsalat schneiden, Tischdecken, Brot schmieren, Salat schneiden, abspülen, Kehren, Gartenarbeit – auch wenn Blumen als Unkraut vernichtet werden –, Laub harken und ähnliche Tätigkeiten können noch relativ lange verrichtet werden.

Auch die beruflichen Tätigkeiten werden mit einbezogen.

▶ **Tipp** Schreibblätter lochen und in einen Ordner einheften, Papiere in Umschläge eintüten. Der Umgang mit Nadel und Faden oder bei Männern mit Säge und Hammer.

Dies sind häufig Tätigkeiten mit wiederholendem und mechanischem Charakter, die durch die ständige Wiederholung (Langzeitgedächtnis) leichter ausgeführt werden können.

Überwiegend bei Frauen kann man die **Schönheitspflege** des eigenen Körpers einsetzen. Hier kann man die Pflege der Hände durch Maniküre einbeziehen oder aber Makeup, Schmuck und auch der Umgang mit Parfum.

7.6.7   Kreatives Tun

Weitere Betätigungsmöglichkeiten sollte man über das „Kreative Tun" anbieten. Hier wird wieder Bewegung eingesetzt. Kreatives Tun beinhaltet immer Bewegung und den Einsatz der Hände (Kap. 6).

▶   **Tipp** Oft malen die kranken Menschen gerne. Dazu kann man sie einfach frei Bilder malen lassen. Wenn sie durch das leere Blatt ängstlich oder nicht motiviert sind, kann man sie auffordern, Mandalas oder vorgegebene Bilder auszumalen. Man kann mit ihnen Dinge ausschneiden und auf Papier aufkleben lassen. Sehr gut eignet sich hier „grafisches Gestalten". Man kann Streifen aus weißem Papier schneiden und diese unter einem bestimmten Thema auf ein schwarzes Papier kleben lassen. Treibholz, Mauern und vieles mehr. Der Phantasie sind hier keine Grenzen gesetzt. Zu Ostern gibt es verzierte Eier und Eierkartons, und zu Weihnachten stellt man Weihnachtssterne her. Also das Gestalten von Festen im Jahresrhythmus macht Freude. Zusätzlich kann man Reißbilder je nach Jahreszeit gestalten. Männer schmirgeln gerne ein Holzbrett oder sägen es vielleicht sogar noch selbst mit der Laubsäge aus. Hampelmänner für den Basar können so entstehen oder Wandbilder, die mit Naturmaterial beklebt werden. Frauen ziehen vielleicht wie in ihrer Jugend gerne Perlen zu einer Kette auf. Blumen können gepresst werden und auf Karten als Grußkarten verschickt werden. Auch Unterdruck (das Unterlegen von gepressten Blumen, Münzen oder auch Schnüren unter Papier, das dann mit Farbe, entweder Wachsmalkreiden oder Buntstiften, übermalt wird) kann damit erstellt werden. Das Arbeiten mit Krepppapier zur Herstellung von Blumen für ein Fest oder für die Enkelkinder als Faschingsdekoration macht Freude. Kleisterpapier gestalten, mit vorgefertigten Stempeln selbst geschriebene Texte verzieren und mit Korken drucken. Selbst das Arbeiten mit Peddigrohr kann im beginnenden Stadium sehr gut eingesetzt werden. Es ist eine relativ rhythmische Arbeit mit wiederholendem Charakter. Seidenmalerei, Töpfern und alle die handwerklichen Möglichkeiten, die man als Ergotherapeutin hat, können noch angeboten werden.

Es gibt sicher viele Möglichkeiten, die jede Therapeutin für sich finden kann. Dies sollen nur einige Beispiele sein.

7.6.8   Spiel bei beginnender Erkrankung

Das Spiel als Therapieform sollte auch schon bei beginnender Erkrankung eingesetzt werden. Dazu gibt es viele Möglichkeiten, auf die aber in Kap. 10 ausführlich eingegangen werden soll. Wichtig ist nur, dass man das Spiel jeweils **dem Krankheitsstadium** anpasst und vor allem die zu erbringenden kognitiven Leistungen mit zunehmender Erkrankung immer weiter aus dem Spiel ausblendet.

7.6.9   Bewegung durch Sport bei beginnender Demenz

Immer wieder wurde in diesem Buch und auch im Buch „Ergotherapie bei Demenzerkrankung" (Schaade 2012) auf die Wichtigkeit der Bewegung für den Menschen hingewiesen. Bewegung ist die einzige Möglichkeit des Menschen, sich ganz in seiner Körperlichkeit zu spüren.

Schon die kleinste Bewegung und Veränderung der Körperlage führt zu einer Spürinformation. Ein Baby bewegt sich zunächst nur sehr unbewusst, aber die Bewegungen werden immer mehr und dadurch auch die Spürinformationen. Durch die Berührung der Begrenzung zum Körbchen oder im Arm der Mutter lernt es immer besser, seine Körpergrenzen zu spüren. Die Bewegungen werden immer stärker und jedes Kind muss die Möglichkeit haben, zu laufen, zu toben und sich „auszupowern", um sich zu spüren.

Im Laufe des Lebens wird bei vielen Menschen der Bewegungsdrang weniger und sie bewegen sich oft nur noch auf Aufforderung. Durch diese nachlassende Bewegung geht auch die Wahrnehmung für den eigenen Körper zurück.

Nun wird im Verlauf einer Demenzerkrankung die Körperwahrnehmung durch die Krankheit eingeschränkt, obwohl diese Menschen sich häufig noch sehr viel bewegen. Dieses Phänomen kann man manchmal schon bei beginnender Erkrankung feststellen. Man sieht vor allem die kognitiven Einbußen wie Orientierungsstörung oder die Abnahme der Merkfähigkeit, aber man schaut meistens nicht auf das Problem, was in der fortschreitenden Erkrankung dann immer mehr im Vordergrund steht, nämlich die Störung in der Körperwahrnehmung.

Welche Wahrnehmungsfähigkeit braucht man beim Autofahren, um das Auto zwischen anderen Autos hindurchzusteuern oder zu wissen, ob man in eine Parklücke kommt? Wir haben nicht den direkten Kontakt über unseren Körper zum Auto, aber unsere Wahrnehmung ist so sensibel, dass wir als gesunde Menschen dies meistens bewerkstelligen können. Da beim demenziell erkrankten Menschen diese Wahrnehmung schon relativ schnell zurückgeht, kommt es deshalb sehr häufig schon im beginnenden Stadium zu sehr vielen Blechschäden. Man kann es nicht nachweisen, aber viele Bagatellschäden kommen sicher aus Gründen einer beginnenden Demenz zustande. Eine Ergotherapeutin berichtete, dass das Auto ihres Großvaters, der an beginnender Demenz litt, aussah, wie wenn unentwegt Hagelkörner auf das Auto gefallen wären.

Auch beim Schwimmen kann es schon bei beginnender Erkrankung zu Ausfällen bei der Körperwahrnehmung kommen. Ein Mann mit beginnender Demenz ging mit der Ergotherapeutin zum Schwimmen. Zunächst ging alles gut, aber eines Tages wusste er nicht mehr, wie er auf das Wasser zum Schwimmen kommen sollte. Hier wird ganz deutlich, dass die Körperwahrnehmung schon bei beginnender Demenz eingeschränkt wird.

Was kann man dagegen aber tun?

Das Wichtigste hierbei ist der Sport. Durch den Sport erreichen wir ein hohes Maß an Spürinformation für den Körper. Auch ein gesunder Mensch fühlt sich nach einer Sporteinheit viel besser, auch wenn er vorher keine Lust dazu hatte. Auf einem Alzheimer-Kongress berichtete eine Gruppe von Menschen mit beginnender Demenz, dass sie alle Sport durchführten. Ein Mann erzählte, dass er schon seit 5 Jahren die Diagnose Alzheimer hätte, aber er würde laufen und dieses trainieren, um Meisterschaften und Marathonläufe mitzumachen. Eine andere Frau berichtete, dass sie mit einer Gruppe regelmäßig zum Bergsteigen unterwegs ist. Bei diesen Menschen konnte man deutlich erkennen, dass sie durch die sportliche Betätigung den Verlauf der Krankheit zumindest verlangsamen konnten.

Zu welchen Sportarten sollte man aber nun einem Menschen raten, der eine beginnende Demenz hat?

Zunächst ist die Frage, ob der demenziell erkrankte Mensch bisher irgendeine Sportart betrieben hat? Wenn ja, sollte er diese weiterführen. Das führt allerdings zu Problemen, da z. B. Sportvereine diesen Menschen oft überfordern. Er ist nicht mehr so schnell, die Aufmerksamkeit ist schon eingeschränkt und er kommt vielleicht in einer Gruppe nicht mehr mit. So ist häufig die Frage, wo findet man Sportgruppen, die sich auf Demenzerkrankte spezialisiert haben? Es gibt Sportgruppen für herzkranke Menschen, für Menschen mit Parkinson und andere Erkrankung und deshalb sollte man immer mehr Sportgruppen auch für Menschen mit Demenz anbieten.

In einem Bereich hat man das schon länger erkannt. Es gibt bereits mehrere Tanzschulen in der Bundesrepublik, die richtige Tanzstunden für demenziell erkrankte Menschen und ihre Partner anbieten. Tanzen ist eine ganz wichtige Sportart – gerade für demenziell erkrankte Menschen. Tanzen fördert das vestibuläre System, das im späteren Stadium sehr stark zurückgeht. Die Musik bzw. der Rhythmus wird in der Hörrinde und zugleich im motorischen Kortex verarbeitet. Musik löst also etwas im Gehirn aus. Auch das limbische System wie z. B. die Amygdala ist in der Verarbeitung von Musik mit einbezogen. So kommt es, dass Emotionen durch Musik erzeugt werden. Dadurch, dass der motorische Kortex durch Rhythmus und Musik beeinflusst wird, kommt es zu Folgebewegungen. Dies kann man gerade beim Tanzen erfahren. Es gibt kaum Musiker, die ruhig sitzen und nur ihr Instrument spielen. Wenn man sie beobachtet, merkt man, dass diese mit dem ganzen Körper in Bewegung sind.

Man stelle sich nur einmal einen Schlagzeuger vor, der ohne Bewegung vor seinem Instrument sitzt. So nutzt man die Musik und vor allem den Rhythmus zur Erzeugung von Bewegung bei demenziell erkrankten Menschen aus.

Eine wichtige Sportart ist das Kegeln. Hier kommt es durch die schwere Kugel zu Erfahrungen in der Propriozeption und durch die Bewegung zu einer vestibulären Stimulation. Egal, ob auf einer Kegelbahn oder im Garten, überall kann man diese Sportart durchführen. Man muss nur darauf achten, dass man eine schwere Kugel und auch schwere Kegel benutzt.

Schwimmen sollte man möglichst häufig anregen. Hier wird, wie oben beschrieben, sehr stark die gesamte Körperwahrnehmung angesprochen. Das Wasser hilft, dass die Grenzen des Körpers, die Propriozeption und die Bewegungen besser wahrgenommen werden können.

Eine Art der Bewegung, die vor allem bei beginnender Erkrankung zu empfehlen ist, ist das Radfahren.

Radfahren auf einem Rad mit zwei Rädern wird zunehmend schwieriger, da das Halten des Gleichgewichtes immer mehr eingeschränkt wird. So kann man ein Dreirad für Erwachsene nutzen. Hierbei muss darauf geachtet werden, dass man vorne zwei Räder hat und das dritte Rad sich hinten befindet. Das hat folgenden Grund: Bei einer beginnenden Erkrankung kann ein Mensch noch über die visuelle Wahrnehmung feststellen, wie breit er mit dem Fahrrad ist und ob er durch eine enge Stelle hindurchfahren kann. Die Wahrnehmung für die Breite im hinteren Bereich des Fahrrads kann nicht mehr eingeschätzt werden.

In den letzten Jahren spielte auch das Golfspiel eine wichtige Rolle. Auch dabei erhält der Körper viele Informationen für sich.

Alle diese Sportarten helfen, sowohl einem gesunden Menschen als auch besonders einem Menschen, vor allem mit einer beginnenden Demenz, sich zu spüren. Aus diesem Grund muss unbedingt dafür gesorgt werden, dass die Menschen bei beginnender Erkrankung noch viel Sport treiben.

7.6.10 Köperinformation

Kreatives Tun hat etwas mit Bewegung zu tun und deshalb auch sehr viel mit Spürinformationen.

▶ **Wichtig** Bewegung ist nötig, um Körpergefühl und Körperwahrnehmung zu fördern. Diese beiden Faktoren sind ein ganz wichtiger Bestandteil der Therapie bei beginnender Demenz.

Man sollte durch Bewegung versuchen, die Muskelkraft und die Gelenkbeweglichkeit möglichst lange zu erhalten. Die Verarbeitung der Spürinformationen lässt im Laufe der Erkrankung immer mehr nach und bringt später im fortgeschrittenen Stadium große Probleme (Kap. 5). Deshalb sollte man z. B. beim Kreativen Tun den kranken Menschen ganz bewusst die Gegenstände und Materialien, die man nutzt, „spüren" lassen. Gezielt sollten

Materialien genutzt werden, die intensive taktile bzw. taktil-kinästhetische Reize erzeugen wie Peddigrohr oder Naturmaterialien wie die Schale von Kastanien oder aber auch Sandpapier. Es geht zwar um die Freude am Tun, aber ganz besonders auch um die sensorischen Informationen (Kap. 5).

> ▶ **Hintergrund** Mit langsam fortschreitender Erkrankung tritt die Frage auf: **„Was kann man als Therapeutin überhaupt bei einer Alzheimer-Krankheit noch beeinflussen?"** Gedächtnis- und Orientierungstraining greifen nicht. Im gesamten Bereich der Kognition bleiben nur sehr wenige Bereiche übrig, die noch zu stabilisieren sind. Dies sind die Aufmerksamkeit, die man verbessern kann, und das Langzeitgedächtnis, das als einziges noch längere Zeit ansprechbar ist. Die Sprache kann man noch ein wenig für kurze Zeit beeinflussen. Als Möglichkeit für die Therapie bleibt die Kulturtechnik des Lesens, die man nutzbar machen kann. Dies sind relativ geringe Möglichkeiten, die Krankheit zu beeinflussen und deshalb stehen viele betreuende Personen und auch Therapeuten häufig hilflos vor der fortgeschrittenen Erkrankung. Deshalb muss schon bei beginnender Alzheimer-Krankheit der Verlauf der Erkrankung im therapeutischen Handeln als Hintergrund erscheinen. Sicher hat der kranke Mensch mit seiner beginnenden Demenz noch keine ersichtlichen Defizite in der Körperwahrnehmung. Aber schon in diesem Stadium sollte man die Körperwahrnehmung schulen. Romero (1997) versucht durch ihre Therapie das „Ich" im Anfangsstadium zu stabilisieren und so sollte man als Ergotherapeutin die „Körperwahrnehmung" stärker bewusst machen. Hierzu gehörte auch der Hinweis für diese kranken Menschen, sich mit Feldenkrais oder Yoga zu beschäftigen. Durch diese Art der Bewegung kommt es zu einer intensiven Körperwahrnehmung und einer eigenen Körpererfahrung, die man möglichst lange im Krankheitsverlauf zu erhalten versuchen sollte. So sollte auch Sport und Tanz von Anfang der Erkrankung an angeboten werden. Man kann über das Fahrrad-Ergometer arbeiten oder Hanteln anbieten. Spazierengehen in Gesellschaft verbindet sowohl die Bewegung als auch die Bereicherung der Kommunikation, die mit zunehmender Erkrankung immer weniger wird.

7.7 Zusammenfassung

Therapie bei beginnender Demenz bedeutet, den kranken Menschen über verschiedene Tätigkeiten soweit in seinem **seelischen und körperlichen Zustand zu festigen,** dass er mit zunehmender Krankheit noch davon profitieren kann. Außerdem sollte man die **Körperwahrnehmung stabilisieren** und sie dem kranken Menschen bewusst machen und vor allem den kranken Menschen und seine Angehörigen auch **psychisch begleiten.**

Literatur

Philipp D, Kliegl R (2000) Gedächtnistraining. In: Wahl HW, Tesch-Römer C (Hrsg) Angewandte
    Gerontologie in Schlüsselbegriffen. Kohlhammer, Stuttgart, S 96–101
Romero B (1997) Die Selbst-Erhaltungs-Therapie: ein neuropsychologische Behandlung bei
    Alzheimer-Krankheit. Tagungsschrift: 1. Internationales Forum Demenz, TertianumZfP-
    Schriftenreihe, 2, 34–38, Berlingen Schweiz
Schaade G (2012) Ergotherapie bei Demenzerkrankungen: Ein Förderprogramm, 5. Aufl. Springer,
    Heidelberg/Berlin/New York

Behandlung bei fortgeschrittener Erkrankung

8

Gudrun Schaade

Inhaltsverzeichnis

In Kap. 7 wurde eingehend auf die Therapie bei beginnender demenzieller Erkrankung eingegangen. Bei beginnender Erkrankung kann der kranke Mensch noch seine Wünsche und Bedürfnisse, auch seine Ängste und Missempfindungen verbal mitteilen. Dies lässt mit zunehmender Erkrankung nach. Diese Menschen können nur noch durch ihr Verhalten zum Ausdruck bringen, dass es ihnen nicht gut geht. Es wurde schon darauf hingewiesen, dass man die einzelnen Stadien der Erkrankung nicht ohne weiteres durch einen „Trennstrich" unterteilen kann, sodass die Übergänge sehr fließend sind. Nur durch genaue Beobachtung kann man eine Verschlechterung der Erkrankung feststellen.

Die **verbale Kommunikation wird immer schwieriger,** Handlungsabläufe können immer weniger durchgeführt werden und bei vielen Menschen kommt es zu **Fehlverhalten**. Sie können Situationen immer weniger einordnen und auf Aufforderungen reagieren. Die Pflege wird sehr erschwert und auch die Durchführung einer Therapie wird immer schwieriger. So muss man sich hier erst einmal fragen, welche Ziele die Therapie in diesem Stadium für den kranken Menschen haben kann.

8.1   Ziele

Im Buch „Ergotherapie bei demenziellen Erkrankungen" (Schaade 2012) werden die Ziele sowohl für beginnende als auch für fortgeschrittene Erkrankung aufgeführt. In der folgenden Übersicht sind sie kurz zusammengefasst:

Therapeutische Ziele im fortgeschrittenen Stadium der Demenz
- Möglichst langer Erhalt und Förderung der Körperwahrnehmung sind Hauptziel der ergotherapeutischen Arbeit. Der demenzkranke Mensch soll sich möglichst lange noch selbst spüren. Es geht hier um ein sensomotorisches perzeptives Körpertraining.
- Unruhe abbauen (durch intensives Körperwahrnehmungstraining).
- Ängste und Verhaltensstörungen positiv beeinflussen.
- Der sich ständig aufbauende hohe Muskeltonus soll gesenkt werden.
- Kontrakturen in den Händen und Armen sollen durch Prävention vermieden werden.
- Essstörungen, die sehr verschiedene Ursachen haben können, werden beeinflusst.
- Die immer mehr abnehmende Sprache soll möglichst noch angeregt werden (durch Lieder, Gedichte, Reime, Sprichwörter).
- Auf die Defizite im Bereich der Aufmerksamkeit und Konzentrationsfähigkeit wird eingegangen.
- Bruchstückhafte Kommunikationspotenziale werden erschlossen und intensiv gefördert.
- Das Sozialverhalten eines demenziell Erkrankten verändert sich, daher wird auf dieses eingewirkt, um dem Kranken ein besseres soziales Umfeld zu ermöglichen.

Um Kommunikationspotentiale und auch das Sozialverhalten eines schwer an Demenz erkrankten Menschen zu fördern, bietet sich natürlich die **Gruppe** an. Man muss dem kranken Menschen durch gemeinsame Aktionen die Möglichkeit geben, „wahrzunehmen", dass noch andere Menschen um ihn herum sind. Wie so eine Gruppe aussehen kann, wird in „Ergotherapie bei demenziellen Erkrankungen" ausführlich beschrieben. Allerdings wird der Zeitpunkt kommen, an dem es zur **Immobilität** kommt. Es wird häufig dann der Begriff „bettlägerig" benutzt, der aber nicht ganz richtig ist, denn diese Menschen könnten meistens noch in den Rollstuhl oder eine Liege gesetzt werden und müssten eigentlich nicht im Bett liegen. Allerdings ist dies für die Pflegenden oft sehr harte Arbeit und mit großem Zeiteinsatz verbunden. Letztlich macht das Umfeld die Menschen zu „bettlägerigen" Patienten.

8.1.1 Erhaltung und Förderung der Körperwahrnehmung

Es sei darauf hingewiesen, dass die Erhaltung und Förderung der Körperwahrnehmung in diesem Stadium eine besondere Rolle spielt. Der kranke Mensch muss „be-greifen" und sich spüren können.

Hier kommen die vier Bereiche der Körperwahrnehmung zum Tragen, wie in Kap. 4 schon angesprochen:

1. Man muss dem demenziell Erkrankten die Möglichkeit geben, die Propriozeption zu verbessern, den vestibulären und vibratorischen Bereich anzusprechen.

   Die Propriozeption wird durch Druck, durch Zug und durch schwere Gegenstände erreicht. So sollen hier einige Beispiele aufgeführt werden:

2. Demenziell Erkrankte schieben gerne Stühle herum und schieben sogar Schränke von den Wänden. Hier muss man die Möglichkeit geben, dass sie Dinge in die Hand bekommen, mit denen sie sich spüren können. Hierzu gehört z. B., dass sie sehr gerne andere Menschen im Rollstuhl schieben, dass sie den Essenswagen in Einrichtungen schieben wollen. Man kann ein Tau nehmen und „Tauziehen" veranstalten, Hanteln oder auch Plastikflaschen mit Wasser gefüllt können hier Information für die Propriozeption geben. Auch Gartenarbeit fördert die propriozeptive Wahrnehmung. Säcke mit Erde können geschleppt werden, Schubkarre schieben und auch der Umgang allgemein mit Gartengeräten kann hier hilfreich sein. Kästen mit Flaschen werden aus diesem Grund gerne getragen.

3. Das vestibuläre System kann durch Schaukelstühle, vor allem aber durch Hollywoodschaukeln verbessert werden. Die Hollywoodschaukel kann festgestellt werden und verunsichert dadurch den demenziell Erkrankten nicht so, wie wenn die Schaukel sofort beim Hineinsetzen sich bewegt. Jede Art der Bewegung, auch im Sitzen wie Spiel mit dem Luftballon oder auch das „Fußballspielen" mit einem Wasserball, regt das vestibuläre System an.

4. Das vibratorische System kann man durch Benutzung von elektrischen Geräten, wie Zahnbürsten, Rasierapparat, Rührgeräte, Mixer und ähnliche Gerate verbessern. Die Stimme und die Hände der Therapeutin erzeugen Vibration. Instrumente, wie Geige, Gitarre, kann man nutzen, indem man den demenziell Erkrankten die Hände auf das Instrument legen lässt, damit er die Schwingungen wahrnehmen kann. Selbst mit einer Stimmgabel, die man auf die Innenhand des Kranken bringt, kann man die Spürinformation für das vibratorische Empfinden steigern. Natürlich dürfen auch Massagegeräte eingesetzt werden. Sehr angebracht sind Vibrationskissen, die man auf die Oberschenkel legen kann und man die Hände des Kranken darauf legt.

Deshalb ist viel Material zum Anfassen und auch zum „Spielen" notwendig, wie in den vorausgegangenen Kapiteln beschrieben wurde. Gerade im fortgeschrittenen Stadium müssen die Spiele sehr stark vereinfacht werden, damit der kranke Mensch noch teilnehmen kann. So eignet sich z. B. das Spiel „Vier gewinnt" sehr gut, nur um die bunten Plättchen in das Gitter zu werfen und wieder herauszuholen. Eine Tätigkeit, die Spaß bringt, aber auch Körperwahrnehmung. In diesem Stadium ist der Einsatz der „Schaade-Therapiemappen" sehr angebracht. Die kranken Menschen können spüren, sehen, lesen und das Langzeitgedächtnis noch nutzen. Alle können mit ihren noch verbliebenen Fähigkeiten teilhaben.

Wenn man regelmäßig die Gruppen- oder auch Einzeltherapie unter den bekannten Voraussetzungen durchführt, wird man den demenzkranken Menschen das schwere Stadium erleichtern.

Es wird dann der Zeitpunkt kommen, dass die **körperlichen Schwierigkeiten überhand nehmen.** Sie können nicht mehr selbständig aufstehen. Die **Gehfähigkeit** wird eingeschränkt. Sie gehen zum Teil sehr zur Seite geneigt oder beugen den Oberkörper stark nach hinten. Hier wird die Körpermitte nicht mehr richtig wahrgenommen. Bei dieser Problematik kann man den kranken Menschen z. B. einen Rollator anbieten, den man noch beschwert. Jetzt muss der kranke Mensch sich nach vorne beugen, um den Rollator schieben zu können. Die meisten demenziell erkrankten Menschen im fortgeschrittenen Stadium schieben gerne Dinge, wie eben beschrieben.

In diesem schweren Stadium kann es auch zu Autostimulationen kommen.

8.2   Autostimulationen

Manche Menschen schlagen mit dem Kopf an Schränke, Wände oder auf den Tisch. Andere schlagen sich selbst mit den Händen auf den Kopf. Hier wird die Suche nach Körperinformation sehr deutlich. Wenn man seinen Körper mit harten Gegenständen konfrontiert, spürt man sich besser. Das heißt, hier muss man als Therapeutin eingreifen. Man muss den Menschen die Möglichkeit geben, sich in dem Bereich der Sinnesreize zu spüren, den sie vermissen.

8.2.1 Autostimulation durch „Klopfen"

Eine Patientin schlug sich so stark mit ihren Händen auf den Kopf, dass es einem als Betrachter schon wehtat. Hier versuchte man nun, ihr z. B. eine große Trommel zu geben, damit sie über diese die verlorengegangene Information erreichen konnte. Zusätzlich wurde sehr viel über das rhythmische Klopfen auf dem Tisch gearbeitet. Natürlich muss man dabei darauf achten, dass diese Reize nicht zu einer Verstärkung der Autostimulation führen. Aus diesem Grund muss man immer wieder andere Reizsetzungen einfließen lassen und den Hauptreiz unterbrechen. Wenn man mit Klopfen auf dem Tisch arbeitet, sollte man vielleicht eine Decke auf den Tisch legen, um eine andere Information zu vermitteln. Ebenso kann man zwischendurch singen und klatschen. Es gab auf einer Station eine heftige Diskussion um das Thema „klopfen".

Beispiel

Ein demenziell erkrankter Mann kam neu auf die Station. Ununterbrochen klopfte er heftig auf den Tisch. Während der Therapieeinheit wurde auch geklopft und dieser Mann beteiligte sich. Sobald aber eine andere Tätigkeit in der Gruppe gefordert wurde, ließ auch er vom Klopfen ab und beteiligte sich. Die Pflege meinte dazu, dass durch die Therapie das Klopfen extrem verstärkt würde. Das war aber falsch. Der kranke Mann konnte seiner Suche nach Körperinformation nachkommen und ordnete dadurch seine Autostimulation ein. Das extreme Klopfen trat nur ein, wenn seine Hände keine Information bekamen. ◄

8.2.2 Autostimulation durch „Beißen"

Eine sehr schlimme Autostimulation kann man manchmal durch „Beißen" beobachten. Ein Mann biss sich in alle Fingerkuppen, bis sie bluteten. Dann fuhr er mit den blutenden Fingern noch auf dem Tisch suchend herum. Auch hier schien eine intensive **Suche nach Körperinformationen** im Vordergrund zu stehen. Hier kann man nur mit stark reizgebenden taktilen Informationen arbeiten. Sandpapier gibt sehr gute taktile Informationen. Sandpapier gibt es in verschiedenen Stärken, sodass man den Reiz variieren kann. Man kann kleine Holzplatten damit beziehen, aber auch Dosen und Röhrchen sind geeignet. Diese sind gut zu tasten und zu umfassen, geben einen starken Reiz, den man vermitteln will.

Beispiel

Ein anderer kranker Mann begann sich und die pflegenden Personen zu beißen. Er war einen Augenblick entspannt und verkrampfte sich dann im ganzen Körper, um das Mittelgelenk des Zeigefingers zwischen seine Zähne zu bringen. Dann entspannte er sich und es begann von neuem. ◄

Die erste Überlegung ist, ob die Medikation in Ordnung ist. Medikamente können manchmal auch solche Reaktionen auslösen. Als nächstes muss man darauf achten, wo dieser kranke Mann sich noch an weiteren Stellen ständig selbst berührte. Das war sein Kopf. Er drückte seine Hand zwischen den „Beißattacken" fest auf seinen Kopf. Dies kann der Therapeutin einen Anhaltspunkt geben, dass der Patient propriozeptive Informationen im Kopfbereich vermisst. So geht man zunächst mit leichtem Druck an den Kopf. Aus der Arbeit mit Wachkoma- und Schlaganfallpatienten ist aber auch bekannt, dass der Nacken-Tonus-Reflex bei zentralen Störungen beeinflusst werden kann. Auch dieser Ansatz wurde dann bei diesem Patienten therapeutisch umgesetzt. Die Autostimulation konnte im Laufe der Zeit etwas abgemildert werden.

8.2.3   Autostimulation durch inadäquates An- und Ausziehen

Eine weitere Autostimulation ist wohl das inadäquate An- und Ausziehen. Man kann im Hochsommer Menschen beobachten, die Pelzmäntel anziehen. Auf der anderen Seite erlebt man es immer wieder, dass sich demenziell erkrankte Patienten total ausziehen. Sicher wäre das bei warmer Witterung nicht so schlimm, aber es handelt sich meistens um Patienten, die sich auf einer Abteilung befinden, wo Männer und Frauen gemeinsam betreut werden. Dieses sich nackt ausziehen bringt für das Umfeld große Probleme. Die Mitbewohner ärgern sich darüber und Angehörige können nur sehr schwer damit umgehen. Was steckt aber hinter dem „Ausziehen"? Wenn man sich auszieht – aber auch anzieht – verändert sich die Körperinformation.

Hintergrund

Wie schön ist das Gefühl, wenn man am Strand nur mit Bikini oder Badehose bekleidet den Sand, die Sonne und den Wind auf der Haut spüren kann. Am liebsten würde man sich ganz ohne Bekleidung am FKK-Strand aufhalten. Auf der anderen Seite wickelt man sich am liebsten in eine Decke, möglichst ein Fell ein, wenn man Schmerzen oder auch seelischen Kummer erleidet. Die Haut gibt uns Informationen über unseren Körper. Die Veränderung der Kleidung gibt ein Wohlgefühl, die Körperwahrnehmung wird verändert. Übrigens ist auch das Ausziehen von Schuhen und Strümpfen in diesem Zusammenhang zu sehen. Man spürt sich.

Was kann man nun hier als Therapeutin tun?

Zunächst muss man rein pragmatisch versuchen, das Ausziehen zu verhindern, indem man Bodysuits anzieht, die hinten geschlossen werden, damit die Menschen wenigstens etwas anbehalten.

▶ **Tipp** Wichtig ist, dass man verstärkt versucht, Körperinformationen zu geben. Bäder mit pflegenden und eventuell gut riechenden Substanzen, Sandbäder oder aber auch Informationen für den ganzen Körper über einen Föhn. Stimulationen über den ganzen Körper mit Igelbällen, speziellen Handschuhen, Bürsten tun den schwerstkranken Menschen gut. Einreibungen mit wohltuenden Ölen und dergleichen können hier helfen. Es kann alles zum Einsatz kommen, was die Basale Stimulation vorschlägt.

Beim Ausziehen von Schuhen und Strümpfen müssen die Fußsohlen Informationen bekommen. Viele kranke Menschen mögen das vorsichtige Behandeln der Fußsohlen mit Massagegeräten und Igelbällen gerne. Fußbäder mit angenehmen Zutaten geben verstärkt Reize.

Man kann natürlich das Barfußgehen ausnutzen durch Angebote von verschiedensten „Material-Wanderwegen". Sand, Stein, Erde, Rinde, Wasser, Gras, Moos, alle diese Naturmaterialien eignen sich zum Barfußgehen. Man kann Platten mit diesen Materialien anfertigen oder aber im Sommer im Freien diesen „Wanderweg" gestalten.

8.3 Immobilität

Wie schon vorher erwähnt, sprechen wir von „Immobilität" und nicht von „Bettlägerigkeit", da selbst im schwersten Stadium die kranken Menschen sich eigentlich noch im Rollstuhl oder in einer Liege aufhalten können. Für die Pflege ist es manchmal nur nicht möglich, diese kranken Menschen immer aus dem Bett zu nehmen. Dadurch kommt es zur „Bettlägerigkeit". Wenn Menschen in diesem immobilen Stadium im Bett liegen müssen, ist natürlich zunächst das Augenmerk auf die Verhinderung eines Dekubitus gerichtet. Die Muskelspannung, der Muskeltonus steigt unendlich an und führt dazu, dass die Betroffenen immer größere Probleme haben, sich zu bewegen. Durch diesen hohen Muskeltonus kommt es häufig zu starken Berührungsschmerzen und jede Bewegung wird zur Qual. Aber der Mensch spürt sich nur durch Bewegung. Deshalb ist die kleinste Lageveränderung für einen solch schwerstkranken Menschen wichtig.

▶ **Wichtig** „Bewegung muss nicht Fortbewegung sein, jegliche Bewegung von der Atembewegung angefangen bis hin zur feinsten motorisch koordinierten Bewegungsabfolge zählt dazu. Dort wo Bewegung über lange Zeit nicht möglich ist, verlieren sich Konturen und Strukturen des eigenen Körpers." (Fröhlich 2003)

Dieses „sich nicht spüren" macht Angst. Aus diesem Grund muss man in diesem Stadium sehr viel **Körperinformation durch äußere Einwirkungen vermitteln.** Es kommen die gleichen Mittel zum Einsatz, wie bei einem Teil der Therapie bei den Autostimulationen. Schwämme, Bürsten, Sandsäckchen, Säckchen gefüllt mit Kirschkernen, Bohnen usw. helfen durch ihre Berührung des Körpers, die Körperstruktur wieder besser erfahren zu lassen. Am besten arbeitet man viel über die Berührung der Gelenke, da durch diese Berührung die Information über das Körperschema besser erreicht wird. Der Körper des kranken Menschen muss immer wieder von der Liegefläche etwas abgehoben werden – nur minimal, damit die Habituation des Körpers in Bezug auf die Liegefläche aufgehoben wird. Einreibungen mit schönen Ölen oder Cremes unterstützen die Körperinformation. Besonders gut kann man dann noch über die Hände arbeiten. Man gibt Spürinformation dadurch, dass man ganz vorsichtig die eigene Hand in die des schwerkranken Menschen legt, selbst wenn sie geschlossen ist, spürt der Kranke sich. Er fühlt sich geborgen und die Verkrampfung der Hände kann sich lösen. Leichte Streichbewegungen über die Knöchel an der Hand helfen, die Finger wenigstens etwas zu öffnen. Leichter Druck auf die Handoberfläche gegen die Matratze gibt für den Körper eine gute Information.

> **Hintergrund**
> Wichtig sind in diesem Zusammenhang Kenntnisse über den **symmetrischen tonischen Nackenreflex**, der durch die Kopfstellung im Verhältnis zur Körperhaltung aktiviert wird. Wird der Kopf nach hinten gebeugt, erhöht sich die Spannung der Muskeln, die die Ellenbogen strecken und die Muskeln, die die Hüften und Knie beugen werden ebenfalls aktiviert. Wird der Kopf jedoch nach vorn gebeugt, steigt die Spannung in den Beugemuskeln der Ellenbogen und in den Streckern von Knien und Hüften. Nacken, Arme und Beine sind durch diesen Reflex miteinander verbunden, sodass eine Bewegung eines dieser Körperteile eine Veränderung in den anderen Körperteilen auslöst. Bei schweren neurologischen Störungen, wie z. B. bei einem Wachkomapatienten kommt es zu einer Überstreckung im Nacken nach hinten und dadurch zu den beschriebenen Körperreaktionen. Dieses Phänomen kann man auch im letzten Stadium der Demenzerkrankung beobachten. Das bedeutet, dass man viel über den Nacken arbeiten muss und auch beim Liegen darauf achten sollte, dass der Kopf nicht nach hinten überstreckt wird.

8.3.1 Problem der „Handkontrakturen"

Im Kap. 6 „Hände" wurde schon auf die Problematik der „Handkontrakturen" hingewiesen. Im Stadium der Immobilität muss ganz besonders darauf geachtet werden. Man muss gemeinsam mit den kranken Menschen Dinge anfassen und sie wieder loslassen und die Hände zum Öffnen anregen. Nur so kann man Handkontrakturen entgegenarbeiten. Oft ist es allerdings schon zu spät und es ist zu echten Kontrakturen gekommen. Hierbei kann man als Therapeutin nur noch sehr wenig ausrichten, da wirkliche Kontrakturen nicht mehr rückgängig gemacht werden können. Deshalb muss schon bei beginnender Erkrankung das Augenmerk auf die Hände gerichtet werden.

8.4 „Pflegeoasen"

Um diese schwerstkranken Menschen zu pflegen, bedarf es **besonderer Einrichtungen.**
So gibt es Heime, die eine sog. „Oase" für diese Menschen eingerichtet haben. Menschen,
die immobil sind und meistens auch Probleme durch Schluckstörungen haben, sollen
dadurch besser betreut werden. Ein demenzkranker Mensch kann sich nicht mehr an sein
Umfeld anpassen und gerade Menschen, die große Probleme in ihrer Mobilität entwickelt
haben, brauchen besondere Betreuung. Hier werden mehrere Menschen in einem Raum
gepflegt, damit sie am Leben der anderen Menschen noch teilhaben können und nicht nur
in ihrem Zimmer allein vor sich hin dösen müssen. Allerdings brauchen sie auch Rück-
zugsmöglichkeiten, die man für sie schaffen muss. Die Präsenz von Pflegekräften, die
ausschließlich für diese Menschen verantwortlich sind, muss gegeben sein. Die an Demenz erkrankten Menschen brauchen in dieser letzten Phase eine **„Rund-um-die-Uhr"**-
Betreuung. Der wichtigste Punkt dabei ist, dass man die Menschen besser im Blick hat
und ihre Bedürfnisse und Probleme schneller erkennen kann. Diese kranken Menschen
können sich verbal nicht mehr äußern. Die Sprachfähigkeit geht verloren. Sie können
nicht mehr mitteilen, dass sie Schmerzen, Angst, Unruhe, Übelkeit oder Obstipation empfinden. Es geht um die sorgfältige Beobachtung. So kann es häufig auch zu Aspirationen
kommen, die sogar durch den eigenen Speichel hervorgerufen werden können. Überforderung, bzw. Überreizung, zeigen sich manchmal durch erhöhte Schweißbildung und Unruhe, aber es geht auch um die Zuführung von bestimmten, gezielten Reizen durch basale
Stimulation. In den „Pflegeoasen" muss die Betreuung der Kranken im Sinne einer kom-
petenten, ganzheitlichen Behandlung weit über die Grundpflege hinausgehen.

▶ **Tipp** Ein wichtiger Aspekt ist auch die räumliche Ausgestaltung. Helle Farben
für die Wände, angenehme Temperatur, eventuell dezente Musik, Raum für
Rückzugsmöglichkeit, Möglichkeit der Abgrenzung des Intimbereichs vielleicht
durch Trennwände oder hübsche Vorhänge.

8.4.1 Besondere Betreuung und Pflege

Ziel dieser besonderen Betreuung immobiler Menschen mit einer Demenzerkrankung ist,
den Menschen eine angemessene Betreuung und Pflege angedeihen zu lassen, die den
Menschen die letzte Phase ihres Lebens soweit es geht erleichtert, um in Würde sterben zu
können. Es muss eine **Atmosphäre der Sicherheit, Zuwendung und Geborgenheit** entstehen. Dazu gehört auch die Sterbebegleitung, wobei immer wieder die Frage auftaucht,
wann bei einem schwerst an Demenz erkrankten Menschen die Sterbephase beginnt. Sehr
sinnvoll ist die Zusammenarbeit mit **Fachkräften aus dem Bereich der Palliativ Care
und der Hospiz-Bewegung.** In diesem letzten Stadium steht auch die Schmerztherapie im
Vordergrund, die allerdings bei schwerst an Demenz erkrankten Menschen nicht ganz ein-

fach ist. Plötzliche Verhaltensänderungen wie z. B. Aggressivität, Schlafstörungen, Appetitlosigkeit oder abweisendes Verhalten, können auf Schmerzen hinweisen. Besonders viel sagt der Gesichtsausdruck aus. Ist er schmerzverzerrt oder entspannt, werden die Lippen zusammengepresst und wie atmet der kranke Mensch?

8.4.2 Ergotherapie in der letzten Lebensphase

In diesen Pflegeoasen sollte die Ergotherapie einen festen Platz haben. Berühren, durch leichte Bewegungen sich spüren und den eigenen Körper erfahren lassen, ist ein wichtiger Ansatz bei der Behandlung von schwer demenziell erkrankten Menschen. Es geht hier nicht um eine große motorische Übung, sondern schon die kleinste Lageveränderung kann als hilfreich empfunden werden. Vorsichtige Vibration, Schaukeln oder Wiegen, das Stimulieren mit weichen Gegenständen oder aber auch der Einsatz von leiser Musik kann dem schwerkranken Menschen noch ein wenig „Wohlbefinden" vermitteln.

▶   **Wichtig** Für alle Betreuenden ist darauf hinzuweisen, dass ein an Demenz erkrankter Mensch in der letzten Lebensphase schutzlos den Reizen der Außenwelt ausgeliefert ist. Es kann sich gegen die Überreizung durch laute Musik aus dem Fernseher oder Radio nicht wehren. Er kann sich aber auch nicht wehren, wenn er mit zu starken Düften „behandelt" wird.

8.5 Essstörungen

Nur kurz noch einige Gedanken zu den Essstörungen. In letzter Zeit haben die Ernährungsstörungen bei demenziellen Erkrankungen sehr zugenommen und sind ein wichtiges Thema geworden. Im Buch „Ergotherapie bei demenziellen Erkrankungen" (Schaade 2012) wird auf die Problematik der Essstörungen bei nachlassender Körperwahrnehmung eingegangen und auf das Führen hingewiesen. Die Ablehnung der Speisen und Getränke ist meistens nicht auf ein „Nicht-Wollen", sondern auf ein „Nicht-Können" zurückzuführen. Bei schwerst demenziell erkrankten Menschen kommt es häufig zu echten Schluckstörungen, Dysphagien. Der Kehlkopfdeckel schließt sich nicht mehr schnell genug bei der Nahrungsaufnahme und dadurch gerät die Nahrung in die Speiseröhre. Hier ist es sehr schwierig, ergotherapeutisch einzugreifen. Man kann über facioorales Training versuchen, die Schluckfähigkeit anzuregen, aber meistens kann man den Menschen auf diese Art und Weise nicht mehr genügend Nahrung zuführen. So bleibt dann nur der Ausweg der perkutane endoskopische Gastrostomie (PEG). Allerdings sollte man trotz der PEG versuchen, den schwerstkranken Menschen über den oralen Reiz Nahrung anzubieten. Hier kann man z. B. Gaze-Säckchen mit einem Apfelstück nehmen, damit die kranken Menschen darauf beißen können und den Geschmack im Mund haben. Man muss das Säckchen aber gut festhalten, damit der Apfel nicht in den Rachen geraten kann. Es gibt Akupressurpunkte im Gesicht und am Kehlkopf, die das Schlucken erleichtern können.

▶   **Tipp** Ganz wichtig ist die gesamte Körperhaltung. Die Füße müssen festen Bodenkontakt haben, im Beckenbereich, in den Knien und im Fußgelenk soll ein Winkel von 90° sein. Natürlich kann man nicht immer diese optimale Haltung erreichen, aber man sollte sie zumindest anstreben. Beim Sitzen muss unter Umständen ein Kissen in den Rücken, um eine aufrechte Sitzhaltung zu ermöglichen. Die Kopfhaltung spielt eine wichtige Rolle. Der Kopf darf nicht zu weit nach hinten gebeugt werden, da sonst der Kehlkopf noch schlechter funktionieren kann. Auch im Bett muss man auf die richtige „Sitzhaltung" achten. Der Kopf muss durch ein Kissen gut abgestützt werden, damit es auch im Bett nicht zu einer Überstreckung des Nackens kommt.

Man muss immer darauf achten, dass es zu keiner Aspirationspneumonie kommt. Flüssigkeit muss bei Dysphagien deshalb angedickt werden und das Wichtigste ist, den kranken Menschen bei der Nahrungsaufnahme sehr gut zu beobachten und auf Husten- oder Würgereize sehr schnell zu reagieren.

Zusammenfassend ist zu bemerken, dass letztlich die Behandlung von Dysphagien sehr schwierig ist und man eventuell Logopäden hinzuziehen sollte, die in diesem Bereich Erfahrung haben.

8.6 „Bodenpflege"

Eine merkwürdige Überschrift! „Bodenpflege" hat nichts mit Saubermachen des Bodens zu tun, sondern mit einer besonderen Form der Versorgung und Betreuung schwerst an Demenz erkrankten Menschen. Heute muss man diese Menschen nicht mehr „am Boden pflegen", denn es gibt jetzt Pflegebetten, die man bis auf den Boden herunterfahren kann.

8.6.1 Hintergrund des Begriffs „Bodenpflege"

Mit zunehmender Erkrankung, vor allem bei einer Alzheimer-Demenz, kommt es zusätzlich zu der Abnahme der kognitiven Leistungen zu schweren Störungen im gesamten Körperbereich. Der Muskeltonus steigt enorm an, die Bewegungsfähigkeit wird immer mehr eingeschränkt. Sehr deutlich ist zu merken, dass die Körperwahrnehmung, die Propriozeption, immer größere Probleme bereitet. Das Aufstehen und Gehen wird sehr schwierig. Erstens kann eine Aufforderung „aufzustehen" kognitiv nicht mehr umgesetzt werden, außerdem weiß der kranke Mensch nicht mehr, wie er seinen Körper bewusst in eine andere Lage bringen kann. Das ist wahrscheinlich auch der Grund, dass Alzheimer-Kranke mit zunehmender Erkrankung zu Autostimulationen neigen und seltsame Verhaltensweisen an den Tag legen. Wie schon berichtet, hängt häufig die gestörte Wahrnehmungsfähigkeit mit dem oft auffälligen Verhalten, einem herausfordernden Verhalten, zusammen. So kommt es bei schwerstkranken Menschen dazu, dass sie sich häufig auf den Boden gleiten lassen. Sie können zwar gehen, aber **sie fühlen sich sicherer, wenn sie sich mit ihrem ganzen Körper auf dem Boden befinden.** Der gesunde Mensch hat die Fähigkeit, wenn er steht, sich nur über die Fußsohlen in seiner Körperlichkeit zu definieren. Die Fußsohlen bilden den Kontakt zum Umfeld. Wenn nun diese Fähigkeit sich verringert und der Kranke zu wenig Informationen für seinen Körper über die Fußsohlen erhält, wird er mit seinem ganzen Körper versuchen, diese Informationen zu bekommen. Der Boden ist außerdem hart und gibt somit bessere Informationen als weiche Flächen.

Diese Menschen gefährden sich oft selbst, da sie sich aus den Betten gleiten lassen und sich verletzen können. Manche demenziell erkrankte Menschen sind in ihrer Motorik allerdings noch so fit, dass sie über Bettgitter klettern und dadurch fallen. So ist man in einigen Einrichtungen dazu übergegangen, diese Menschen **am Boden zu pflegen.** Man verhindert damit eine Fixierung, die unweigerlich notwendig wäre, um die Sicherheit der kranken Menschen zu gewährleisten. Zusätzlich kann man auch unter Umständen auf die Gabe von ruhigstellenden Medikamenten verzichten. Diese Art der Betreuung ist nicht einfach zu bewerkstelligen. Zunächst müssen die Angehörigen oder Betreuer zustimmen, für die dies oft sehr merkwürdig anmutet. Dabei wird auch immer wieder die Frage nach der Menschenwürde gestellt. Aber ist es nicht besser, einen Menschen am Boden die eigene Bewegungsfreiheit zu geben, als ihn im Bett zu fixieren? Man muss Verständnis für die Ängste und Skepsis der Angehörigen haben, man muss ihnen die Situation gut erklären. Es ist eben keine „normale" Pflege bei solch schwerkranken Menschen. Inzwischen allerdings gibt es „Niedrigflurbetten", also Betten, die man ganz fußbodennah herunterfahren kann. Zu Pflegeverrichtungen können sie dann hochgefahren werden, damit die Pflege nicht zu sehr sich anstrengen muss. Also sind die Probleme für die Akzeptanz der „Bodenpflege" ausgeräumt.

8.6.2 Herausforderung für die Pflege

Für die Pflege bedeutete dies eine große Herausforderung. Nicht nur die körperliche Belastung, sondern auch die psychische Belastung ist noch größer als bei der Pflege anderer erkrankter Menschen mit einer Demenzerkrankung. Sie mussten alle Verrichtungen für den demenziell erkrankten Menschen auf dem Boden durchführen, was sehr anstrengend war. Dies ist nur zu bewundern. Aus diesem Grund wurden diese Betten entwickelt, die bis auf den Boden gebracht werden können. Wichtig ist, dass auch die Menschen, die auf dem Boden gepflegt werden oder wurden mit Respekt und Achtung behandelt werden. Weil ein Mensch „am Boden liegt", darf man ihn nicht als minderwertig betrachten.

Die demenziell erkrankten Menschen bekommen entweder eine Matratze am Boden oder ein tiefes Bett und so können sie ohne Gefahr das „Bett" verlassen. Die Matratze muss so auf dem Boden liegen, dass noch Platz für die pflegenden Personen im Raum ist.

Man kann auch eine zweite Matratze zu der ersten legen, damit die Liegefläche größer wird. Wenn der kranke Mensch besonders unruhig ist, kann man auch die Umgrenzung der Matratze mit Lagerungskissen oder Schaumgummi zu einem „Nest" auspolstern. Aus diesem Grund spricht man auch von Pflege- oder Bettnest. Dies gibt dem Kranken Information über seinen Körper, die ihn etwas beruhigen kann. Allerdings muss man hier darauf achten, dass der kranke Mensch nicht nachts über die Begrenzung stolpert. Wenn diese Gefahr besteht, muss man diese Umrahmung weglassen. Dem kranken Menschen muss die Möglichkeit gegeben werden, sich in seinem Zimmer zu bewegen. Gefährliche Möbel müssen entfernt werden, aber auf der anderen Seite müssen Kissen, Stofftiere und ähnliche Gegenstände zur Verfügung stehen, damit diese Menschen sich propriozeptive Reize suchen können. „Bodenpflege" hilft dem demenziell erkrankten Menschen sich selbst noch zu bewegen und dadurch zu spüren.

8.6.3 Beispiele

Ein sehr einprägsames Beispiel war die Begegnung mit einem demenzkranken Menschen, der auf dem Boden gepflegt wurde. Er war sehr unruhig und hatte eine Verhaltensauffälligkeit entwickelt. Er hockte viele Stunden vor einer Heizung in seinem Zimmer, hielt sich mit den Händen an den Rippen fest und wippte mit seinem Körper über den gebeugten Knien auf und ab. Es entsteht nun die Frage, was geschieht hier? Von einigen Seiten wurde erklärt, dass der Mann Klempner gewesen sei und nach einem Loch in der Heizung suche. Hier wird interpretiert und nicht die Situation analysiert. Was geschieht denn, wenn man ständig in den Knien wippt? Welche Informationen erhält der Körper dadurch?

Hintergrund
Beobachtet man ein Kleinkind, das mit dem Laufen beginnt, kann man feststellen, dass es manchmal Gegenstände in der Hand hält und in den Knien zu wippen anfängt. Plötzlich setzt es einen Fuß vor den anderen. Wippen stärkt die Informationen für das vestibuläre System, für unser Gleichgewicht.

So kann man davon ausgehen, dass dieser Patient eine **verstärkte Suche nach vestibulärem Input** zum Ausdruck brachte. Es ist wieder eine Autostimulation.

Bei diesem Patienten arbeiteten nun zwei Therapeuten zusammen. Der eine Therapeut setzte sich auf den Boden, nahm den kranken Mann liegend auf seinen Schoß und wiegte ihn mit dem eigenen Körper hin und her. Die Therapeutin gab nun mit einem Sandsäckchen Informationen über die Gelenke, um das Spüren der Lage im Raum zu verbessern. Nach ca. 20 min schlief der kranke Mann ein und die Therapeuten verließen den Raum. Die Pflege wurde in diese Art der Therapie mit einbezogen und nach einigen Wochen war zu erkennen, dass dieser Mann, der auch sonst sehr aggressiv auf pflegerische Tätigkeiten reagierte, ruhiger geworden war. Eines Tages kam sogar ein Pfleger auf die Therapeuten zu, mit der Mitteilung, dass dieser schwerkranke Mann sich zum ersten Mal ohne Probleme rasieren hatte lassen.

Bei einer auch schwer an Demenz erkrankten Frau kam es ebenfalls zu dem Problem, dass sie sich ständig auf den Boden legte. Sie legte sich am liebsten auf den Flur, wo viele Menschen sich aufhielten. Hier griff sie mit ihrer Hand nach allem, was sich um sie bewegte. Das wurde natürlich für die anderen Patienten gefährlich, da diese dadurch sturzgefährdet waren. Diese Frau ging auch immer auf den Zehenspitzen, das heißt, sie konnte nicht genügend Informationen für ihren Körper über die Füße erhalten und musste sich deshalb auf den Boden legen.

Da der Mensch über die Fußsohlen die wichtigen Informationen für die „Erdung" erhält, war es deshalb wichtig, dieser Frau **Stimulationen über die Fußsohlen** zu vermitteln. Ein leichtes Massagegerät half dabei, Igelbälle und verschiedene Massagehandschuhe wurden eingesetzt. Zusätzlich war es wichtig, die Gehfähigkeit über die gesamte Fußfläche zu erreichen. Das gelang durch gemeinsames rhythmisches Gehen mit lautem gemeinsamem Zählen zwischen der Patientin und der Therapeutin. Die Therapeutin ging rückwärts und umfasste den Beckenkamm der kranken Frau und gab so den Input zur rhythmischen Bewegung. Im Laufe der Zeit begann die demenziell erkrankte Frau ebenfalls zu zählen. Dies war besonders wichtig, da sie sonst nur schrie und ständig nach Hilfe rief. Dies konnte durch das ständige Zählen etwas eingeschränkt werden.

8.7 Zusammenfassung

Oft werden die schwerstkranken Menschen im letzten Stadium sich selbst überlassen, darum ist es wichtig, sich besonders um Menschen in diesem Stadium zu kümmern. So könnten noch viele Beispiele genannt werden, was man als Ergotherapeutin an Therapie einsetzen kann. Viele betreuende Menschen sind oft sehr hilflos, wenn es darum geht, dem kranken Menschen noch etwas Gutes tun kann, deshalb wurden hier viele praktische Beispiele dargestellt.

Literatur

Fröhlich A (2003) Basale Stimulation. selbstbestimmtes leben, Düsseldorf
Schaade G (2012) Ergotherapie bei Demenzerkrankungen. Springer, Heidelberg

Weiterführende Literatur

Schaade G (2004) Ergotherapie bei Demenzerkrankungen. Rehabilitation und Prävention 44
WHO (World Health Organization) (2005) ICF. Medizinische Medien Informations GmbH, Neu-Isenburg

Einzeltherapie

9

Gudrun Schaade

Inhaltsverzeichnis

Die Therapie der Wahl ist eigentlich die Gruppentherapie. Es gibt aber Gründe, Demenz-Kranke in Einzeltherapie zu behandeln. In diesem Kapitel geht es um Hausbesuche, um Therapie bei hyperaktiven Menschen und die Behandlung im schwersten Stadium der Demenz.

Bei einer demenziellen Erkrankung ist eigentlich der Arbeit in der Gruppe der Vorzug zu geben, da der Mensch ein Gemeinschaftswesen ist und die Menschen sich in der Gruppe auch gegenseitig helfen und fördern.

Nun gibt es allerdings genügend Situationen, die Einzeltherapie erfordern. In vorhergegangenen Kapiteln wurde schon darauf hingewiesen.

9.1 Die Hausbehandlung

Die erste Situation ist die Hausbehandlung. Der demenziell Erkrankte wird in der Häuslichkeit gepflegt und eine niedergelassene Ergotherapeutin bekommt den Auftrag, bei diesem Kranken Ergotherapie durchzuführen. Hier wird es natürlich schwierig sein, in einer Gruppe zu arbeiten, es sei denn, der kranke Mensch ist noch in der Lage in die Praxis zu kommen und man kann dort mit mehreren Menschen in der Gruppe arbeiten. Nun entsteht die Frage, was man in Einzeltherapie in der Häuslichkeit durchführen kann.

> **Wichtig** Die Ziele der Therapie sollten sich nicht von den Zielen in der Gruppe unterscheiden. Nur die Umsetzung erfolgt etwas anders.

Man muss sich ebenso wie in der Gruppe die Phase der Erkrankung klarmachen und viele Möglichkeiten, die man in der Gruppe anwendet auf den einzelnen Menschen übertragen und somit etwas abwandeln.

Häufig handelt es sich um beginnende Demenz und hier kommt zum Tragen, was in Kap. 7 geschildert wird.

Bei mittlerer und schwerer demenzieller Erkrankung muss man sich ebenfalls die Ziele, die für eine Gruppe gelten, zu Eigen machen.

Der **Vorteil bei einer Einzeltherapie** ist, dass man intensiver und noch **gezielter** arbeiten kann. Nimmt man das Beispiel „Kochen", so kann man durch die Einzeltherapie jeden Druck vermeiden, da man ganz persönlich auf den kranken Menschen eingehen kann, und auch der Zeitraum der einzelnen Schritte vom Kranken selbst bestimmt werden kann. In einer Gruppe kann manchmal das Problem auftreten, dass die einen Teilnehmer noch mehr Kompetenz haben als die anderen und es dadurch zu einem Negativerlebnis kommt. Kochen ist eine Alltagshandlung, die jahrelang durchgeführt wurde. Manches ist noch im Langzeitgedächtnis gespeichert. Man kann deshalb noch vorsichtig einzelne Schritte der Handlungsplanung (Kap. 3) durch Hilfestellung erreichen. Klar muss einem aber als Therapeutin sein, dass man die Handlungsplanung im eigentlichen Sinn nicht mehr „trainieren" kann. Vielleicht gelingt es auch, die Handlungskompetenz noch für eine Weile aufrecht zu erhalten. Auf jeden Fall gibt es ein positives Gefühl, noch Handlungen durchführen zu können.

9.2   Einzelbehandlung bei Hyperaktivität

Eine Hyperaktivität tritt erst bei fortgeschrittener Erkrankung und vor allem bei einer frontotemporalen Demenzerkrankung auf.

Die Hyperaktivität mancher demenzkranken Menschen zwingt zur Einzelbehandlung. Diese Menschen laufen ununterbrochen und man kann diese Menschen kaum dazu bewegen, sich kurz hinzusetzen (Kap. 8). Diese Menschen sind **nicht „gruppenfähig"**. Man tut ihnen meistens auch nichts Gutes, wenn man sie in eine Gruppensituation einbinden will. Sie brauchen die überdurchschnittliche Bewegung. Hier muss man nun sehen, ob dieser Mensch überhaupt eine Therapie benötigt. Ein schwerst an Demenz erkrankter Mann lief den ganzen Tag auf dem Flur auf und ab, wickelte sich gelegentlich in die Gardine am Fenster ein, das sich am Ende des langen Flurs befand, und wirkte dabei sehr zufrieden. Da stellt sich nun die Frage, ob man hier eingreifen muss. Die Frage stellt sich, warum läuft dieser Mann und warum wickelt er sich in die Gardine ein? Er will sich durch das

Laufen spüren, und das Einwickeln in die Gardine gibt seinem Körper Informationen über dessen Grenzen. Man muss sich darüber klarwerden, wo Therapie ansetzen soll und muss. Ein Überangebot an Therapie kann auch schädlich sein. Man tut sich als Therapeutin sehr schwer, diese Grenzsituationen zu akzeptieren. Aber gerade in der Arbeit mit demenzkranken Menschen muss man sich immer wieder in seiner Arbeit hinterfragen.

Wenn man aber zu dem Ergebnis kommt, dass man bei solchen Menschen noch Therapie durchführen muss, so muss man Möglichkeiten suchen, die diesen Menschen die **Spürinformation für ihren Körper** besonders gut geben. Man muss ihnen Gegenstände geben, die sie schieben können, die schwer sind und die sie auf „Wanderschaft" mitnehmen können. Sie können schwere Kästen mit Flaschen tragen, sie können andere Menschen im Rollstuhl schieben oder aber in einer Einrichtung oder im Krankenhaus den Essenswagen schieben.

9.3   Einzelbehandlung bei Schwerstkranken

Die dritte Situation, bei denen Menschen in Einzeltherapie behandelt werden müssen, sind die Schwerstkranken und auch immobilen demenziell erkrankten Menschen, auf deren Behandlung schon in Kap. 8 hingewiesen wurde.

Man kann auch in der Einzeltherapie über „**Schaade-Mappen**" arbeiten. Hier greift genauso wie in der Gruppenarbeit die Darbietung eines Themas über Bild, Schrift eines Wortes und den Gegenstand. Man kann hier den einzelnen Kranken das Bild heraussuchen lassen und vielleicht auch den Gegenstand dazu. Man kann über Sprichwortkarten das Sprichwort vollenden lassen. Man kann aber auch noch eine ganze Weile kreativ arbeiten mit Werkarbeiten und auch Malen. Beispiele hierzu findet man unter dem Thema Spiel (Kap. 10)

9.4   Fazit

Es wurde schon darauf hingewiesen, dass bei vielen demenziell erkrankten Menschen die Gruppentherapie am besten geeignet sei, aber wie aus den Ausführungen zu sehen ist, gibt es viele Gründe, mit demenziell erkrankten Menschen auch in Einzeltherapie zu arbeiten. So geht der Therapieansatz bei Einzel- und Gruppentherapie ineinander über. Man muss als Therapeutin nur sehr **kreativ agieren** und die Möglichkeiten der Materialien und Methoden variieren.

Darstellung der Arbeit einer ergotherapeutischen Praxis mit Schwerpunkt Demenz und neurologische Erkrankungen am Beispiel der Praxis für Ergotherapie Dorothee Danke

10

Dorothee Danke

Inhaltsverzeichnis

© Der/die Autor(en), exklusiv lizenziert an Springer-Verlag GmbH, DE, ein Teil von Springer Nature 2023
G. Schaade, D. Danke, *Ergotherapeutische Behandlungsansätze bei Demenz und Korsakow-Syndrom*, https://doi.org/10.1007/978-3-662-66731-6_10

10.1 Praxis für Ergotherapie mit Schwerpunkt Demenz und neurologische Erkrankungen

10.1.1 Einleitende Gedanken

Ergotherapeutische Praxen sind Teil der ambulanten Versorgung in Deutschland und unterstützen ihre Patient*innen dabei, im häuslichen Umfeld gut versorgt zu sein, alle therapeutischen Möglichkeiten auszuschöpfen und stationäre Einrichtungen wie beispielsweise Krankenhaus oder Pflegeheim abzuwenden. Sie leisten engagierte, fachlich hochqualifizierte Arbeit. Seit einigen Jahren lässt sich ein zunehmender Bedarf an ambulanter Versorgung besonders im Bereich Demenz, Geriatrie und Neurologie feststellen.

Als Inhaberin einer seit 2011 bestehenden ergotherapeutischen Praxis, deren Schwerpunkt auf der Behandlung und Begleitung von Demenzpatient*innen liegt, wurden – gemeinsam mit einem langjährig zusammengewachsenen Team, dem ich hiermit ausdrücklich danken möchte, – Strukturen in der Praxis geschaffen, deren Darstellung informativ, unterstützend und hilfreich für andere Praxen sein können. Auch als Dozentin im Bereich Demenz erlebe ich eine erhebliche Zunahme komplexer Fragestellungen aus diesem Bereich – Praxisgründung, Strukturen, Verordnung von Ergotherapie, Gesunderhaltung des Teams etc. Bei der Suche nach geeigneter Literatur fand ich nur wenig Passendes, deshalb bin ich sehr dankbar, meine Überlegungen und Erkenntnisse in dieser Ausarbeitung darlegen zu können.

10.1.2 Persönliche Gedanken zur Motivation, als Ergotherapeutin mit demenziell erkrankten Menschen zu arbeiten

Warum berührt mich die Arbeit mit demenziell erkrankten Menschen und warum finde ich es wichtig, anderen Menschen davon zu erzählen?

Ich bin mir sicher: wenn wir erkennen, warum wir eine bestimmte Arbeit tun, können wir diese mit großer Freude und selbstbewusst ausführen. Häufig wurde und werde ich gefragt, warum ich „ausgerechnet mit demenzkranken Menschen" arbeiten möchte.

Für viele Menschen ist „die Demenz" immer noch eine unfassbare Krankheit mit schweren, bedrohlichen Auswirkungen. Häufig wird versucht, die Erkrankung wie einen „normalen Alterungsprozess, nur etwas ausgeprägter" einzuordnen, während Erkrankungen wie Amyotrophe Lateralsklerose, Morbus Parkinson oder Multiple Sklerose nicht infrage gestellt werden.

Die Wahrscheinlichkeit ist sehr hoch, dass die Erkrankung auch uns, unsere Freunde, Nachbarn oder gar die engste Familie treffen wird.

Mir wurde früh von meinen Eltern und meinen beiden älteren Schwestern – alle im Sozial- und Gesundheitsbereich tätig – die Haltung vermittelt, vorurteils- und angstfrei helfen zu wollen und zu können. Auch die christlichen Werte und Normen, die ich in meinem Elternhaus erlernte, waren für meine Berufswahl entscheidend.

Angezündet für die Arbeit mit demenziell erkrankten Menschen wurde ich in der Ausbildung, während eines Praktikums bei Gudrun Schaade. Dabei lernte ich Menschen kennen, die in ihren Handlungen häufig unberechenbar scheinen, auf uns „verrückt" wirken, die nicht kalkulierend, nicht wertend, nicht auf den eigenen Vorteil bedacht sind, die keine Erwartungen erfüllen und auch nichts erwarten, die sich ungewollt komisch, rätselhaft und nicht der Norm entsprechend verhalten; die aber über das Gefühl erreichbar und trotz ihrer Einschränkungen oft ungewöhnlich empathisch sind. Ich verstand: Kontakt ist nur möglich, wenn wir die Menschen mit Demenz respektieren und ernst nehmen, so wie sie sind, und sie vor allem nicht zu belehren versuchen.

Während der Therapie erlebte und erlebe ich sofortige, spontane Antwort auf meine Angebote, sehe für Momente Freude, starke Gefühle, viel Lachen, trotz des großen Verlustes, der Tragik im Leben der Patient*innen. Ich kann und muss in ihr Leben eintauchen, das für sie ohne Vergangenheit, ohne Zukunft abläuft, aber dafür starke physische und psychische Berührungen für Momente ermöglicht. Die Begegnung erfordert und bewirkt großes gegenseitiges Vertrauen. Ich erlebe aber immer wieder auch Kontakte, die nicht gelingen; jeder einzelne Mensch ist immer eine Herausforderung.

In meinem Praktikum bei Gudrun Schaade wurde meine Neugier geweckt; der ganze Bereich „Demenz" war für mich neu. Der langsame, aber doch stetige Wissenszuwachs in der Medizin war und ist für mich besonders interessant. Angesichts des unausweichlichen Voranschreitens und der Nichtheilbarkeit der Krankheit sind kontinuierliche Forschung und die Aufklärung der Betroffenen und der Behandelnden weiterhin notwendig.

Aber auch die Not der Betroffenen zu erkennen und nicht wegschauen zu können, bewegte mich damals und bewegt mich bis heute. Für mich sind demenzerkrankte Menschen immer noch die Vergessenen, die Schützenswerten und die zu Beschützenden, die Beistand und Unterstützung für ein erwachsenes Leben bis zum Schluss benötigen. In der Begegnung mit demenziell Erkrankten bedarf es Respekt und Wertschätzung für den Menschen – „Die Würde des Menschen ist unantastbar!".

Die Krankheit zwingt die Umgebung und mich als Therapeutin zu Verlässlichkeit, Wiederholungen und festen Strukturen – ich empfinde diese als hilfreich und stabilisierend. Ich erkenne in der Arbeit die Grenzen meiner eigenen Leistungsfähigkeit und es stellen sich mir Fragen wie: Was bin ich ohne meine Leistungsfähigkeit? Was macht mich aus? Was bin ich ohne mein Gedächtnis?

Eine wesentliche Grundlage für meine persönliche Entwicklung und für die Fähigkeit, Verhalten und Handlungen von mir und Anderen nachvollziehen zu können, ist die Selbstreflexion; sie ist maßgeblich für das Verstehen von uns selbst und unseren Mitmenschen, was wiederum die Voraussetzung für Beziehungsfähigkeit und Empathie darstellt. Die Auseinandersetzung mit Leben und Sterben, Tod und Trauer gehört zu unserer Arbeit und unserem Leben und kann maßgeblich dabei helfen, unserem Leben einen tieferen Sinn zu geben.

10.2   Praxisstrukturen

10.2.1 Arbeitsorganisation

In der Praxis arbeiten derzeit neun Frauen, davon acht Ergotherapeutinnen (vier Vollzeitkräfte, vier Teilzeitkräfte) sowie eine Büroassistentin. Sie sind zwischen 30 und 50 Jahren alt und zumeist Mütter. Schwerpunkt der Praxis ist die Behandlung von Menschen mit Demenz und anderen neurologischen Erkrankungen, hauptsächlich geriatrische Patient*innen, im häuslichen Umfeld, in stationären Einrichtungen und in der Praxis in Einzeltherapie. Es gibt 2 Leitungskräfte mit der Inhaberin als Gesamtleitung und einer fachlichen Leitung. Alle Therapeutinnen haben neben dem Schwerpunkt Demenz einen weiteren individuellen Schwerpunkt. Aufgrund der hohen Anzahl an Anfragen von Patient*innen können sich die Therapeutinnen ihre Arbeitsbereiche selbst zusammenstellen, diese gestalten und auch selbst entscheiden, mit welchen Patient*innen sie arbeiten. Von Juli 2020 bis Juli 2021 wurden in der Praxis insgesamt 170 Patient*innen behandelt, davon 98 weiblich und 72 männlich. Unsere jüngste Patientin ist 4 Jahre alt und unser ältester Patient 98 Jahre.

Zeitraum Juli 2020 - Juli 2021

Altersbereiche in Jahren	5 - 17	18 - 39	40 - 59	60 - 69	70 - 79	80 - 89	90 - 98
Anzahl Patient*innen	9	4	16	15	41	57	28

Diagnose / Diagnosegruppen	Anzahl Patient*innen
Demenz	53
Morbus Parkinson	7
Multiple Sklerose	6
Apoplex / Hirninfarkt	27
Andere neurologische Erkrankungen	35
Psych. Erkrankungen / ADHS / Entwicklungsstörungen	22
Hand-Erkrankungen / -Verletzungen	18
Sonstige Erkrankungen	2

10.2.2 Behandlungsdauer

Im betrachteten Zeitraum mit insgesamt 170 Personen wurden 92 Patient*innen schon vor dem Jahr 2020 behandelt; davon sind aktuell immer noch 65 in Behandlung. Die Bandbreite der Behandlungseinheiten und -dauer liegt zwischen einer Behandlung und der Behandlungsdauer von bis zu 10 Jahren. Die durchschnittliche Behandlungsdauer liegt bei 2,8 Jahren. Im Zeitraum zwischen Juli 2020 bis Juli 2021 sind 27 Menschen verstorben. Betreuende und/oder Angehörige haben bei 8 ihnen anvertrauten pflegebedürftigen Personen die Ergotherapie abgebrochen, obwohl aus ärztlicher und ergotherapeutischer Sicht die Fortsetzung der Therapie als notwendig eingeschätzt wurde. Bei 12 Personen wurde Ergotherapie aus unterschiedlichen Gründen nicht weiter verordnet, 8 Patient*innen sind verzogen und 4 sind genesen. Im Vergleich zum Vorjahr 2019/2020 ist seit Anfang August 2020 die Anzahl der Verstorbenen um ca. 30 % in unserer Praxis gestiegen: nach meiner Einschätzung eher nicht aufgrund von Covid-19 oder anderen Erkrankungen, sondern durch das wiederkehrende Fehlen von therapeutischen Maßnahmen, Beschäftigungs-, Betreuungs- und Freizeitangeboten, wie auch durch Beziehungsabbrüche, Verlust von sinnhaften Aktivitäten und menschlichen Kontakten.

10.2.3 Verteilung Demenzformen

In der beschriebenen Praxis sind ca. 30 % aller Behandlungen Demenzbehandlungen. Die Demenzdiagnosen verteilen sich hauptsächlich auf Demenz ohne nähere Bezeichnung, Alzheimer-Demenz und vaskuläre Demenz. Seltener sind Anfragen und Behandlungen für Lewy-Body-Demenz, Frontotemporale Demenz oder Korsakow-Syndrom. Das liegt, neben der geringeren Erkrankungshäufigkeit, daran, dass dies zumeist Patient*innen mit herausforderndem Verhalten sind. Sie benötigen oft längere Phasen des Kennenlernens und auch flexible Reaktionsmöglichkeiten hinsichtlich Ort und Zeit der Behandlung. Dies ist aber durch die stark formalen Vorgaben der Heilmittelrichtlinien nicht gegeben, weshalb Therapien nach kurzer Erprobungsphase teilweise abgebrochen werden müssen. Häufig kommen geriatrische Patient*innen mit Erkrankungen des Bewegungs- und Stützapparates und mit neurologischen Erkrankungen, bei denen sich in der Behandlung der jeweiligen Erkrankung kognitive Einschränkungen zeigen und vermutlich eine demenzielle Entwicklung vorliegt, obwohl diese nicht diagnostiziert wurde. Darauf muss dann in der Behandlung Rücksicht genommen werden, beispielsweise werden Übungsprogramme und verbale Erläuterungen angepasst. Darüber hinaus wird die verordnende Ärztin oder der Arzt über den Befund unterrichtet und kann so weitere Schritte einleiten.

10.2.4 Arbeitsorte und Arbeitsschwerpunkte

Ergotherapie kann als Behandlung in der Praxis oder in der häuslichen Umgebung verordnet werden. Die Verordnung als Hausbesuch ist allerdings nur dann möglich, wenn die Patient*innen die Praxis nicht aufsuchen können oder wenn die Hausbehandlung aus medizinischen Gründen erforderlich ist. Aufgrund des Fachkräftemangels auch bei den Ergotherapeut*innen gibt es jedoch lange Wartelisten mit Therapieanfragen – sowohl für die Praxis als auch für den häuslichen Bereich. Die Arbeit in der Praxis ist aus wirtschaftlichen Gründen sinnvoll, da viele Patient*innen nacheinander Therapie erhalten und so Planungssicherheit und finanzielle Einnahmen gewährleistet sind. Therapieräume und Therapiezeiten können geplant und bei kurzfristiger Absage anderen Patient*innen für zusätzliche Therapieangebote zur Verfügung gestellt werden. Materialien sind vor Ort und werden nicht durch den Transport zusätzlich abgenutzt, die Dokumentation kann schnell und in entsprechend ausgestatteten Räumen durchgeführt und auftretende Fragen oder Probleme können kurzfristig gelöst werden. Auch Wegezeiten und eine möglicherweise aufwendige Parkplatzsuche entfallen. Die Einsatzpauschale für Hausbesuche deckt die entstehenden Kosten nur zu einem Teil. Es gibt aber die Verpflichtung, Patient*innen auch im häuslichen Bereich weiterhin zu versorgen und dem kommen wir aus fachlichen und ethischen Gründen nach.

Besonders bei Menschen mit Demenz ist es aus fachlicher Sicht häufig sehr sinnvoll, schon früh in der Häuslichkeit zu arbeiten, um auf dort auftretende Probleme schnell und angemessen reagieren zu können. Darüber hinaus sind Absprachen mit Angehörigen oder

Menschen aus dem Unterstützungssystem einfacher. Neue therapeutische Ideen können sofort ausprobiert und angewendet werden, sind besser nachvollziehbar und die Integration ins häusliche Umfeld kann sofort erfolgen. Solange die Patient*innen in der Praxis behandelt werden, ist alltagsbezogene Therapie häufig nur schwer möglich, Probleme werden zu spät thematisiert und erkannt und erarbeitete Lösungen können ebenfalls nur schwer in den Alltag übernommen werden. Angebote, die ausschließlich in der Praxis stattfinden können, sind bei dieser Erkrankung nur selten notwendig. Die Therapie im häuslichen Umfeld ist oft sehr intensiv, individuell und erfordert viel Vertrauen von den Patient*innen und gegebenenfalls den Angehörigen. Es braucht eine aktive Bereitschaft, Hilfe im privaten Umfeld anzunehmen, Schwächen und Probleme können nicht kaschiert werden und zeigen sich schnell und deutlich.

Die Ergotherapeutinnen behandeln in allen Bereichen, in der Praxis, in stationären Einrichtungen wie beispielsweise Pflegeheime oder Wohngemeinschaften für demenziell Erkrankte oder im ursprünglichen Wohnumfeld.

Die Auswahl der Patient*innen gestaltet sich nach Reihenfolge der Anmeldung, absehbarem Aufwand, fachlichen Kompetenzen und persönlichen Kräften der entsprechenden Therapeutin, freien Therapie- und Wegezeiten. Weiterhin müssen Besonderheiten bedacht werden, beispielsweise kann es bei der Aufnahme vieler Patient*innen in einer stationären Einrichtung bei kurzfristiger Schließung dieser Einrichtung durch z. B. einen Coronaausbruch zu existenziellen Problemen der Praxis kommen.

In der beschriebenen Praxis sind alle Therapeutinnen im Bereich Demenz fortgebildet und in diesem Bereich auch tätig. Darüber hinaus hat jedoch jede Therapeutin für sich einen weiteren Schwerpunkt entwickelt und ist auch in diesem tätig. So gibt es beispielsweise Therapeutinnen mit dem Schwerpunkt Demenz und Pädiatrie oder Handtherapie oder psychiatrische Erkrankungen.

Das Team bekommt auf diese Weise Informationen und Ideen aus verschiedenen Fachbereichen und kann so die Kompetenzen stetig erweitern. So können Ideen und Erkenntnisse aus der sensorischen Integrationstherapie mit Kindern für die Arbeit mit demenziell Erkrankten adaptiert und implementiert werden. Sowohl im Bereich der Ergotherapie bei Demenz und als auch bei der Handtherapie stehen die Hände als wichtigstes Ausdrucksmittel der Menschen im Zentrum der Therapie und auch diese Fachbereiche können sich gegenseitig ergänzen und bereichern.

10.3 Arbeitsschutz und Gesunderhaltung

10.3.1 Persönliche Erfahrungen

Im Verlauf meiner ergotherapeutischen Tätigkeit erlebte ich sowohl als Angestellte als auch als leitende oder selbständige Ergotherapeutin bei vielen Kolleginnen und Kollegen, dass sie krank wurden oder den Beruf bzw. den Bereich wechselten. Das hatte häufig strukturelle Gründe wie z. B. schlechte Bezahlung und lange Arbeitszeiten. Auch anhaltende psychische Belastungen wie der fortwährende Umgang mit Menschen in Krisen, Umgang mit Tod und Sterben, aber auch zu wenig Anerkennung durch das Team und die Leitung führten zum Weggang. Ich bedaure sehr, wenn Ergotherapeut*innen aus unserem Beruf, auf den ich sehr stolz bin, aussteigen; nicht zuletzt, weil es einen großen Therapeut*innenmangel gibt und wir den Bedarf inzwischen nicht mehr abdecken können. Eindrucksvoll waren für mich insbesondere die folgenden Ereignisse in den vergangenen Jahren.

Eine Mitarbeiterin meiner Praxis kündigte, für mich völlig unerwartet und unvorhergesehen. Sie hatte sich intensiver als andere Kolleginnen auf die Erkrankung Demenz spezialisiert und in diesem Bereich große therapeutische Erfolge erzielt. Sie kündigte und wollte unbedingt den Bereich wechseln. Sie arbeitet inzwischen als Ergotherapeutin mit Kindern.

Ein mir bekannter Praxisinhaber erkrankte schwer an Krebs. Wie er mir erzählte, hatte er es nicht geschafft, sich angemessen um sich selbst zu kümmern, und regelmäßig zu Früherkennungsuntersuchungen zu gehen.

Eine Mitarbeiterin, die im vorherigen Beschäftigungsverhältnis langfristig erkrankt war, fing über eine Eingliederungsmaßnahme an, in meiner Praxis zu arbeiten. Die Agentur für Arbeit hatte ihr vorher vorgeschlagen, den Beruf zu wechseln, doch sie wollte unbedingt in ihrem Beruf als Ergotherapeutin weiterarbeiten. Nach entsprechender Eingliederungszeit und gezielten, auf sie abgestimmten Strukturhilfen hat sie es geschafft, gesund und zufrieden zu bleiben und erfolgreiche Arbeit zu leisten.

Durch diese Erlebnisse wurde mir sehr deutlich, dass Maßnahmen zur Gesunderhaltung fortlaufend erfolgen sollten, feste Strukturen benötigt werden und ein individueller Blick auf den einzelnen Menschen wichtig ist.

10.3.2 Gesunderhaltung des Praxisteams

Die Gesunderhaltung des Praxisteams sollte einen hohen Stellenwert in der täglichen Arbeit haben. Jede ergotherapeutische Praxis benötigt dafür ein motiviertes Team und eine engagierte Leitung sowie Unterstützung durch eine dafür eingesetzte Arbeitsschutzbeauftragte. Das ist eine Mitarbeitende aus dem Team, die speziell geschult und dadurch fachlich kompetent diese Aufgaben erfüllt. Um die erforderlichen Maßnahmen zu erarbeiten, teilweise selbst durchzuführen und zu kontrollieren sind mindestens 2 Stunden wöchentliche Arbeitszeit notwendig. Die verschiedenen, umfangreichen Themenkomplexe sollten in Abstimmung mit Praxisleitung und Team erarbeitet und durchgesetzt werden. Zunehmende Erfahrungen und Kenntnisse führen zu sinnvollem Handeln, auch aufgrund der Erkenntnis, dass die Gesunderhaltung des Teams stets mit der persönlichen Gesundheitserhaltung einhergeht. Ziel ist es, ohne vermeidbare Gefährdung, zufrieden und ruhig arbeiten zu können und fachlich gute Arbeit zu leisten. So können auch die Patient*innen optimal versorgt werden, die Praxis genießt einen guten Ruf und erlangt auch dadurch wirtschaftlichen Erfolg.

10.3.3 Vorgaben Berufsgenossenschaft

Strukturen und Arbeitsabläufe sollten fortwährend überprüft und angepasst werden, um Gefährdungen zu identifizieren und sie auf diese Weise zu vermeiden. Wie kann das Team einer Ergotherapie-Praxis angesichts anhaltender Belastungen gesund bleiben? Es werden von der Berufsgenossenschaft Maßnahmen in verschiedenen Bereichen vorgegeben, die dem Arbeitsschutz dienen und unbedingt gepflegt werden sollten. Dazu zählen die Bereiche: Gefährdungsbeurteilung, Unterweisungen und Belehrungen, arbeitsmedizinische Vorsorge, Geräte und Anlagen, Unfallanzeigen und Verdacht auf Berufskrankheit. Bei der Gefährdungsbeurteilung werden Arbeitsbereiche und Tätigkeiten festgelegt, Gefährdungen ermittelt und beurteilt, anschließend Maßnahmen festgelegt und durchgeführt, ihre Wirksamkeit überprüft und die Gefährdungsbeurteilung kontinuierlich danach angepasst. Unterweisungen und Belehrungen finden beispielsweise in den Bereichen Verhalten bei Unfällen und Notfällen, Gefährdungen am Arbeitsplatz, Schutzmaßnahmen im Umgang mit gefährlichen Stoffen, Arbeitsmitteln, Geräten und Anlagen und persönlicher Schutzausrüstung statt. Arbeitsmedizinische Vorsorge soll arbeitsbedingte Erkrankungen frühzeitig erkennen, um Berufskrankheiten vorzubeugen. Zum Beispiel sollten Vorsorgeuntersuchungen angeboten werden, wenn Mitarbeitende unter erhöhter körperlicher Belastung wie Heben, Halten und ständigem Rumpfbeugen arbeiten und diese Bewegungen zu Schädigungen des Skelett- und Muskelsystems führen können.

Geräte und Anlagen sollten geprüft und der Umgang mit ihnen geschult werden, sowie Betriebsanweisungen dafür ausliegen. Unfälle und der Verdacht auf Berufskrankheiten sind unbedingt anzuzeigen. Die für Ergotherapie-Praxen zuständige Berufsgenossenschaft Gesundheitsdienst und Wohlfahrtspflege (BGW) hat verschiedenste Angebote in den Bereichen Arbeitsschutz, Gesunderhaltung und Wiedererlangung von Gesundheit. Es gibt eine Vielzahl von Flyern, Broschüren und Zeitschriften, die darüber informieren. Außerdem bietet die BGW Fort- und Weiterbildungen an. Die Beratung vor Ort oder die telefonische psychologische Beratung nach Unfällen ist möglich, ebenso wie die Teilnahme an Ersthelfer-Kursen. Weiterhin finanziert die BGW Rehabilitationsangebote, Maßnahmen nach Erkrankungen durch Unfälle oder andauernde berufliche krankmachende Belastungen, und gegebenenfalls im Anschluss eine Berufsunfähigkeitsrente. Besonders empfehlenswert sind die im 2jährigen Abstand stattfindenden Ersthelfer-Kurse. Sie geben Sicherheit besonders für die tägliche Arbeit mit schwer erkrankten Menschen im häuslichen Umfeld.

10.3.4 Gefährdungsbeurteilung einer ergotherapeutischen Praxis mit Schwerpunkt Demenz und neurologische Erkrankungen

Ein sehr wichtiger Bereich für den Arbeitsschutz in einer ambulanten Praxis ist die Gefährdungsbeurteilung mit der Feststellung aller wichtigen Gefahrenbereiche und Belastungen und den daraus resultierenden Schutzzielen und Schutzmaßnahmen (vgl. Gefährdungsbeurteilung BGW, o. J.). Auch Themen wie Abschied, Leid, Sterben und Tod der Patient*innen bedeuten potenzielle Gefährdungen und können zur Gefahr werden, so dass Ergotherapeut*innen möglicherweise krank werden oder aus dem Beruf gehen bzw. den Bereich wechseln.

Körperliche Belastungen und mechanische Einwirkungen:

- Arbeiten in einseitiger Haltung, ergonomisch ungünstige Körperhaltung
- häufiges (mehr als 5–6 mal pro Stunde) Strecken, Beugen, Hocken oder sich gebückt halten, sowie sonstige Tätigkeiten mit Zwangshaltungen
- Heben, Halten, Bewegen, Befördern der Patient*innen von Hand ohne Hilfsmittel per Transfer mit eigener Körperkraft oder eigenem Körpergewicht zur Liege, zum Stuhl/ Rollstuhl bei erhaltener Fähigkeit der Patient*innen zur Mitarbeit, dabei gelegentlich mehr als 5 kg Gewicht, selten mehr als 10 kg Gewicht
- Tätigkeiten, bei denen mechanische Hilfsmittel eingesetzt werden, beispielsweise Rutschbretter, Drehscheiben, gelegentlich Personenlifter, wobei die körperliche Beanspruchung/Belastung gelegentlich mehr als 5 kg Gewicht, sehr selten mehr als 10 kg Gewicht beträgt
- Absicherung der Patient*innen vor Stürzen und Stabilisierung bei Sturzgefahr, dabei kann die Belastung für die Therapeut*in auch das gesamte Körpergewicht der Patient*in sein
- Stolper-, Rutsch- und Sturzunfälle, Gefahr durch Fallen oder Stürzen bei therapeutischen Bewegungsangeboten im Raum, z. B. Gehübungen und Parcours oder mit Sportgeräten, wie Sprossenwand, Ergometer, Schaukel, Schaukelbrett, Hängematte
- Sturzgefahr bei therapeutischem Radfahren, Laufrad, Roller

Schutzziele

- Erkrankungen/Verletzungen des Muskel-Skelett-Systems vermeiden
- Gefährdung zu stolpern, auszurutschen oder zu stürzen auf ein Minimum reduzieren

Schutzmaßnahmen

- Arbeitsplätze ergonomisch gestalten, zum Beispiel durch höhenverstellbare Liegen, therapeutische und individuell verstellbare Arbeitsstühle
- für abwechselnde Tätigkeiten sorgen; wenn möglich, unterschiedliche Behandlungstechniken anwenden
- Einsatz von Hilfsmitteln, zum Beispiel Gleitmatten, Antirutschmatten oder Transfer-Hilfen
- Pausen mit Übungen gegen Verspannungen
- sichere Leitern und Tritte (entsprechend DIN-Normen) verwenden
- sichere Böden (rutschfest, fest verlegt)
- Arbeitswege und -flächen freihalten

- Abstellmöglichkeiten für mobile Geräte und Arbeitsmittel schaffen
- Schuhe tragen, die eine rutschhemmende Sohle haben, Halt geben, hinten und vorne geschlossen sind
- Rückenschule empfehlen, rückengerechtes Arbeiten ermöglichen
- Mitarbeitende im physiologischen Arbeiten, beispielsweise zur Entlastung der Hand- und Fingergelenke unterweisen
- Mitarbeitende regelmäßig, mindestens jährlich in den erforderlichen Schutzmaßnahmen unterweisen und Unterweisungen dokumentieren

Für Schwangere oder stillende Mütter erfordert diese Gefährdung eine Anpassung der Arbeitsorganisation (z. B. durch gezielte Auswahl der zu behandelnden Patient*innen).

Bedrohungen und Angriffe durch andere Personen/Alleinarbeit:
- Unfallgefahr, insbesondere beim Umgang mit potentiell verwirrten, desorientierten Patient*innen mit herausforderndem Verhalten
- Diebstahl, Raub und Einbruch
- sexualisierte Übergriffe

Schutzziel

- persönliche körperliche und psychisch Unversehrtheit

Schutzmaßnahmen

- Fachwissen über Erkrankungen und Wissen über Auslöser von herausforderndem Verhalten
- Bewegungsmelder im Praxisflur, gegebenenfalls in weiteren Räumen
- abends Beleuchtung in Räumen und Flur
- Räume abschließbar
- möglichst immer 2 Personen anwesend
- beim Verlassen der Praxis wird der allein Zurückbleibenden Bescheid gegeben
- Telefon in jedem Raum und Mobiltelefon für jede Mitarbeitende
- bei sexualisierten Bemerkungen und Handlungen, aber auch bei subjektivem sich unwohl fühlen wird dieses angesprochen
- bei übergriffigem Verhalten wird sich gegebenenfalls von den Patient*innen getrennt
- Rückmeldungen an Arbeitgeber*innen, Angehörige, Zuweiser*innen und evtl. Polizei
- Mitarbeitende regelmäßig, mindestens jährlich, in den erforderlichen Schutzmaßnahmen unterweisen und die Unterweisungen dokumentieren

Für Schwangere oder stillende Mütter erfordert diese Gefährdung eine Anpassung der Arbeitsorganisation (z. B. durch gezielte Auswahl der zu behandelnden Patient*innen).

Tätigkeiten mit Gefahrstoffen oder in Arbeitsbereichen, in denen Gefahrstoffe verwendet werden (speziell Haut/Atemwege):

- Aerosole bei Sprüh- und Wischdesinfektion für Oberflächen und Gegenstände
- häufiger Kontakt mit Reinigungs- und Desinfektionsmitteln beim Säubern von Arbeitsgeräten und -flächen (alle berührten Oberflächen und Gegenstände werden nach der Therapie desinfiziert)
- Händedesinfektion aller Personen vor, z. T. während und nach der Therapie
- Austrocknung der Haut durch häufiges Händewaschen
- Verwendung von Putzmitteln
- Verwendung von Farben, Lacken, Klebstoffen und Lösungsmitteln
- manche Massageöle und Hautdesinfektionsmittel enthalten Duft-, Farb- und Konservierungsstoffe

Schutzziele

- Gesundheitsschäden durch Gefahrstoffe vermeiden
- Haut der Mitarbeitenden schützen, so dass sie auch nach langjähriger

Berufstätigkeit gesund bleibt

- Allergien langfristig vermeiden
- Akute und chronische Atemwegserkrankungen verhindern

Schutzmaßnahmen

- Gefahrstoffe ermitteln und Ersatzstoffe prüfen
- Gefahrstoffverzeichnis erstellen
- Mitarbeitende im Umgang mit Gefahrstoffen unterweisen
- Sicherheitsdatenblätter und Produktinformationen vorhalten und beachten
- Mitarbeitende in Hautschutz und Händehygiene unterweisen
- Hautschutz- und Händehygieneplan erarbeiten und aushängen
- rückfettende Händedesinfektion bevorzugen,
- Waschlotionen, Hautschutz- und Hautpflegecreme ohne Duft-, Farb- und Konservierungsstoffe zur Verfügung stellen
- chemikalienbeständige, allergenarme Haushaltshandschuhe für Reinigungs- und Desinfektionsarbeiten benutzen
- medizinische Einmalhandschuhe in der Therapie tragen (ungepudert und latexfrei)
- brennbare Flüssigkeiten in größeren Mengen (ab 1 L) in separaten Räumen mit ausreichender Belüftung lagern
- Ersatzstoffe und -verfahren prüfen: zum Beispiel aldehydfreie Flächen- und Instrumentendesinfektionsmittel verwenden, von Sprüh- auf Wischdesinfektion umstellen
- für ausreichende Raumlüftung sorgen

- Mitarbeitende regelmäßig, mindestens jährlich in den erforderlichen Schutzmaßnahmen unterweisen und die Unterweisungen dokumentieren

Für Schwangere oder stillende Mütter erfordert diese Gefährdung eine Anpassung der
Arbeitsorganisation (z. B. durch gezielte Auswahl der durchzuführenden Therapien
und Abläufe).

**Umgang mit Biostoffen oder Tätigkeiten in Arbeitsbereichen, in denen
Kontakt zu Biostoffen besteht:**
- Ergotherapie ist eine Tätigkeit mit erhöhtem Infektionsrisiko aufgrund der Behandlung
  von Menschen
- Exposition gegenüber Krankheitserregern (z. B. Viren, Bakterien, Pilze) durch Haut-
  kontakt, Tröpfchen oder Aerosole
- erhöhte Ansteckungsgefahr durch geschwächten Immunstatus oder unvollständigen
  Impfstatus
- gelegentlich Kontakt zu Körpersekreten oder damit verunreinigter Wäsche oder
  Verbandsmaterial
  Schutzziel

- Mitarbeitende vor Infektionsgefahren schützen (Vermeidung vor Ansteckungen
  Infektionserkrankungen mit schweren Vewrlauf mit allen geeigneten Mitteln verhindern)

Schutzmaßnahmen

- Desinfektions- und Reinigungsplan erstellen
- Hautschutz- und Händehygieneplan erarbeiten und aushängen
- Mitarbeitende über Infektionsgefährdungen und Schutzmaßnahmen informieren
- latexfreie ungepuderte medizinische Einmalhandschuhe benutzen
- bei Verdachtsfällen arbeitsmedizinische Untersuchungen veranlassen
- Arbeitsmedizinische Vorsorgeuntersuchungen und Schutzimpfungen durchführen
- Impfstatus überprüfen
- persönliche Schutzausrüstung (PSA) tragen (medizinische Einmalhandschuhe,
  Schutzkittel, ggf. flüssigkeitsdichte Schürzen, Mund-Nasen-Bedeckung durch FFP2-
  oder OP-Masken)
- gesonderte Toiletten- und Pausenräume für Beschäftigte, die von Patient*innen nicht
  betreten werden
- Räume mit leicht zu reinigenden Fußböden, Arbeitsflächen und Oberflächen ausstatten
- Kontaktreduzierung
- ggf. Lüften, CO_2-Raumluft-Messung, Aufstellen von Lüftungsfiltergeräten
- Hygienekonzept Praxis erstellen und umsetzen
- Anwesenheitslisten zur Kontaktnachverfolgung führen
- bei erhöhtem Infektionsrisiko Anwesenheit von maximal 2 Personen im Raum/Flur

- Mitarbeitende regelmäßig, mindestens jährlich in den erforderlichen Schutzmaßnahmen unterweisen und die Unterweisungen dokumentieren

Für Schwangere oder stillende Mütter erfordert diese Gefährdung eine Anpassung der Arbeitsorganisation (z. B. Verkürzung der Arbeitszeit, längere Pausen, weniger Patient*innenkontakte, gegebenenfalls ausschließlich Behandlung von vollständig geimpften oder tagesaktuell getesteten Patient*innen).

Physikalische Einwirkungen:
- Vibrationen und Erschütterungen durch Patient*innen, verschiedene Handwerks- oder Vibrationsgeräte
- impulsartige Geräusche oder Lärmspitzen
- Hitze oder Kälte, Raumtemperaturen über 26 °C oder unter 17 °C

Schutzziel

- körperliche Gesundheit

Schutzmaßnahmen

- Kühlungs- und Belüftungsgeräte, Lüften; Heizgeräte
- Pausen-, Entspannungs- und Erholungszeiten
- abwechslungsreiche Tätigkeiten

Bei Einhaltung dieser Schutzmaßnahmen besteht keine erhöhte Gefährdung für Schwangere oder stillende Mütter; ggf. kann eine solche durch Anpassung/Änderung von durchzuführenden Therapien minimiert werden.

Verletzung durch Arbeitsgeräte:
- bei der Arbeit mit Werkzeugen, Geräten oder Maschinen, z. B. zur Holzbearbeitung
- Schnitt und Stichverletzungen bei handwerklichen Arbeiten und Küchenarbeiten
- beim Verstellen der Behandlungs liegen können Quetschungen entstehen

Schutzziel

- körperliche Gesunderhaltung

Schutzmaßnahmen

- Praxis ist mit GS-geprüften Behandlungsliegen ausgestattet
- Quetsch- und Scherstellen sind mehr als 20 cm vom Liegenrand entfernt

- regelmäßige Überprüfung der höhenverstellbaren Liegen durch Fachkräfte
- GS-geprüftes und gewartetes Werkzeug, wie bspw. Bohrmaschine
- Nachschärfen von Holzwerkzeugen
- Überprüfung auf Sicherheit und Funktionsfähigkeit des Werkzeuges vor jedem Einsatz
- Stich- und Schnittverletzungen im Verbandbuch dokumentieren – gilt auch bei Bagatellunfällen
- gezielte Unterweisungen im Umgang mit Werkzeug
- Mitarbeitende regelmäßig, mindestens jährlich in den erforderlichen Schutzmaßnahmen unterweisen und die Unterweisungen dokumentieren

Bei Einhaltung dieser Schutzmaßnahmen besteht keine erhöhte Gefährdung für Schwangere oder stillende Mütter.

Psychische Belastungen:
- getaktete Arbeit mit vorgeschriebenen Therapiezeiten
- bis zu 10 Einzelkontakte täglich mit Patient*innen, Zeitdruck
- Umgang mit Patient*innen in Ausnahmesituationen, z. B. bei häuslicher Gewalt
- Entscheidungsdruck bei unerwartet verschlechtertem Gesundheitszustand der Patient*innen, z. B. Verdacht auf Schlaganfall, Dehydrierung, Zustand nach Sturz, Wahn
- häufig isolierte Arbeitssituation, überwiegend Alleinarbeit
- Umgang mit chronisch Erkrankten, Leid, Sterben und Tod
- durch langjährige Beziehungen zu den Patient*innen Abschied besonders belastend
- zu wenig Therapeut*innen für zu viele Patient*innen
- Beschwerden über Zuzahlungen, Rechnungen
- Beschwerden über Ausfälle durch Krankheit und Urlaub der Mitarbeitenden

Schutzziel

- psychische Gesunderhaltung

Schutzmaßnahmen

- Konzept zur Gesunderhaltung der Mitarbeitenden
- Arbeitszeit und Freizeit ausgewogen planen
- Einhaltung von Pausenzeiten
- Getränke und Snacks zur Verfügung stellen
- wöchentliche Team-Zeit
- für jede Mitarbeitende Mobiltelefon und Laptop zur Kommunikation
- Kommunikation/Angebote für unterstützende Gespräche mit Kolleginnen und Kollegen sowie Leitungspersonen
- Einzel- oder Gruppensupervision bei Bedarf

- Fallbesprechungen, Intervision
- regelmäßige Fortbildungen
- jährliche Mitarbeitergespräche
- verschiedene Abschiedsrituale für verstorbene Patient*innen
- „Schatzkiste", gefüllt mit ausgesuchten Materialien, um sich auch im Praxisalltag etwas Gutes tun zu können
- gemeinsame Team-Feiern
- Sportliche Angebote
- Mitarbeitende regelmäßig, mindestens jährlich in den erforderlichen Schutzmaßnahmen unterweisen und die Unterweisungen dokumentieren

Für Schwangere oder stillende Mütter erfordert diese Gefährdung eine Anpassung der Arbeitsorganisation (z. B. Verkürzung der Arbeitszeit, längere Pausen, weniger Patient*innenkontakte).

Büroarbeit:
- langes Sitzen kann zu Verspannungen im Schulter-Nacken-Bereich und zu Rückenschmerzen führen
- Bildschirmarbeit kann zu einer starken Beanspruchung der Augen, des Nacken-, Schulter- und Armbereiches incl. Handgelenk führen
- mögliche Folgen sind Augenflimmern, Kopf- und Rückenschmerzen, Schmerzen im Hand-, Ellenbogen- und Schultergelenk

Schutzziel

- Überlastung und Erkrankungen des Muskel-Skelett-Systems sowie der Augen vermeiden

Schutzmaßnahmen

- regelmäßige Kontrolle der Sehfähigkeit und der Augen
- höhenverstellbare individuell angepasste Stühle und Tische
- angemessene Arbeitsplatzbeleuchtung
- angemessene Positionierung von Monitor, Tastatur und Maus
- Handgelenksauflage
- verschiedene Belüftungsmöglichkeiten
- Pausenzeiten und Möglichkeit, Bewegungsübungen durchzuführen
- betriebliches Angebot von Sport (Pilates, Yoga)
- Mitarbeitende regelmäßig, mindestens jährlich in den erforderlichen Schutzmaßnahmen unterweisen und die Unterweisungen dokumentieren

Für Schwangere oder stillende Mütter erfordert diese Gefährdung eine Anpassung der Arbeitsorganisation (z. B. Verkürzung der Arbeitszeit, längere Pausen).

Brandschutz:
- potenzielle Brandherde oder denkbare Brandursachen sind z. B.
  defekte Elektrogeräte, überlastete Elektroinstallationen oder Kerzen
- brennbare Flüssigkeiten wie alkoholische Desinfektionsmittel können sich entzünden
- abgestellte Kartons, Altpapier oder Öle sind brandfördernd
- Brände können zu schwerwiegenden, oft lebensbedrohlichen Rauchvergiftungen und Verbrennungen führen
- Öle, Farben, Lacke, Klebstoffe, Desinfektions- und einige Reinigungsmittel sind feuergefährlich

Schutzziel

- Brände werden verhütet
- im Falle eines Brandes gibt es keine Verletzten

Schutzmaßnahmen

- Feuerlöscher gut sichtbar und erreichbar platzieren
- Überprüfung Feuerlöscher alle zwei Jahre
- Mitarbeitende im Umgang mit Feuerlöschern schulen
- Branddecke für den Küchenbereich vorhalten
- Flucht- und Rettungswegeplan erstellen, Flucht- und Rettungswege kennzeichnen
- Fluchtwege frei und offen halten, keine Materialien und Gegenstände lagern
- brennbare Flüssigkeiten getrennt von leicht entzündlichen Materialien lagern
- größere Vorräte brennbarer Flüssigkeiten räumlich getrennt vom Arbeitsplatz aufbewahren
- Mitarbeitende auf praxisspezifische Brandrisiken hinweisen, zum Beispiel auf brennbare Desinfektionsmittel, Farben, Öle
- Mitarbeitende regelmäßig, mindestens jährlich in den erforderlichen Schutzmaßnahmen unterweisen und die Unterweisungen dokumentieren

Bei Einhaltung dieser Schutzmaßnahmen besteht keine erhöhte Gefährdung für Schwangere oder stillende Mütter.

Elektrischer Strom:
- durch schadhafte Isolierungen, elektrische Anschlüsse oder Geräteabdeckungen können Geräteteile unter Spannung stehen
- defekte Schalter, Steckdosen oder andere Teile der Elektroinstallation können zu Stromschlägen führen
- elektrischer Strom, der durch den Körper fließt, kann Kammerflimmern, Atem- oder Herzstillstand auslösen

Schutzziel

- direkten oder indirekten Kontakt mit spannungsführenden Teilen ausschließen

Schutzmaßnahmen

- nur elektrische Geräte mit CE- oder GS-Kennzeichnung einsetzen
- Fehlerstrom-Schutzeinrichtung (FI-Schalter) ist vorhanden
- elektrische Betriebsmittel und Zubehör wie Kabel und Stecker regelmäßig durch eine Elektrofachkraft prüfen lassen
- elektrische Anlagen alle vier Jahre von Elektrofachkraft prüfen lassen
- klären, welche Geräte Medizinprodukte sind und Bestandsverzeichnis anlegen
- Mitarbeitende im sachgerechten Umgang mit elektrischen Geräten unterweisen
- Mitarbeitende anweisen, Geräte vor der Inbetriebnahme einer Sicht- und Funktionskontrolle zu unterziehen
- Mitarbeitende regelmäßig, mindestens jährlich in den erforderlichen Schutzmaßnahmen unterweisen und die Unterweisungen dokumentieren

Bei Einhaltung dieser Schutzmaßnahmen besteht keine erhöhte Gefährdung für Schwangere oder stillende Mütter.

Belastungen durch Tragen von notwendiger persönlicher Schutzausrüstung:
- Handschuhe, FFP2- oder OP-Masken, Schutzkittel
- Hauterkrankungen/Hautveränderungen durch Schwitzen und Reibung und Atemluftkondensation
- Atemprobleme
- geringere Leistungsfähigkeit

Schutzziel

- Erhaltung der Leistungsfähigkeit
- Vermeidung von Atemproblemen
- Vermeidung von Hautschädigungen

Schutzmaßnahmen

- Aufklärung und Beratung
- individuell angepasste Schutzkleidung und Masken
- Pausen, häufiges Wechseln der PSA
- Hautschutz durch Pflegemaßnahmen, beispielsweise durch Gesichts- oder Handcremes

- Tragen von Baumwoll-Unterziehhandschuhen
- Mitarbeitende regelmäßig, mindestens jährlich in den erforderlichen Schutzmaßnahmen unterweisen und die Unterweisungen dokumentieren

Für Schwangere oder stillende Mütter erfordert diese Gefährdung eine Anpassung der Arbeitsorganisation (z. B. Verkürzung der Arbeitszeit, längere Pausen, weniger Patient*innenkontakte).

10.3.5 Hygienekonzept

Während der Corona-Pandemie wurden aufgrund wiederholter Nachfragen und anhaltender Verunsicherung von Patient*innen, Therapeut*innen und Besucher*innen zu Hygienemaßnahmen in der Praxis Informationen zu diesem Thema gesammelt und in einem Flyer (s. folgender Text „Hygienekonzept"), auf der Website und in Aushängen veröffentlicht. Ergänzende Materialien für Therapeut*innen waren beispielsweise Testkonzept, Anwesenheitsliste, Desinfektions-und Reinigungspläne.

Hygienekonzept der Praxis für Ergotherapie Dorothee Danke
Die ethischen Prinzipien in der Ergotherapie sind: „… Professionalität, Wohl-Tun und Nicht-Schaden, Autonomie, Vertraulichkeit, Soziale Gerechtigkeit, Verfahrensgerechtigkeit, Ehrlichkeit und Wahrhaftigkeit, Kollegialität." (E. von dem Berge 2018: Ethik im ergotherapeutischen Kontext, S. 198).
  Aufgrund der Häufung der Corona-Erkrankungen und entsprechend den Vorgaben des RKI (Robert-Koch-Institut), der BGW (Berufsgenossenschaft für Gesundheitsdienst und Wohlfahrtspflege), den Empfehlungen der Berufsverbände der Ergotherapeutinnen DVE (Deutscher Verband Ergotherapie) und BED (Bundesverband Ergotherapie Deutschland), sowie unseren Erfahrungen seit Auftreten des Coronavirus und anderer Viruserkrankungen – beispielsweise Norovirus – haben wir ein umfassendes Hygiene-Konzept für unsere Praxis entwickelt.
  Wir haben eine hohe Verantwortung unseren Patient*innen gegenüber und auch für unsere eigene Gesundheit, deshalb halten wir die vorgegebenen Arbeitsschutzrichtlinien konsequent ein. Wir passen die Richtlinien im Verlauf an die sich ändernden Umstände an und erarbeiten weitere sinnvolle Maßnahmen für unsere Praxis.
  Wir möchten unsere Patient*innen weiterhin mit den Angeboten der Ergotherapie zu Hause, im Heim oder in der Praxis unterstützen. Unser Konzept kann in Papierform mitgenommen oder von der Therapeutin mitgebracht werden, ist in der Praxis ausgehängt und auch auf der Website einsehbar.

Grundsätzlich gelten bei uns die AHA-LA-Regeln (Atemmaske, Hygiene, Abstand; Lüften und Corona-App) – deutliche Hinweise sind in den Praxisräumen angebracht.

- **Gesundheitscheck Patient*innen, Mitarbeitende und Besucher*innen:**
  Wir arbeiten ausschließlich bei vollständiger Gesundheit. So kommt es vor, dass Mitarbeitende auch bei geringen Krankheitssymptomen vorsichtshalber zu Hause bleiben und wir häufiger Therapien absagen. Auch unsere Patient*innen bitten wir, auf sich zu achten und die Therapie bei Krankheitssymptomen ebenfalls abzusagen.
  Das Infektionsrisiko der Mitarbeitenden wird mithilfe eines Corona-Antigen-Schnelltest zweimal wöchentlich überprüft.
  Alle Personen, mit akuten Atemwegserkrankungen und anderen ansteckenden Erkrankungen, mit positiven Covid-19 – Befund oder typischen Symptomen einer Coronavirus – Erkrankung, können zum Schutz unserer Patient*innen und uns weder die Praxis betreten noch von uns behandelt werden.
- **Verhalten in der Praxis:**
  Die Anwesenheit aller Personen in der Praxis wird grundsätzlich dokumentiert; die Bestimmungen des Datenschutzes werden eingehalten. Es halten sich in den Therapieräumen und im Flur grundsätzlich nur zwei Personen zeitgleich auf. Die Räume werden regelmäßig gelüftet. Zur $CO2$-Überwachung der Raumluft stehen Messgeräte zur Verfügung. Alle Patient*innen warten bis zu ihrem Termin vor der Praxis, in Ausnahmefällen (schlechtes Wetter) können sie auf den bereitgestellten Stühlen im Flur mit mindestens 1,5 m Abstand warten. Begleitpersonen warten nicht in der Praxis. Jacken und Mäntel werden mit in die Therapieräume genommen. Die Praxis darf nur mit Mund-Nasen-Bedeckung (medizinische Masken) betreten werden; beim Betreten sind die Hände zu desinfizieren – ein Desinfektionsmittel-Spender ist im Eingangsbereich angebracht.
- **Schutzkleidung:**
  Wir tragen bei jeder Therapie Schutzkleidung. Dazu gehören FFP2- oder FFP3-Masken, gegebenenfalls Handschuhe, Kittel, Haube und Schuhüberzieher. Wir bitten unsere Patient*innen auch in der Therapie ebenfalls eine Mund-Nase-Maske (medizinische Maske) zu tragen. Schutzmasken sollten während der Therapie nicht abgenommen werden. In Absprache und in Ausnahmefällen können die Masken bei entsprechendem Abstand von mehr als 1,5 m für kurze Zeiträume abgelegt werden. Sofern weitere Bestimmungen in den einzelnen Heimen vorgegeben werden, halten wir diese selbstverständlich ein.
- **Reinigung und Desinfektion:**
  Unsere Praxis wird von einer professionellen Reinigungsfirma gereinigt. Außerdem werden nach jeder Therapie sämtliche genutzte Therapiematerialien und

Oberflächen inkl. Türgriff und Lichtschalter von den Therapeutinnen vorschrifts-
mäßig desinfiziert. Wir dokumentieren die Reinigung und Desinfektion; diese
Dokumentation ist in der Praxis einsehbar. Wir achten auf Datenschutz – nachvollziehbar und sicher.

- **Therapieinhalte, Methoden und Materialien:**
  Wir haben unsere Therapieangebote an die bestehende Situation angepasst.
  Soweit erforderlich, stellen wir persönliche Materialien für unsere Patient*innen
  zur Verfügung. Wir arbeiten ausschließlich mit Materialien, die gut desinfiziert
  werden können, sowie mit Methoden und Techniken, bei denen wenige Aerosole
  entstehen. Sollten für die Therapie Kissen, Handtücher oder Decken benötigt
  werden, sind diese mitzubringen und können nur im Einzelfall gestellt werden.
- **Schutzfaktoren:**
  In der aktuellen Situation bedarf es auch weiterhin zusätzlicher Schutzfaktoren
  neben den Hygienemaßnahmen für die Gesunderhaltung, als Fürsorge für unsere
  Patient*innen und auch aus Selbstsorge für uns. Das sind beispielsweise Verständnis füreinander, ausreichend Pausen, auf sich achten, miteinander reden ....
  Weitere Faktoren, die den Schutz vor Belastung definieren oder verstärken, sind
  z. B. Ablenkung, Supervision, Glaube, Mitgefühl, Rituale, Familie, Privatleben,
  Teamgeist und Humor. Insbesondere Humor ist unser täglicher Begleiter! Wir
  freuen uns auf den weiteren gemeinsamen Therapieweg mit Ihnen!
  Ihr Team der Praxis für Ergotherapie Dorothee Danke

Besonders nach der Aushändigung des Flyers erhielten wir mehrmals die Rückmeldung, dass dieser hilfreich sei, um Vertrauen und Sicherheit aufzubauen.

10.3.6 Das Praxisteam

Das Team hat gemeinsame Ziele, Werte und Regeln: harmonisches und wertschätzendes
Zusammenarbeiten, Freude an der Arbeit haben und gute Leistungen erbringen. Die Team-
mitglieder kommunizieren viel miteinander, stimmen sich ab, tauschen Informationen
aus, bearbeiten Aufgaben gemeinsam und vertreten sich bei Bedarf. Sie kennen die jeweiligen Stärken und auch manche Schwächen der Einzelnen, bilden eine Gemeinschaft und
sind füreinander da. Besonders in Krisenzeiten versuchen alle, gegenseitiges Verständnis
aufzubringen – so schafft es das Team, sich gemeinsam durch schwere Zeiten zu tragen.
Damit im Team ein starkes Wir-Gefühl entsteht und sich innerhalb des Teams keine
Grüppchen bilden, sollte die Teamgröße auf ca. acht Mitglieder begrenzt werden. Eine
Teambesprechung sollte ausnahmslos wöchentlich und vorrangig in Präsenz stattfinden.
Ein gut funktionierendes Team wirkt als Schutzfaktor und dient nachweislich der Gesun-
derhaltung.

10.3.7 Aufgaben der Arbeitgeberin/Leitung

Leitungsaufgaben sind das Systematisieren, Analysieren und Überprüfen aller betrieblichen Abläufe, die fortwährend entsprechend angepasst oder verändert werden. Einfühlungsvermögen, Intuition, Integrations-, Kommunikations- und Entscheidungsfähigkeit sind notwendige Voraussetzungen für erfolgreiche Leitung.

Ziel ist es, die Mitarbeitenden individuell zu unterstützen und entsprechend zu fördern. Durch das Erkennen von Persönlichkeitseigenschaften wird es möglich, gezielt kreatives und unabhängiges Denken zu fördern sowie Entscheidungsspielräume frei gestalten zu lassen und dadurch Teilhabe zu ermöglichen. Eine positive Beziehung zu den Mitarbeitenden entsteht durch Wertschätzung, Gerechtigkeit, Offenheit, Respekt und Fürsorge. Echtes Interesse, ungeteilte Aufmerksamkeit, Herzlichkeit und Zugewandtheit fördern Motivation, Kreativität und Gesundheit im Praxisteam. Gelassenes, besonnenes Handeln der Leitung gibt dabei Orientierung und Sicherheit. Das Team übernimmt Verantwortung und erarbeitet gemeinsam Lösungen und Visionen. Durch ein gutes Betriebsklima arbeitet das Team innovativ und selbstorganisiert. Fehler sind als Teil des Lernprozesses explizit gewünscht. Zu den Aufgaben der Arbeitgeberin gehören außerdem die gesundheitsfördernde Gestaltung von Arbeitszeiten, Arbeitsplatz und Arbeitstätigkeit, das heißt, Strukturen zu entwickeln, deren Durchführung zu organisieren und zu kontrollieren sowie vermeidbare Belastungen zu reduzieren. Durch die Auseinandersetzung der Arbeitgeberin mit Themen der eigenen Gesundheit und ihrem Führungsverhalten beeinflusst sie die Gesundheit der Mitarbeitenden aktiv.

Eine der wichtigsten Aufgaben der Leitung ist das Konfliktmanagement. Dazu gehört, die wichtigsten Ursachen von Konflikten zu erkennen, Konfliktsituationen analysieren und klären zu können und vermeidbare von nicht vermeidbaren Konflikten zu unterscheiden. Das Wissen um die Anwendung von Kommunikationstechniken sowie das Schaffen einer Atmosphäre für erfolgreiche, fortwährende und klare Kommunikation und der damit im Zusammenhang stehende Austausch sind von großer Bedeutung. Das Eingreifen der Leitungskraft ist gegebenenfalls notwendig; sie bleibt dabei immer allparteilich. Hilfreiche Strukturen für eine ergotherapeutische Praxis sind beispielsweise gesundheitsbezogene Besprechungen und Gespräche zur Mitarbeiterorientierung, Aufgabenklärung sowie zur Strukturierung von Zielen. „Das Besprechen von Emotionen und das gemeinsame Entwickeln fachlicher Standards für Vorgehensweisen in der Beziehungsarbeit wirkt wie eine Schutzkleidung in der täglichen Arbeit." (Hassler und Simmen 2017, S. 176).

10.3.8 Individuelle Aufnahme neuer Patient*innen

Nach der Einarbeitung entscheiden die Therapeutinnen selbstständig, welche Patient*innen sie aufnehmen. Durch die Wahl eigener Schwerpunkte ist die Arbeit abwechslungsreich und die Therapeutin kann so nach ihren Kraftreserven und Ideen die zukünftigen Patient*innen flexibel auswählen. Es hat sich herausgestellt, dass die eigene Entscheidung und Kontrolle darüber langfristig der Gesunderhaltung dient; ebenso trägt das Arbeiten sowohl in der Praxis als auch im stationären und häuslichen Umfeld langfristig zu einer größeren Arbeitszufriedenheit bei. Auch die Möglichkeit zur Veränderung der persönlich gewählten Schwerpunkte ist empfehlenswert.

10.3.9 Einarbeitung neuer ergotherapeutischer Mitarbeitender

Nach einem umfangreichen Bewerbungsgespräch, Vorstellung im Team und Hospitation entscheiden sowohl die Bewerber*in als auch die Leitung und das Team über die zukünftige Zusammenarbeit. Die ersten Tage sind oft für alle Beteiligten sehr aufregend und anstrengend. Nachdem umfangreiche Formalitäten, wie Personalfragebogen, Datenschutzerklärung, Arbeitsvertrag erledigt wurden, bekommt die neue Mitarbeitende ihre Arbeitskleidung und Arbeitsmaterialien und wird in die vielen verschiedenen Abläufe und Strukturen eingeführt. Da die unterschiedlichen Bereiche aufgeteilt sind, wird dabei auch schon ein Teil des Teams und der Leitung näher kennengelernt. So erhält sie beispielsweise Informationen über die Erstellung von Therapieplänen und Therapieberichten, Hinweise zu Arbeitsschutz und zum Praxis-Hygienekonzept. Neben einem digitalen Starterkit mit Vordrucken und Plänen gibt es umfangreiche Listen, damit in der Vermittlung aller neuen Inhalte, Abläufe und Strukturen nichts vergessen wird.

Für alle Fragen gibt es außerdem in den ersten Wochen eine Patin, diese kann zu allen Belangen Auskunft und Hilfestellung geben. Ab dem ersten Tag finden auch Hospitationen bei Kolleginnen statt, um so schnell praktische Orientierung für Abläufe zu geben und die therapeutische Haltung und erste Einblicke in die fachliche Ausrichtung der Praxis und ihrer Mitarbeitenden zu vermitteln. Schon bald können dann auch Patient*innen aufgenommen werden und die Arbeit als Ergotherapeut*in in der Praxis kann nach angemessener Einarbeitungszeit starten.

10.3.10 Ergotherapie-Praktikant*innen

Seit vielen Jahren gibt es in der beschriebenen Praxis Kontakte mit Ergotherapieschulen und dadurch fortwährend Anfragen, auch Praktikant*innen zu übernehmen. Durchschnittlich wird ein Praktikum pro Jahr durchgeführt. Die Übernahme der Anleitung geschieht auf Freiwilligkeit. Die Praktikant*innen stellen sich im Team und bei der Anleiterin persönlich vor und sie entscheidet nach Rücksprache mit Team und Leitung, ob das Praktikum stattfindet.

Die Übernahme einer Praktikant*in bedeutet Verantwortung für praktische Anleitung, die Möglichkeit zur Persönlichkeitsentwicklung und eben die Ausbildung einer zukünftigen Kollegin oder eines Kollegen. Jede*r erinnert sich als ausgebildete Therapeut*in, wie wichtig und fördernd für den zukünftigen Berufsweg die jeweiligen Praktika waren. Aufgaben der Praxisanleiterin sind Vermittlung von praktischen Fertigkeiten und dem dazugehörigen Fachwissen, Anleitung von Therapien, Vermittlung von Kenntnissen zu Vor- und Nachbereitung einer Therapie, aber auch Zusammenarbeit mit der ausbildenden Schule, Reflektion eigenen Verhaltens sowie Kontrolle von durchgeführten Arbeiten der Praktikant*in. Auch die Vermittlung von ergotherapeutischem Selbstverständnis sowie Stärkung und Motivation der Praktikant*in sind wichtige Aufgaben. Darüber hinaus erhalten Praktikant*innen beispielhaft einen Einblick in die Abläufe und Strukturen einer Praxis für Ergotherapie mit Schwerpunkt Demenz und neurologische Erkrankungen und werden auf Zeit zu einem Teil des Teams.

Die Anleiterin erhält 2 Stunden wöchentlich für die Ausbildung der Praktikant*in; dazu kommen Prüfungszeiten und nach Absprache weitere Zeit für unvorhergesehene Aufgaben. Die Anleiterin steht der Praktikant*in in allen Belangen zur Seite. Weitere Ansprechpartnerinnen sind neben der Anleiterin auch das gesamte Team sowie die Leitung.

Für Einzelpraxen und kleine Praxen ist die verantwortungsvolle Aufgabe der Durchführung von Praktika eine große Herausforderung. Nicht zuletzt Ausfälle der Anleiterin durch Krankheit oder Urlaub sowie Hospitationen bei anderen Therapeutinnen müssen geplant und gegebenenfalls angepasst werden. Betriebswirtschaftlich kalkuliert entstehen zusätzliche wöchentliche Kosten durch Therapieausfälle aufgrund der Zeiten für die Anleitung. Doch die Begleitung einer Ergotherapie-Praktikant*in und die Anteilnahme an ihrer Entwicklung sind sowohl für das Team als auch für die Anleiterin selbst eine große Bereicherung. Wissen kann aufgefrischt werden, neue Erkenntnisse und Impulse können erfahren und zusätzliche Kontakte geknüpft werden. Manchmal ergibt und erfüllt sich auch der Wunsch, eine neue Kollegin oder einen neuen Kollegen für die Praxis zu gewinnen.

10.4   Arbeitsstrukturen und Abläufe zur Verbesserung der Resilienz

Feste Arbeitsstrukturen und Abläufe in der Praxis geben Orientierung und Sicherheit und schaffen Raum für Neues. Auf Grundlage der Erfahrungen über viele Jahre in der Praxis für Ergotherapie mit Schwerpunkt Demenz und neurologische Erkrankungen sind die nachfolgenden Strukturen und Abläufe empfehlenswert.

Einmal wöchentlich findet eine zweistündige Teamsitzung statt, regelhaft vor Ort in der Praxis und nur in Ausnahmefällen online, um beispielsweise eine mögliche Ansteckung des gesamten Teams mit dem Coronavirus zu verhindern. Alle Themen, die die Praxis und die Arbeit mit den Patient*innen betreffen, werden hier besprochen. So werden z. B. organisatorische Abläufe und Arbeitsschutzfragen thematisiert. Außerdem finden Fallbesprechungen und Impulsvorträge statt und es wird sich im Team von den Menschen, die verstorben sind, gemeinsam verabschiedet. Obwohl bei Online-Teambesprechungen alle froh sind, sich wöchentlich zu sehen, fehlen dabei doch persönliche Nähe und unmittelbarer Kontakt, was zu Unzufriedenheit und trauriger Stimmung führen kann. Um eine positive Stimmung im Team aufrecht zu erhalten, werden dann verstärkt Einzelkontakte organisiert, so beispielsweise durch häufigere Arbeitsaufträge in Partner- oder Kleingruppenarbeit mit der Möglichkeit zu persönlicher Begegnung.

Die Fallbesprechungen finden nach einem vom Team entwickelten Ablauf statt: Patient*in, Name, Diagnose/n, Behandlungsart/-dauer/-frequenz, Einschränkungen (nur für die Besprechung relevante Einschränkungen ausführlich erläutern; unauffällige, beobachtete Bereiche kurz erläutern), Vergangenheit, Zwischenstand, Ist-Zustand (Veränderungen in der Therapie), Ziele (für die Besprechung relevante Ziele nennen, evtl. aufgetretene Veränderungen innerhalb der Zielsetzung erläutern), Methoden und Mittel (aufgetretene Veränderungen erläutern), wichtige bzw. sonstige Informationen (in der Therapie anwesende Angehörige, genutzte Hilfsmittel, Einbeziehung der Pflege etc.) nennen, Frage/n an das Team. Die Methode der „kollegialen Fallbesprechung" kann mit ausreichend Zeit auch gut zur ergotherapeutischen Fallbesprechungen angewendet werden und sollte vom Team erlernt sein.

Ergänzend zu Fortbildungen sollten innerhalb der Teambesprechung regelmäßig 10-Minuten-Impulsvorträge durchgeführt werden. Dies können neue fachliche Informationen, die Vorstellung eines neuen Buches oder Inhalte aus einer Fortbildung sein. Dadurch haben alle einen gemeinsamen Lernerfolg und sofortige Rückmeldungen sind möglich. Diese Kurzvorträge erbringen mit geringem Vorbereitungsaufwand einen hohen Gewinn an Information und Austausch. Jährlich sollten Fortbildungen für das gesamte Team, aber auch für einzelne Mitarbeitende stattfinden. Als Ergebnis von Teamsitzungen und den jährlichen Mitarbeiterinnengesprächen entstehen neue Ideen für konkrete Konzepte. Empfehlenswerte gemeinsame Fortbildungen sind neben dem Förderprogramm von Gudrun Schaade (vgl. Schaade 1998) und Fort- und Weiterbildungen zu den Wahrnehmungsbereichen beispielsweise Themen wie „Nähe und Distanz", „Umgang mit Schuld", „Wir sind ein Team", „Kommunikationstechniken", „Schutz- und Belastungsfaktoren fürs Team" und „Trauer/Trauerbewältigung/Phasen der Trauer".

1–2-mal jährlich sind sogenannte Strukturtage sinnvoll. An diesen Tagen werden Strukturen und Abläufe in der Praxis, wie z. B. Dokumentation oder Arbeitsabläufe und Verhalten bei Unfällen, gemeinsam überprüft und gegebenenfalls neu gestaltet. Verbindende Rituale wie miteinander Feste feiern, z. B. Geburtstage mit Frühstück in der Praxis, Weihnachtsfeiern oder Sommerfeste mit gutem Essen und Getränken, fördern die positive Stimmung im Team und den Zusammenhalt.

Alle Therapeutinnen haben Arbeitshandys, so besteht die Möglichkeit, auch außerhalb der Praxis von Patient*innen angerufen zu werden oder wichtige Telefonate mit beispielsweise Betreuer*innen oder Ärztinnen und Ärzten erledigen zu können.

Die Patient*innen lassen die Therapeutinnen in das private Umfeld. Oft bestehen Kontakte und Beziehungen über viele Jahre. So bleibt es nicht aus, dass Ergotherapeut*innen auch bedrohliche Erfahrungen machen. Bei unvorhergesehenen bzw. schwerwiegenden Ereignissen besteht dann die Möglichkeit, sofort mit der Chefin der Praxis und/oder Kolleginnen zu telefonieren, und sich so Rat zu holen oder in Absprache Zeit für eine Pause nehmen zu können, nach Abwägung auch in die Praxis zu kommen oder nach Hause zu gehen. Bei Rückkehr in die Praxis können Nachgespräche mit einer dafür freigestellten

Kollegin oder der Leitung stattfinden und es kann etwas aus der „Praxis-Schatzkiste" genutzt werden (extra für solche Momente mit Materialien ausgestattet, die vom Team überlegt wurden, um sich etwas Gutes zu tun und Gutes zu erhalten). Entschließt sich die Therapeutin dazu, nach Hause zu gehen, kann sie überstundenfrei nehmen oder sie meldet sich krank.

Unvorhergesehene bzw. schwerwiegende Ereignisse können beispielhaft sein:

Arbeitsunfall, Wegeunfall, Tod oder unerwartete Verlegung einer Patient*in, akut bedrohlicher Zustand einer Patient*in, herausforderndes Verhalten, das persönliche Schicksal einer Patient*in, emotional belastendes Ereignis im privaten Umfeld der Therapeutin oder Krankheitssymptome bei der Therapeutin.

Bei einem Unfall der Patient*in vor oder während der Therapie sind in der beschriebenen Praxis folgende Abläufe festgelegt: Versorgung der Patient*in organisieren, Telefonat mit der Leitung, gemeinsam bedenken/organisieren: Absagen nachfolgender Therapien, Info Haftpflichtversicherung, Anrufe Angehörige/Betreuende, Betroffenheit und Verantwortung der Therapeutin thematisieren.

Bei einem Unfall der Therapeutin oder einem akuten Ereignis ist folgendes Vorgehen festgelegt: Eigenversorgung organisieren, wenn möglich Versorgung der aktuell behandelten Patient*in, Telefonat mit der Leitung, gemeinsam bedenken: Absagen nachfolgender Therapien, Durchgangsarzt oder Krankenhaus aufsuchen, Krankschreibung, Anruf Angehörige/Betreuende.

10.4.1 Sterben, Tod und Trauer

Sterben, Tod und Trauer gehören zu unserem Leben und zu der Arbeit in einer ergotherapeutischen Praxis mit Schwerpunkt Demenz, besonders bei der Arbeit mit schwerst demenziell erkrankten Menschen. Aufgrund der fortgeschrittenen Erkrankung sind diese Menschen oft bettlägerig und benötigen in allen Lebensbereichen Unterstützung. Der Tod kann jederzeit eintreten. Die therapeutische Begleitung über lange Zeit führt häufig zu besonderen und intensiven Beziehungen. Diese vertrauensvollen Beziehungen zwischen Therapeut*in und Patient*in sind Grundlage für sinnvolle Arbeit. Schon zu Beginn der Arbeit ist sicher, dass der Gesundheitszustand der Patient*innen sich verschlechtern wird. Es werden passende Ziele erarbeitet, gemeinsam Momente der Freude erlebt und größtmögliche Selbständigkeit für die Patient*in erreicht. Das Fortschreiten der Erkrankung kann nicht verhindert werden und der Abschied ist vorhersehbar. Sterben, Tod und Trauer machen Angst. Angstreaktionen wie Kämpfen oder Weglaufen funktionieren nicht. Sterben und Tod kann nicht geübt werden und ist bei jedem Menschen anders. Um gesund zu bleiben, müssen sich Therapeut*innen in diesem Bereich gezielt mit dem Thema auseinandersetzen. Neben Fachwissen und einem unterstützenden Team ist die eigene Auseinandersetzung mit Sterben, Tod und Trauer unbedingt notwendig.

Trauerarbeit

„Trauer ist der Ausdruck eines Verlusts (z. B. eines Menschen/eines geliebten Objekts), mit der Folge unterschiedlichster Gefühle und Verhaltensweisen. Trauer kann ein Entwicklungs- und Lernprozess sein, eine Krise, durch die der Trauernde langsam und schmerzhaft hindurch muss, ein Weg, den er selbst gehen muss und den niemand für ihn gehen kann. Der Prozess der Trauer ist individuell, vielfältig, nicht geradlinig oder vorhersehbar. Er ist nicht abgeschlossen, daher kann bei jedem neuen Verlusterlebnis alte Trauer mitschwingen. Dies kann den Trauerprozess vereinfachen oder komplizieren." (Roller 2018, S. 401).

Als Therapeut*innen trauern wir um unsere Patient*innen und mit unseren Patient*innen um ihre Verluste. Vermehrtes Sterben der Patient*innen, z. B. während der Coronaausbrüche in den von der Ergotherapiepraxis betreuten stationären Einrichtungen, belasten die Therapeut*innen zusätzlich. Im Arbeitsalltag nehmen sich Therapeut*innen häufig zu wenig Zeit, um zu trauern. Schnell werden die nächsten Patient*innen versorgt, auch, weil ungenutzte Therapiezeit zu finanziellen Ausfällen führt. Trauern sollte zugelassen werden, damit sie bei einem erneuten Ereignis nicht stärker und schmerzhafter hervortritt. Nur so bleiben Therapeut*innen gesund und langfristig in ihrem Beruf.

Risikofaktoren in der „beruflichen" Trauer sind „ … eigene aktuelle Verluste, die Länge des Verlaufs, eine nicht gelungene Verabschiedung, die negative Bewertung des Sterbeprozesses … " (Haller 2021)

Ergotherapeut*innen einer Praxis mit Schwerpunkt Demenz und neurologische Erkrankungen begleiten ihre Patient*innen überwiegend mehrere Jahre. Deshalb ist besonders die Länge des Verlaufs als Risikofaktor hervorzuheben. Ein Wechsel der Patient*innen wird nur im Einzelfall von Patient*innen oder Therapeut*innen gewünscht. Zumeist nur dann, wenn in der zwischenmenschlichen Beziehung Probleme mit der Patient*in selbst oder mit den Menschen aus dem nächsten Umfeld auftreten oder wenn die Therapeutin erarbeitete Ziele nicht erreicht, das Gefühl hat, nichts tun zu können und auch Veränderungen nach einer Fallbesprechung nicht eintreten. Besonders für Patient*innen mit lebensbedrohlichen Erkrankungen bedeuten stabile therapeutische Beziehungen Halt und Sicherheit. In einer sicheren Umgebung mit vertrauten Menschen können Ziele besser erarbeitet und umgesetzt werden. Für Ergotherapeut*innen in dieser Arbeitssituation bietet ein starkes Team den besten Schutz. Nach dem Tod der jahrelang therapeutisch betreuten Patient*innen entsteht bei An- und Zugehörigen immer wieder der Wunsch, zu der ehemals behandelnden Ergotherapeutin weiterhin Kontakt zu haben. An- und Zugehörige kommen dann als Patient*innen in die Praxis, zum Teil mit jetzt in den Vordergrund tretenden Erkrankungen, zum Teil aber auch aufgrund von Trauerreaktionen. Die Behandlung der entsprechenden Erkrankung und die therapeutische Unterstützung bei der Trauer helfen den Trauernden, zu sich zu finden, gesund zu werden und nach dem Verlust des geliebten Menschen das eigene Leben neu zu organisieren.

10.4.2 Rituale und Symbole

Um einen guten Umgang mit belastenden Situationen zu finden und damit besser zurecht-zukommen, gibt es verschiedenste Rituale und hilfreiche Symbole, die eingesetzt werden können. Im Folgenden werden einige gelebte Beispiele aus dem Alltag der Praxis vor-gestellt.

Kerze und Kranz

Schon kurze Zeit nach der Praxisgründung wurde klar, dass das Team ein Ritual braucht, um sich von verstorbenen Patient*innen zu verabschieden. Möglicherweise von einer Fortbildung oder einem Buch inspiriert, aber auch aufgrund der christlichen Prägung meh-rerer Mitarbeitender, entstand folgendes Verabschiedungsritual: das Anzünden einer Kerze mit Kranz und das Gespräch über den verstorbenen Menschen. Inzwischen gibt es einen festen Ablauf für diese Verabschiedung. Die jeweilige Teamleitung erfragt zu Beginn der Teamsitzung die verschiedenen Themen und strukturiert die gemeinsame Teamzeit. Die Verabschiedung einer Patient*in findet am Ende der Teamsitzung statt, sie wird niemals verschoben. Es wird mindestens eine Viertelstunde Zeit benötigt. Die Therapeutin, die ihre Patient*in verabschieden möchte, eröffnet das Ritual, indem sie die bereitgestellte Kerze anzündet. Sie spricht über ihre Erinnerungen und Erlebnisse mit dem verabschiedeten Menschen. Danach sprechen die anderen Therapeutinnen und manchmal gibt es Nachfra-gen oder auch etwas zu Lachen. Den Abschluss findet die betroffene Therapeutin, indem sie die Kerze ausbläst und eine Kollegin das Fenster öffnet. Dann folgt ein kurzes gemein-sames Schweigen. Es hat sich herausgestellt, dass danach etwas Zeit für Smalltalk benö-tigt wird, um gut in den Tag zu kommen. Kerzen und ein jahreszeitlich passender Kranz stehen in der Küche der Praxis und sind für alle sichtbar. Kerze und Kranz werden als Symbol der Hoffnung und des Innehaltens verstanden und zeigen, dass der Tod Teil der Arbeit ist und damit auch zum alltäglichen Leben gehört. Dieses Abschiedsritual per Vi-deokonferenz durchzuführen, ist eine besondere Herausforderung und muss etwas abge-wandelt werden. So entzündet und löscht die Teamleitung die Kerze und die betroffene Therapeutin öffnet das Fenster. Trost und Kontakt durch das Team sind per Video nur mittelbar möglich, es fehlen Vertrautheit und Nähe des Teams. Es ist weniger individuell, hilft aber dennoch dabei, sich der Trauer zu widmen.

Jährliche Verabschiedung aller Patient*innen

Innerhalb des Teams entstand der Wunsch, ein jährliches Zusammenkommen zu gestalten, bei dem aller verstorbener Patient*innen des vergangenen Jahres gedacht wird. So wurde folgende Idee entwickelt: In der Mitte eines gemeinsamen Sitzkreises brennt eine Kerze, um sie herum liegen ganz besonders schöne Karten. Diese sind der Praxis von einer ehe-maligen Patient*in geschenkt worden. Leise spielt Musik, dann werden die Namen der Verstorbenen vorgelesen. Sie stehen in einem Buch, das herumgegeben wird. Nach dem Vorlesen der Namen besteht die Möglichkeit, eine oder mehrere Karten auszuwählen. Die Karten können dabei helfen, sich an Erlebnisse und Erfahrungen zu erinnern oder über aufkommende Gedanken und Gefühle zu sprechen. Gemeinsam kann das Team sich erinnern, vielleicht lachen und miteinander Geschichten teilen. Zum Abschluss wird ein Gedicht vorgelesen.

Schatzkiste

Die ursprüngliche Idee war, etwas Konkretes, Materielles und Fühlbares zu finden, das allen Mitarbeitenden gut tut, wenn sie Unterstützung benötigen, weil Patient*innen verstorben sind. Inzwischen wird die Schatzkiste auch bei anderen Abschieden und Verlusten sowie belastenden Ereignissen genutzt. Eine ‚echte‘ Schatzkiste steht zugänglich in der Küche. Zumeist benötigen die Kolleginnen eine Aufforderung bzw. Motivation, um zu der Kiste zu gehen; in Gemeinschaft vermittelt das Sich-Bedienen aus der Schatzkiste oft mehr Trost und Beruhigung. Der Inhalt wurde innerhalb des Teams erarbeitet: Bio-Kraftriegel, Tee, Buntstifte und Mandala-Bücher zum Ausmalen, Anleitungen für kleine Bastelarbeiten, ein Buch mit Lebensweisheiten, eine Salzlampe, Meditationsmusik, eine Anleitung für Yogaübungen, Schokolade und Düfte sind enthalten. Das Auffüllen der entnommenen Dinge hat eine Mitarbeitende übernommen.

10.4.3 Trauerkarten

Traditionell sind Karten von der Praxis als Aufmerksamkeit bei Patient*innen sehr beliebt. Eine Karte mit dem Team-Foto, handschriftlich beschriebene Weihnachtskarten oder selbst gestaltete Osterkarten sind einige Beispiele dafür. Schon in der Vergangenheit schrieben Mitarbeitende auch Abschieds- und Beileidskarten für die Angehörigen der verstorbenen Patient*innen, da oft der Kontakt zu den Angehörigen und Kontaktpersonen abbricht und mit dem Tod meist eine Verabschiedung fehlt. Mit einer Trauerkarte kann das Mitgefühl über den Verlust zum Ausdruck gebracht, ein letzter Gruß aus der Praxis gesandt werden und das Schreiben der Karte hilft auch bei der Verarbeitung der Trauer. Gemeinsam entwickelten die Praxismitarbeitenden neue Praxis-Trauerkarten. Über mehrere Monate wurden individuelle Texte sowie Farbe, Papier und Grafik für 2 Karten ausgesucht und festgelegt. Die Arbeit daran hat das Team gestärkt und eine persönliche Möglichkeit der Beileidsbekundung der Praxis geschaffen. Dies unterstützt den Trauerprozess der Mitarbeitenden und Trauernden.

10.4.4 Supervision

„Supervision ist ein Beratungsangebot für Professionelle, die den Wunsch nach Erweiterung ihrer persönlichen und fachlichen Potenziale haben." (Hack 2003, S. 129).

In unserer Praxis hat sich herausgestellt, dass Supervision mindestens vier Mal im Jahr stattfinden sollte. Dabei zeigte sich, dass es sinnvoll ist, jemanden mit Wissen über Ergotherapie und Strukturen im Gesundheitssektor, Erfahrungen mit Menschen im höheren

Alter sowie Vertrautheit mit den Themen Tod und Sterben zu suchen, da sonst häufig Fragen und Erläuterungen zur ergotherapeutischen Arbeit im Vordergrund stehen und diese zu viel Raum einnehmen. Konkrete Gründe für Supervision in einer ergotherapeutischen Praxis mit Schwerpunkt Demenz und neurologische Erkrankungen können sein: Wunsch nach intensivierten und persönlichen Fallbesprechungen, Gemeinschaft erleben, Freude teilen, Klärung von Fragestellungen, wie wirken sich persönliche Themen auf die Arbeit aus, wie sorgen wir gut für uns selbst, Erarbeitung der eigenen Haltung zu Themen wie Empathie, Mitgefühl und Mitleid, Tod und Abschied, professionelle Beziehungen aufbauen und halten, und vieles mehr. Durch die Supervision ist es möglich, Klarheit und Transparenz für Arbeitsprozesse zu erlangen, Belastungen zu erkennen und darauf reagieren zu können, Kompetenzen zu erweitern und Kommunikation zu verbessern. Nach mehrjähriger Durchführung von Supervision kann auch in Absprache mit dem Team vorübergehend die Supervision ausgesetzt werden und evtl. können zwischenzeitlich andere teambildende Angebote stattfinden, wie beispielsweise Pilates oder Yoga.

10.4.5 Palliative Care

„Palliative Care ist ein Handlungsansatz, der die Lebensqualität jener Kranken und ihrer Familien verbessert, die sich mit Problemen konfrontiert sehen, wie sie lebensbedrohliche Erkrankung mit sich bringen. Dies geschieht durch die Verhütung und Linderung von Leidenszuständen. Dabei werden Schmerzen und andere Probleme (seien sie körperlicher, psychosozialer oder spiritueller Art) frühzeitig entdeckt und exakt bestimmt." (Student und Napiwotzky 2011, S. 10).

„Palliative Care setzt ganz bewusst nicht erst in den letzten Lebenswochen oder -monaten ein. Palliative Care ist immer dann ein hilfreiches Angebot, wenn rein kurative Maßnahmen nicht mehr ausreichen, um Wohlbefinden für den kranken Menschen herzustellen." (Student und Napiwotzky 2011, S. 10).

Ergotherapie im Bereich Palliative Care ist bisher noch nicht etabliert und doch in den letzten Jahren zunehmend Bestandteil der palliativen Versorgung geworden. Ergotherapeutische Leistungen in verschiedenen Handlungsfeldern der Palliativversorgung sind nicht immer verordnungsfähig und dadurch mit den Kostenträgern (gesetzliche Krankenkassen, private Krankenversicherungen oder Berufsgenossenschaften) nicht immer abrechenbar.

Palliative Ergotherapie für Menschen mit Demenz kann sowohl im häuslichen Umfeld als auch in stationären Einrichtungen stattfinden. Viele Menschen haben das Bedürfnis, zu Hause zu sterben und auch die Angehörigen wünschen sich häufig, die Betroffenen bei sich zu behalten. Menschen, die in ihrem gewohnten Alltag in ihrer gewohnten Umgebung bleiben, fühlen sich sicher und der Krankheitsverlauf kann verlangsamt werden.

Damit die Patient*innen zu Hause bleiben können, braucht es private, ehrenamtliche und professionell Unterstützende. Die palliative Versorgung für Menschen mit Demenz sollte schon frühzeitig parallel zu kurativen Maßnahmen beginnen. Es ist absehbar, dass mit fortschreitender Erkrankung über viele Jahre die Stadien der Demenzerkrankung durchlaufen werden und zum letzten Stadium der Erkrankung mit schweren Symptomen wie Bettlägerigkeit, Kontrakturbildung, Dekubiti und Unruhe führen. In der Ergotherapie werden die Ziele, Mittel und Methoden fortwährend überprüft und angepasst. Ergotherapeutische Begleitung in den vermutlich letzten Tagen und Wochen sind beispielsweise verschiedenste Angebote für die Körperwahrnehmung, Anleitung und Durchführung von Lagerungstechniken zum Abbau von Unruhe und Schmerzen sowie zur Atemerleichterung und eine fachgerechte Aufklärung und Anleitung von pflegenden An- und Zugehörigen. Häufig benötigen diese auch Unterstützung bei der Strukturierung des Alltags, da die Versorgung der demenziell Erkrankten zu Überlastung führt. Durch die Information und Aufklärung des Teams über Palliative Care mithilfe von Impulsvorträgen, Anschaffung von Literatur und dem wiederkehrenden Thematisieren in Fallbesprechungen und Supervision kann das Team gesund bleiben. Das aktive Aufgreifen von potenziell belastenden Themen und die Ermutigung, eigene Erfahrungen im Team anzusprechen, beugen der Isolierung der Mitarbeitenden vor und erhöht so die Chance einer angemessenen Verarbeitung.

10.4.6 Besonderheit Therapie-Abbruch

Ergotherapie wird manchmal nicht weiter verordnet, obwohl es den behandelnden Therapeutinnen oder Patient*innen als sinnvoll und erforderlich erscheint. Letztendlich entscheiden die verordnenden Ärztinnen und Ärzte nach eigenem Ermessen und nach fachlichen und auch finanziellen Erwägungen. Dies ist abhängig von der persönlichen Einstellung, persönlichen Erfahrungen und Vorstellungen. Die jeweiligen Betreuenden, Pflegenden und Angehörigen haben teilweise Einfluss auf diese Entscheidung.

Ein aus Sicht der Therapeutin willkürlich erscheinender und aus fachlicher Sicht nicht nachvollziehbarer Behandlungsabbruch durch Ärztinnen und Ärzte oder Angehörige, die die Sinnhaftigkeit von weiterer Ergotherapie infrage stellen oder ausdrücklich verneinen, kommt immer wieder vor. Es kann dann versucht werden, fachliche Information zu vermitteln und von der Notwendigkeit der Weiterbehandlung zu überzeugen, doch manchmal gelingt das nicht. Es kommt vor, dass Patient*innen in diesen Fällen nicht mitentscheiden. Ablehnung durch Patient*innen selbst kommt nur selten vor. Besonders die Zuzahlung zu den Behandlungskosten oder die falsch verstandene Rücksichtnahme auf das Budget von Ärztinnen und Ärzten spielen bei Therapie-Abbrüchen eine große Rolle, wenn An- oder Zugehörige sich gegen eine Weiterverordnung entscheiden.

Es ist für Therapeutinnen sehr belastend zu erleben, wenn Menschen am Lebensende nicht alle Unterstützung und Begleitung erhalten, die möglich wäre. Uns wird manchmal sogar die Möglichkeit genommen, uns von Patient*innen zu verabschieden. Insbesondere in stationären Einrichtungen erhalten wir gelegentlich weiterhin durch Pflegende Informationen über das Schicksal unserer ehemaligen Patient*innen. Was wir dabei berichtet bekommen, ist oft sehr bedrückend: schnelle Verschlechterung des Allgemeinzustandes. Eine wirklich ausreichende psychische Entlastung für diese Situation zu finden, ist uns bisher noch nicht gelungen. Das Gespräch im Team tut gut, doch die Trauer und das Gefühl der Hilflosigkeit, nicht alles uns möglich erscheinende erreicht zu haben, bleibt. Nur teilweise kann diese Belastung durch Supervision sowie Team- und Einzelgespräche therapeutisch und persönlich verarbeitet und in das professionelle Handeln integriert werden. Manchmal helfen die Einstellung und die Erkenntnis: Wir können nur das tun, was in diesem System möglich ist. Wir versuchen, unsere Patient*innen so lange wie möglich zu unterstützen und hoffen das Beste für sie.

10.5   Zusammenarbeit und Forschung

10.5.1 Netzwerkpartner*innen

Aufgrund des Zeitdrucks im Praxisalltag findet die Zusammenarbeit mit anderen Professionen zumeist telefonisch statt und das vielfach zu selten. Häufig finden Kontakte statt, wenn Probleme bei den Patient*innen entstehen, die nicht alltäglich sind und nicht in der normalen Arbeitsroutine gelöst werden können. Darüber hinaus werden in die beschriebene Praxis im Verlauf des Jahres verschiedene Netzwerkpartner*innen zur Teamzeit eingeladen, mit der Bitte um Vorstellung der eigenen Arbeit und um einen Austausch zu ermöglichen. Um fachlich und persönlich gute Arbeit leisten zu können, wäre es wünschenswert, dafür mehr Zeit zu Verfügung zu haben. Zusammenarbeit findet mit Pflegediensten, Pflegestützpunkten, der Alzheimer Gesellschaft, Beratungsstellen für Demenz, Haus- und Fachärztinnen und -ärzte, anderen Heilmittelerbringern, Hospizen, SAPV-Teams (Spezialisierte Ambulanten Palliativversorgung), Sozialdiensten der Krankenhäuser, Angehörigen und Zugehörigen statt. Auch die Zusammenarbeit mit Verbänden, Behörden und der Berufsgenossenschaft gehört zu unserer Arbeit. Mit den Krankenkassen haben wir zumeist bei der Abrechnung der durchgeführten Therapien zu tun. Immer wieder unterstützen wir Patient*innen dabei, ihre Rechte gegenüber den Krankenkassen durchzusetzen (z. B. Pflegegrad, Hilfsmittel oder Zuzahlungsbefreiung).

Weiterhin arbeiten Leiter*innen von Ergotherapiepraxen mit Krankenkassen zusammen, wenn Mitarbeitende erkrankt sind, ein Reha-Antrag gestellt oder ein Beschäftigungsverbot bei Schwangerschaft ausgesprochen wird. Hauptsächlich bei der Suche nach ausgebildeten Ergotherapeut*innen oder bei Eingliederungsmaßnahmen kommt es zu Kontakten mit der Agentur für Arbeit. Die Berufsverbände für Ergotherapeut*innen, sowohl der Deutsche Verband der Ergotherapeuten (DVE) als auch der Bundesverband für Ergotherapeuten in Deutschland (BED), vertreten die Interessen aller Ergotherapeut*innen gegenüber Politik und Gesellschaft und unterstützen bei der täglichen Arbeit. Es gibt die Möglichkeit, berufliche Fragen schriftlich oder telefonisch zu klären. Außerdem bieten die Verbände Websites, Verbandszeitschriften und diverse Flyer zu verschiedenen Themen mit vielen Informationen. Wohl am wichtigsten sind die politischen Aktivitäten: sie versuchen im Sinne der Ergotherapeut*innen Einfluss zu nehmen, z. B. bei der Erstellung der Heilmittelrichtlinie, für bessere Arbeitsbedingungen sowie für höhere, angemessene Vergütungssätze, die mit den Krankenkassenverbänden ausgehandelt werden. Dies geschieht durch Gremienarbeit, Petitionen, Demonstrationen und die Unterstützung verschiedener öffentlichkeitswirksamer Aktionen, wie beispielsweise „Therapeuten am Limit".

10.5.2 Angrenzende Berufsgruppen

Berufsgruppen, mit denen Ergotherapeut*innen häufiger in Kontakt kommen und dabei Informationen, Erfahrungen und Erkenntnisse austauschen, sind Physiotherapeut*innen, Logopädinnen und Logopäden, Ärztinnen und Ärzte, Pflegende, Mitarbeitende von Pflegestützpunkten und Beratungsstellen, Betreuende und Seniorenbegleiter*innen. Der Wunsch nach interdisziplinärer Arbeit besteht in allen Berufsgruppen, der Alltag ermöglicht das jedoch nur selten. Besonders mit Pflegenden und Physiotherapeut*innen arbeiten Ergotherapeut*innen im geriatrischen Bereich interdisziplinär zusammen, da dies oft große Erfolge für die Patient*innen bringt. Die Zusammenarbeit ergibt sich zumeist bei Patient*innen mit herausfordernden Verhaltensweisen, da dabei noch immer sehr viel Unwissen, Unverständnis und Ratlosigkeit auftritt. Beispielsweise der Austausch über verschiedene Variationen des Basalen Nests, ein wahrnehmungsförderndes Angebot aus der Basalen Stimulation bei unruhigen Patient*innen oder Transfermöglichkeiten bei bettlägerigen Patient*innen sind wiederkehrend besprochene Themen. Immer wieder wird in der täglichen Arbeit, besonders bei den pflegenden Kolleginnen und Kollegen deutlich, dass diese nur sehr wenig über die Arbeit von Ergotherapeut*innen informiert sind. Aufklärung über Ergotherapie, die 3-jährige Ausbildung mit umfangreichem medizinischem, psychologischem und therapeutischem Hintergrundwissen, mehreren Praktika und einem Abschlussexamen sowie kontinuierlichen Fort- und Weiterbildungen wird häufig anerkennend zur Kenntnis genommen und führt in der Regel zur größeren gegenseitigen Akzeptanz.

10.5.3 Forschung Ergotherapie und Demenz/ambulante Versorgung

Es sollte für Ergotherapeutinnen selbstverständlich sein, sich regelmäßig über Forschung und Entwicklungen im Bereich Demenz, auch anderer Erkrankungen und ambulante Versorgung usw. zu informieren. Wichtige Studien liegen leider schon einige Zeit zurück. Besonders nennenswert aus den vergangenen Jahren ist der Health Technology Assessment-Bericht (HTA-Bericht) des Deutschen Instituts für Medizinische Dokumentation aus dem Jahr 2013, in dem festgestellt wird, dass Ergotherapie positive Effekte bei mittlerer und schwerer Demenz hat und die Lebensqualität und den Gemütszustand der betroffenen demenziell erkrankten Menschen verbessert (vgl. Korczak et al. 2013). Informationen über Forschungsergebnisse können hauptsächlich über die Berufsverbände, Fachtage, Fachkreise, Zeitschriften, die Alzheimer Gesellschaft und Netzwerk-Partner*innen erhalten werden. Darüber hinaus nehmen Mitarbeitende der beschriebenen Praxis regelmäßig an Studienprojekten für Bachelor- oder Masterarbeiten oder an Forschungsprojekten in Kliniken teil und erhalten darüber neue Ergebnisse und Erkenntnisse. Sie tragen dadurch als Multiplikatoren zur Verbreitung und Aufklärung bei. Es ist wünschenswert, wenn gezielte Studien beispielsweise über die Wirksamkeit von Ergotherapie mit dem Fokus auf Körperwahrnehmung, Ergotherapie und Demenz mit schwerstbetroffenen Menschen und/oder Verbesserung der ambulanten Versorgung durch Maßnahmen der Ergotherapie durchgeführt werden könnten.

10.6   Ergotherapie bei Demenz

10.6.1 Förderung der Körperwahrnehmung in allen Stadien der Demenz

Auf Grundlage der Erkenntnisse und Ergebnisse der Demenz-Forschung sowie mehrerer Arbeiten von Gudrun Schaade, aber auch eigener Erfahrungen, ist Schwerpunkt der Ergotherapie bei Menschen mit Demenz die Förderung der Körperwahrnehmung. Mit Fortschreiten der Erkrankung werden große Probleme auftreten wie z. B. Unruhe, Aggression, Abnahme der Gehfähigkeit und schließlich Bettlägerigkeit mit Kontrakturen und Dekubiti. Durch eine frühe und gezielte Förderung können der Verlauf und die Symptome positiv beeinflusst werden.

Schon zu Beginn der Therapie sollten die Patient*innen motiviert und dazu angeleitet werden, ihre Körperwahrnehmung auch außerhalb der Therapie zu stimulieren, selbst wenn noch keine Einschränkungen erkennbar sind. Das können Handlungen wie Abklopfen des Körpers, Hantieren mit schweren Materialien, z. B. Ton, Teig oder Holz und der Einsatz von Massagegeräten am gesamten Körper sein. Auch jede Art von Bewegung mit Sportgeräten, Federball, Yoga, Schwimmen oder Fahrrad fahren, fördern die Körperwahrnehmung. Um Patient*innen zu motivieren, ist es hilfreich, Therapie und Alltag miteinander abzustimmen. So kann nach Absprache mit Freunden oder Angehörigen ein Fahrradausflug in der Therapie geplant und vorbereitet werden, z. B. Packliste erstellen, Plätzchen backen etc. und anschließend findet dieser Ausflug statt. Die während eines Ausflugs gesammelten Gegenstände, wie Muscheln oder Kastanien, können in der Therapie zur Herstellung von Mobiles oder anderen Dekorations-und Schmuckgegenständen genutzt werden. Die Förderung der Körperwahrnehmung in allen Stadien beschreibt Gudrun Schaade ausführlich in ihrem Förderprogramm (vgl. Schaade 1998), welches Grundlage für das ergotherapeutische Arbeiten im Bereich Demenz ist. Die Ergotherapeut*in achtet stets auf die Förderung der Körperwahrnehmung, denn so ist es möglich, bei den Patient*innen den Verlust der Körperwahrnehmung herauszuzögern und ihre Mobilität noch möglichst lange zu stabilisieren.

10.6.2 Ziele Methoden Mittel

Ziele, Methoden und Mittel können entsprechend dem Förderprogramm von Gudrun Schaade entwickelt werden (vgl. Schaade 1998). Im Verlauf der Erkrankung verändern sich diese und werden deshalb fortwährend angepasst.

10.6.3 Einzel- vs. Gruppentherapie

Regelhaft werden die Patient*innen in Einzeltherapie behandelt. So ist es möglich, sehr gezielt und individuell auf die Erkrankung und die vorliegenden Auswirkungen einzugehen. In der Heilmittelrichtlinie heißt es in § 10: „Sofern Einzeltherapie medizinisch nicht zwingend geboten ist, ist wegen gruppendynamisch gewünschter Effekte oder im Sinne des Wirtschaftlichkeitsgebots Gruppentherapie zu verordnen." (§ 10 Satz 2 HeilM-RL)

Bevor eine Gruppentherapie durchgeführt wird, ist es laut Heilmittelrichtlinie notwendig, die Patient*in kennenzulernen und „... vorab die ergotherapeutische Diagnostik in einer Einzelbehandlung durchzuführen. Dabei wird auch die Gruppenfähigkeit der Patient*innen abgeklärt sowie die Zuordnung zu einer geeigneten Gruppe vorgenommen." (§ 10 Satz 2 HeilM-RL). Die Entscheidung, ob eine Gruppen- oder Einzeltherapie verordnet wird, trifft die Ärztin oder der Arzt. Grundlage dafür ist die Zusammenarbeit mit der behandelnden Ergotherapeut*in. Sie informiert über bestehende Gruppenangebote und schlägt entsprechende Patient*innen vor, die von einem Gruppenangebot profitieren könnten. Nicht jede Praxis bietet Gruppenangebote an. Gründe dafür können sein: kein Bedarf, Anzahl der Patient*innen, die zusammenpassen, zu gering, zu hoher organisatorischer Aufwand, fehlende räumliche (Größe des Raumes) und/oder materielle Ausstattung (Materialien werden mehrfach benötigt), Vergütungssätze zu gering. Die Vergütungssätze sind für eine Therapeutin mit 3–6 Patient*innen ausgelegt, jedoch ist es bei Gruppen mit demenziell erkrankten Menschen notwendig 2 Therapeut*innen zu stellen. Eine Therapeut*in bleibt immer bei der Gruppe, eine weitere Therapeutin wird besonders für Zwischenfälle wie Toilettengang, Unfall, plötzlich auftretender Unruhe gebraucht.

Folgende Regelungen sind einzuhalten; sie gelten auch für die Parallelbehandlung (Abschn. 10.6.4). Gruppen können in allen Behandlungsarten (motorisch-funktionell, sensomotorisch-perzeptiv, neuropsychologisch orientiert und psychisch-funktionell) durchgeführt werden. Gruppenangebote können sowohl in der Praxis als auch in einer stationären Einrichtung stattfinden und sind für Menschen mit Demenz sehr sinnvoll. Sie fühlen sich in Gemeinschaft oft sicherer und geborgen, es kann Freude geteilt werden und es entsteht Verbundenheit. Das Alter, geschlechtsspezifische Besonderheiten und persönliche Eigenschaften sollten berücksichtigt werden. Das Einverständnis der Patient*innen muss gegeben sein. Auch in der Gruppe müssen individuelle Therapieziele erreichbar sein.

Menschen mit herausforderndem Verhalten sind in Gruppen oft schwer integrierbar, so dass die anderen Gruppenteilnehmer*innen häufig zu kurz kommen. Gruppenangebote sind oft sinnvoll als Ergänzung zur Einzeltherapie oder in stabilen Krankheitsphasen auch als einziges Angebot. Beispiele für Gruppen mit demenziell Erkrankten im Beginn sind Fahrrad-, Rhythmus- und Handwerksgruppen. An Mobilisationsgruppen nach Gudrun Schaade oder Essensgruppen können auch Menschen mit fortgeschrittener Demenz teilnehmen.

10.6.4 Parallelbehandlung

Für Menschen mit Demenz können auch Parallelbehandlungen sinnvoll sein. Während der Therapie werden gemeinsame und partnerschaftliche Tätigkeiten, wie beispielsweise Bewegungsübungen (Kegeln, Luftballontennis, Tanzen, Tau Ziehen) durchgeführt. Eine Parallelbehandlung mit 2 Patient*innen ist möglich, wenn zuvor ein Anteil der verordneten Behandlungen als Einzeltherapie oder Gruppentherapie erfolgt ist und sich im Laufe der Behandlung die Möglichkeit und auch Vorteile für eine Parallelbehandlung ergeben. Während der Parallelbehandlung sollten sich für beide Patient*innen individuelle Therapieziele erreichen lassen und beide sollten von der Behandlung gleichwertig profitieren. Die Entscheidung zur Durchführung der Parallelbehandlung trifft die behandelnde Ergotherapeut*in.

10.7   Besondere Therapieangebote

10.7.1 Fahrradfahren

Fast alle Menschen kennen Fahrräder schon aus Kindertagen, sind meist damit aufgewachsen und erinnern sich an das erste Fahrrad. Radfahren bedeutet Unabhängigkeit, Selbstständigkeit und Mobilität und es hat eine Reihe von positiven Wirkungen auf den Körper. Fahrradfahren macht vielen Menschen Spaß. Mehr als die Hälfte aller Menschen in Deutschland fahren laut des Allgemeinen Deutschen Fahrrad-Clubs e.V. (ADFC) Fahrrad.

Einsatz, Ziele und Nutzen von Fahrrädern
Besonders in den ersten Jahren der demenziellen Erkrankungen können Fährräder in der Therapie gut eingesetzt werden. Das Fahrradfahren regt unter anderem Herz, Kreislauf und Atmung an, durch die Bewegung werden Verdauung, Stoffwechsel und Nahrungsaufnahme ebenfalls angeregt. Der Körper kann besser gespürt und wahrgenommen werden. Durch die geförderte Körperwahrnehmung und Durchblutung des Gehirns wird auch die Kognition aktiviert und die Stimmung verbessert.

Konkret wird Radfahren in der Therapie beispielsweise für Menschen mit Demenz bei Einschränkungen wie verminderter Beweglichkeit der Beine, erhöhtem Muskeltonus oder Atrophie der Muskulatur eingesetzt.

Erreichbare Ziele sind dabei die Förderung der Körperwahrnehmung, Regulierung des Muskeltonus, Verringerung von Schmerzen, Abbau von Unruhe, Steigerung von Muskelkraft, Verbesserung von Beweglichkeit und Ausdauer. Auch bei zusätzlichen Einschränkungen wie Antriebslosigkeit oder Übergewicht sind erreichbare Ziele Freude bei Bewegung, Gewichtsregulierung und die Ausübung einer sinnvollen Aktivität.

Der Einsatz von Fahrrädern, besonders Zwei- und Dreirädern ist sehr aufwendig, deshalb sollte die Therapeut*in über den Nutzen des Einsatzes und eventuelle Alternativen nachdenken. Gemäß den sich aus dem Befund ergebenden Fähigkeiten, Zielen und der Motivation der Patient*innen werden unterschiedliche Fahrräder eingesetzt. Sie werden beispielsweise genutzt als Zugangsmöglichkeit bei Menschen mit eher ablehnender Haltung zur Therapie, bei leichten bis moderat ausgeprägten kognitiven Störungen, ebenso bei leichten bis moderat ausgeprägten motorischen und wahrnehmungsbezogenen Störungen und wenn Patient*innen von sich aus danach fragen.

Fahrräder können als Bestandteil einer Therapieeinheit oder über die gesamte Therapiestunde eingesetzt werden. Die unterschiedlichen Fahrräder können bei allen Behandlungsformen und -arten angewendet werden.

Unterschiedliche Fahrräder

Zum Einsatz in der Therapie kommen Zweiräder und Dreiräder, Tandems und Parallel-Fahrräder, aber auch Laufräder, Ergometer, Motomed und Pedalos.

Es ist sinnvoll, mit Patient*innen zuerst ein Ergometer oder Pedalo auszuprobieren, bevor Zwei- oder Dreiräder genutzt werden. So lassen sich die Fähigkeiten der Patient*innen gut einschätzen.

Zweiräder

Zweiräder werden hauptsächlich von Menschen mit beginnender Demenz gefahren. Sie sind sehr vielseitig einsetzbar. Einzelne Bereiche können mit dem Zweirad gezielt gefördert werden, unter anderem Gleichgewicht und Koordination. Für manche Patient*innen ist das Fahren auf dem Fahrrad schon früh nicht mehr umsetzbar, obwohl die motorischen Fähigkeiten vorhanden sind.

Dreiräder

Dreiräder werden ebenfalls hauptsächlich von Menschen mit beginnender Demenz gefahren. Sie fahren sich zu Beginn ungewohnt, da nicht mit dem gesamten Körper in Zusammenspiel mit dem Fahrrad das Gleichgewicht gehalten und gelenkt wird. Die Lenkung findet ausschließlich mit dem Lenker statt. Dreiräder gibt es mit 2 Rädern vorne oder 2 Rädern hinten. Besonders Frontdreiräder sind kippsicher, bei ihnen kann außerdem die Breite des Fahrrades besser eingeschätzt werden. Für manche Patient*innen ist das Fahren mit einem Dreirad nicht angenehm oder nicht umsetzbar.

Laufräder

Der Bewegungsablauf bei der Nutzung von Laufrädern ist vergleichbar mit dem bei Rollern. Laufräder können auch in den Innenräumen der Praxis ausprobiet werden. Nur selten sind demenziell erkrankte Menschen in der Lage, die entsprechenden Bewegungsabläufe abzurufen.

Tandem-Fahrräder

Bei Tandem-Fahrrädern sitzen 2 Menschen hintereinander oder bei einem Parallel-Tandem nebeneinander. Sie teilen sich den Kraftaufwand, allerdings sollte die Therapeut*in auch immer in der Lage sein, allein zu fahren und zu bremsen. Außerdem ist beim Tandem die Kommunikation gut möglich und beide Fahrenden kommen gemeinsam am Ziel an. Die Therapeut*in übernimmt bei einem Tandem die Führung und Lenkung. Durch die Nähe zur Mitfahrenden kann die Therapeut*in Zustand und Reaktionen der Patient*in leichter wahrnehmen und entsprechend darauf reagieren. Bei einem klassischen Tandem, bei dem die Mitfahrenden hintereinander sitzen, übernimmt die vorne sitzende Person die Steuerung und Regulierung des Gleichgewichts. Dieses Tandem kann auf allen Fahrradwegen genutzt werden. Es wird zumeist mit früh demenziell erkrankten Menschen gefahren. Beim Parallel-Tandem können auch Menschen mit fortgeschrittener Demenz mitgenommen werden. Die Regulierung des Gleichgewichts ist nicht notwendig, alle Manöver können auch ohne Absprache mit der Patient*in sicher durchgeführt werden. Allerdings sind manche Fahrradwege für dieses Rad zu schmal.

Pedalo, Motomed und Ergometer

Diese Geräte regen die Bewegung an und erinnern an Bewegungen mit dem Fahrrad. Sie können bei demenziell erkrankten Menschen in allen Stadien der Erkrankung eingesetzt werden. Pedalo, Motomed und Ergometer werden nicht ausschließlich in der Praxis, sondern auch im häuslichen Umfeld und im stationären Bereich genutzt.

Das Ergometer erinnert an ein echtes Fahrrad. Es ist stationär und damit in der Anwendung viel sicherer als ein bewegliches Fahrrad. Außerdem steht es vorwiegend in Innenräumen.

Motomed und Pedalo werden besonders auch bei schwer-demenziell erkrankten Menschen angewendet. Es sind damit aktive, assistive und passive Bewegungen möglich.

Das Motomed hat einen Bewegungsschutz, bei Auftreten von Spastiken stoppt die Pedalbewegung. Das Motomed kann verordnet werden.

Pedalos sind kleine Sitzfahrräder. Sie können liegend im Bett und sitzend im Rollstuhl und auf anderen Sitzgelegenheiten mit unterschiedlichen Untergründen genutzt werden. Auf den Tisch gestellt, lässt sich das Pedalo auch für die Mobilisierung der Arme und Hände gut nutzen.

Fachliche und persönliche Fähigkeiten der Therapeut*in

Um Ergotherapie mit dem Fahrrad anbieten zu können, sollte die Therapeut*in theoretische Kenntnisse und praktische Erfahrungen in den Bereichen Demenz, Einzel- und Gruppentherapie haben. Zusätzlich sind fundiertes Wissen und Erfahrungen im Bereich Radfahren, Fahrradtechnik und Tourenplanung insbesondere bei geplanten Gruppenaktivitäten notwendig. Dieses Wissen kann über Kurse beim ADFC erworben werden. Eine Ersthelfer*in-Ausbildung ist ebenfalls erforderlich. Weiterhin sollte die Therapeut*in sicher im Auftreten, in der Orientierung auch ohne Navigationsgerät und im Straßenverkehr sein. Ortskenntnisse über Fahrradwege und Fahrradziele, Wetterkenntnisse sowie ein gutes Zeitmanagement sind außerdem wichtig. Sportliche Fitness, besonders in Kraft und Ausdauer und unbedingt Freude am Radfahren sollten gegeben sein. Mut, auch mal beherzt einzugreifen, z. B. durch einen Griff ins Lenkrad oder durch die Entscheidung, die Therapie abzubrechen und in die Praxis zurückzukehren, braucht eine Therapeut*in, die das Fahrrad als Therapiemittel einsetzt.

Verordnung von Ergotherapie mit dem Fahrrad

Wenn eine Patient*in eine Verordnung für Einzeltherapie hat, kann die Therapeut*in im Verlauf der Behandlung das Fahrrad als Therapiemittel anbieten. Sie benötigt dafür nicht die Zustimmung der Ärztin oder des Arztes. Die Ergotherapeut*in kann selbstständig entscheiden, welche Therapiemethoden und welche Therapiemittel zur Erreichung der Ziele sinnvoll sind. Wenn für eine Patient*in ein Gruppentherapieangebot wie „Fahrradfahren für Menschen mit Demenz" infrage kommt, ist es notwendig, die verordnende Ärztin oder den Arzt mit Hilfe eines Therapieberichtes und weiterführenden Informationen zum Gruppenangebot zu informieren und um eine Verordnung für die Gruppentherapie zu bitten. Nachfragen können gegebenenfalls von der Therapeut*in oder auch von der Patient*in und den An- und Zugehörigen beantwortet werden. Die Ärztin oder der Arzt entscheidet, ob eine Verordnung als Gruppenbehandlung ausgestellt wird. Leider erhalten Patient*innen nicht immer eine Verordnung für dieses Therapieangebot. Sollte eine Patient*in unbedingt das Gruppenangebot nutzen wollen, kann die Ärztin oder der Arzt ein Privatrezept ausstellen und die Patient*in übernimmt dann die Kosten selbst.

Zeitliche und örtliche Vorbereitungen

Die Therapie mit dem Fahrrad ist an sehr unterschiedlichen Orten möglich. Parks, Zoos, Feldwege, aber auch Sportplätze und Sportstadien können geeignet sein.

Wichtig ist die Erkundung der örtlichen Bedingungen wie:

- sicherer Treffpunkt mit ausreichend Platz
- ruhige Lage
- kurze Entfernung von der Praxis oder Abstellmöglichkeiten für Fahrräder am Startplatz
- Toiletten, Unterstellmöglichkeiten, Möglichkeiten für Pausen und zum Sitzen
- Kreuzungen, Baustellen und spezifische Wegbeschaffenheit

Auch um den zeitlichen Rahmen genau festlegen zu können, ist es notwendig, mindestens einmal die Strecke abzufahren. Dabei ist zu beachten, dass das Fahren mit demenziell erkrankten Menschen sehr zeitaufwendig ist; es gilt: „Weniger ist oft mehr!".

Ausstattung der Therapeut*in

Zur Durchführung der Therapie mit dem Fahrrad benötigt die Therapeut*in folgendes:

- angepasste Kleidung (funktionstüchtig und wetterentsprechend)
- mehrere Regencapes und Warnwesten für Therapeut*in und evtl. Mitfahrende
- Sonnencreme, Sonnenbrille
- Satteltasche, Fahrradhelm, Luftpumpe, Fahrradschloss für mehrere Fahrräder
- 2 Rückspiegel am Fahrrad
- erste-Hilfe-Set mit Kühlkissen, Fahrrad-Reparaturset
- Navigationsunterstützung durch Karte oder Navi
- Trinkflasche mit Getränk
- Liste mit Telefonnummern erreichbarer An- oder Zugehöriger
- Praxis-Visitenkarten, Handy, Geld, Personalausweis
- bei Gruppenfahrten 2 Walkie-Talkie's

Informationen für Patient*innen und An- und Zugehörige

Entscheiden sich Patient*in und An- oder Zugehörige für ein Angebot mit dem Fahrrad und stimmt die Ärztin bzw. der Arzt gegebenenfalls zu, sind diese Themen zu besprechen:

- Ziele der Therapie
- alle Regelungen und Absprachen, die von der Ergotherapie ohne Fahrrad fahren bekannt sind, gelten weiterhin (z. B. Zuzahlung, Umgang mit Absagen, Ausfall)
- gibt es ein funktionstüchtiges, eigenes Fahrrad (keine Haftung der Praxis für das Fahrrad, Transport des Fahrrades zum Therapieort, Versicherung, Wartungs- und Reparaturkosten übernimmt die Besitzer*in des Fahrrades)
- Erreichbarkeit der An- oder Zugehörigen während der Therapie
- evtl. Nutzung und Verleih von Praxisrädern (Frontdreirad oder Parallelfahrrad können 4 Wochen ausprobiert und anschließend mit vertraglicher Regelung gegen eine Gebühr für die Therapiezeit ausgeliehen werden)
- wie kommt die Patient*in zum Startpunkt (besonders wichtig, wenn das nicht die Praxis ist)
- Information oder Erläuterungen über die erforderlichen Regeln während der Therapie mit dem Fahrrad
- Ausstattung der Patient*in:
  - angepasste Kleidung (funktionstüchtig und wetterentsprechend), Regencape, Warnweste
  - Sonnencreme, Sonnenbrille
  - Satteltasche, Fahrradhelm, Luftpumpe, Fahrradschloss, kleines Fahrrad-Reparaturset
  - Trinkflasche mit Getränk
  - Telefonnummer einer erreichbaren An- oder Zugehörigen
  - Handy mit Standortfreigabe oder Ortungsapp, Geld, Personalausweis

Im Gespräch mit Angehörigen ist es außerdem wichtig, Bedenken und Ängste ernst zu nehmen und Sicherheitsmaßnahmen zu erklären. So wird z. B. über die Ausbildungen der Ergotherapeut*in, spezielle Versicherungen für dieses Angebot und geplante Maßnahmen und Abläufe in Notfällen informiert, so dass sich gegenseitiges Vertrauen aufbauen kann. Es ist bei diesem Therapieangebot besonders wichtig, dass es möglichst keinen Therapeut*innenwechsel gibt.

Therapieformen

Einzeltherapie

Eine Einzeltherapie mit dem Fahrrad wird als Therapieform nur ausgewählt, wenn das Kennenlernen der Patient*in und die Befundung stattgefunden haben, die sich daraus ergebenden Ziele festgelegt wurden und diese durch die Therapie mit dem Fahrrad erreicht werden können. Bei der Einzeltherapie fahren eine Therapeut*in und eine Patient*in zusammen. Die Therapeut*in fährt voran und kann so die Patient*in leiten. Wenn die Gegebenheiten es möglich machen, fährt die Therapeut*in links neben der Patient*in, so ist Leitung und Schutz vor Einflüssen, wie entgegenkommende Fußgänger und Radfahrer bzw. dem Straßenverkehr gegeben.

Parallelbehandlung, Gruppentherapie

Wie bei anderen ergotherapeutischen Parallel- oder Gruppenangeboten muss auch bei der Therapie mit dem Fahrrad bereits das Kennenlernen und die Befundung mit der Erarbeitung der daraus folgenden Ziele in Einzeltherapie stattgefunden haben. In der Parallelbehandlung oder Gruppentherapie müssen die jeweiligen Ziele der einzelnen Patient*innen gut erreicht werden können, sonst ist eine andere Therapieform oder ein anderes Therapieangebot notwendig.

Bei der Parallelbehandlung fahren eine Therapeut*in und zwei Patient*innen zusammen. Die Therapeut*in fährt immer voran. Bei Parallelbehandlung sollte besonders bedacht werden, wie die Toilettengänge ablaufen könnten. Es ist zu bedenken, dass die wartende demenziell erkrankte Person wahrscheinlich nicht allein warten kann, wiederum die andere Person evtl. Unterstützung bei der Orientierung benötigt. Empfehlenswert ist es, alle Gänge zusammen zu machen. Die Fahrräder sollten in diesen Situationen von der Therapeut*in abgeschlossen werden. Auch in Notfällen gilt, dass beide Patient*innen und die Therapeut*in zusammen bleiben.

Bei der Gruppentherapie fahren hintereinander jeweils eine Therapeut*in am Anfang und eine am Schluss der Gruppe sowie 4–8 Patient*innen in der Mitte. Bei mehr als 8 Patient*innen kann die Sicherheit der Teilnehmer*innen nicht mehr gewährleistet werden und individuelle Therapieziele sind nicht erreichbar. Bei Gruppenfahrten bleibt die Gruppe immer zusammen. Das Tempo wird von der vorausfahrenden Therapeut*in vorgegeben und ist an die „schwächste" Teilnehmer*in angepasst. Die vorausfahrende Therapeut*in bleibt immer bei der Gruppe. Die einzelnen Patient*innen werden hälftig einer Therapeut*in zugeteilt, so dass die jeweilige Therapeut*in hauptsächlich diese Gruppenmitglieder im Blick behält und so größere Sicherheit für die Patient*innen erreicht werden kann.

Eine direkte Kommunikation der Therapeutinnen ist mit Hilfe der Walkie-Talkie's möglich. Die am Ende fahrende Therapeutin, die die gesamte Gruppe im Blick hat, kann der vorausfahrenden Therapeutin bei Problemen Bescheid geben. Die Therapeut*innen sollten kein Parallelfahrrad oder Tandem fahren, diese sind zu unflexibel und Reaktionen bei plötzlich auftretenden Problemen sind nicht schnell genug möglich. Auch Patient*innen mit Elektrofahrrädern können nicht an der Therapie teilnehmen, die Unfallgefahr durch das Tempo ist nicht kalkulierbar.

Sollte eine Fahrrad-Gruppe mit 2 Therapeut*innen mehr als 12 Patient*innen umfassen, ist dies keine Gruppentherapie (vgl. Ergoth-V, Anlage 1 und 2). Die gezielte Förderung der jeweiligen Patient*innen ist dann nicht möglich und es entspricht nicht den Vorgaben der Heilmittelrichtlinie. Solche Gruppen sind eher Freizeitangebote. In verschiedenen Bundesländern können Menschen mit beginnender Demenz Touren mit dem ADFC oder der Alzheimer-Gesellschaft unternehmen. Manche Seniorenbetreuer*innen oder Betreuungskräfte bieten ebenfalls Fahrradausflüge an.

Regeln

Bei Einzel-, Parallel- und Gruppentherapien werden im Vorfeld spezifische Regeln vereinbart und ausprobiert. Die Therapeut*in achtet sehr genau auf die Durchsetzung der Regeln und Absprachen. Werden diese nicht wie vereinbart eingehalten, müssen die Gründe dafür sehr schnell geklärt werden und gegebenenfalls muss diese Therapieform beendet werden.

Folgende Regeln sind für die Fahrradgruppe und soweit zutreffend auch für die Einzeltherapie mit dem Fahrrad notwendig:

- gegenseitige Rücksichtnahme, Wertschätzung und Verständnis
- keiner entfernt sich ohne Absprache von der Gruppe
- Ansagen der Therapeut*innen müssen befolgt werden (voranfahrende Therapeut*in ist „Chefin im Ring", über Rückspiegel hält sie Blickkontakt mit den Nachfahrenden, sie bleibt immer bei der Gruppe; gibt es eine 2. Therapeut*in, fährt diese am Schluss, sie stimmt sich mit der voranfahrenden Therapeut*in regelmäßig ab, gegebenenfalls kümmert sie sich um einzelne Mitfahrende und begleitet sie)
- bei schwieriger Wegführung bzw. unübersichtlichen Straßensituationen steigen alle Gruppenmitglieder und Therapeut*innen nach Ansage ab und das Fahrrad wird geschoben
- Kommandos: Achtung Hund, Halt, Fahrrad von vorne etc., müssen verstanden und eingehalten werden

Durchführung der Therapie

Jedes ergotherapeutische Angebot mit dem Fahrrad läuft in sehr ähnlicher Weise ab.

- die Therapieeinheit beginnt an einem sicheren Ort mit Platz und in ruhiger Lage, das kann die Praxis sein, aber auch ein anderer Ort, wie beispielsweise ein Park oder Parkplatz in der Nähe der Praxis

- die Therapeut*in ist vor den Patient*innen am Treffpunkt
- jede Patient*in wird mit Handschlag begrüßt, parallel finden eine kurze Abfrage des Gesundheitszustandes, Absprachen zur Erreichbarkeit von Kontaktpersonen und ein kurzer Fahrradcheck statt (die Ergotherapeut*in kann so einen guten Eindruck von der Tagesform der Patient*in erhalten)
- danach finden die Begrüßung in der Gruppe und anschließend Bewegungsübungen (Übungen, die Bewegungen fördern, die für das Fahrradfahren gut sind, wie beispielsweise auf der Stelle „Knie heben" oder Rumpfrotation) statt
- alle mitfahrenden Personen beteiligen sich und niemand schaut nur zu
- kurze Wiederholung der Verhaltensregeln
- anschließend werden Fahrradhelm, Warnweste und evtl. Sonnenbrille angezogen und Sonnencreme aufgetragen

Die Fahrt kann nun beginnen.

Die Strecken dürfen sich wiederholen, Wiederholungen geben Sicherheit und bringen Freude. Pausen wie Trinkpausen mit Wasser oder heißem Tee/Kaffe, zum Beobachten der Natur oder Toilettenpausen, finden in regelmäßigen Abständen statt. Bei diesen Pausen kann der Zustand der Patient*innen, ihre Erschöpfung, Konzentration, Aufmerksamkeit usw. überprüft werden. Nach den jeweiligen Pausen vor jeder Weiterfahrt werden alle Teilnehmer*innen mit Namen erneut aufgerufen, um niemanden zu verlieren. Zum Schluss gibt es eine kurze gemeinsame Verabschiedung. Die Patient*innen werden regelhaft von ihren An- oder Zugehörigen abgeholt. Selbst wenn die Patient*innen sich sonst selbstständig im Straßenverkehr bewegen, ist das nach erfolgter Tour mit erhöhter Anstrengung unbedingt notwendig.

Die Ergotherapeut*in muss bei diesem Therapieangebot sehr aufmerksam sein. Ihre Arbeit ist höchst anspruchsvoll bis zum Ende der Therapie, der Verabschiedung der Patient*innen. Sie muss die Patient*innen sehr genau beobachten, um Veränderungen beispielsweise im Fahrverhalten, der Stimmung oder technische Probleme schnell zu bemerken. Vor- und Nachbereitungen der Tour mit den Patient*innen nehmen Zeit in Anspruch und sind Teil der Therapie. Es geht nicht ausschließlich um die Zeit auf dem Fahrrad, auch das Anziehen der Kleidung, Bewegungsübungen und stattfindende Kommunikation werden unbedingt als Teil der Therapie begriffen.

Notfall

Für den Notfall sind Abläufe für die mitfahrenden Ergotherapeut*innen schriftlich festgelegt und diese müssen für sie auch unter Stress abrufbar sein, um handlungsfähig zu bleiben.

Gibt es 2 Therapeut*innen, bleibt die voranfahrende Therapeut*in immer bei der Gruppe und kümmert sich um die nicht vom Notfall betroffenen Patient*innen.

Für die 2. Therapeut*in, oder wenn die Therapeut*in allein ist, gilt:

1. bei Sturz: Ruhe bewahren, Abklärung des Problems, in Folge Weiterfahrt oder Abholung durch An- oder Zugehörige oder Notruf
2. bei kaputtem Fahrrad: Ruhe bewahren, Abklärung des Problems, in der Folge Reparatur und Weiterfahrt oder Abholung durch An- oder Zugehörige
3. Patient*in ist nicht auffindbar: Ruhe bewahren, kurze Suche am Standort, Ortung durch Handy, nach weiterer kurzer Suche Kontaktaufnahme mit rufbereiten An- oder Zugehörigen, bei 2 Therapeut*innen kann eine Therapeut*in weitersuchen, gegebenenfalls wird die Polizei um Hilfe gebeten

Bei 2 Therapeut*innen und einer kleinen Gruppe wird individuell entschieden, ob die Gruppe mit einer Therapeut*in weiterfährt oder alle gemeinsam warten. Eine Therapeut*in bleibt konstant bei der vom Notfall betroffenen Patient*in und kümmert sich um das aufgetretene Problem.

Für den Notfall muss die Möglichkeit bestehen, sicher mit öffentlichen Verkehrsmitteln oder gegebenenfalls mit anderen Verkehrsmitteln, wie beispielsweise Taxi, zur Praxis zurückfahren zu können.

Therapie-Alternativen
Die Therapeut*in sollte kurzfristig auf andere Angebote zurückgreifen können, wenn beispielsweise die jeweilige Tagesform der Patient*in zu schwankend ist oder wenn das Wetter schlecht und die Wegebeschaffenheit nicht sicher ist.

Einzel- oder Gruppenangebote in der Praxis rund um das Thema Fahrrad sind vielfältig möglich, und sollten als Alternative zur geplanten Tour angeboten werden. Auch dabei kann das Thema Fahrradfahren im Mittelpunkt stehen. Damit Patient*innen Zusammenhänge verstehen, wird in der Therapie mit Bildern und passenden Materialien gearbeitet und auch Tätigkeiten wie kleinere Reparaturen und das Aufpumpen und Putzen der Fahrräder können durchgeführt werden.

Gründe, die Therapie mit dem Fahrrad nicht anzubieten
Es gibt immer wieder Gründe, warum das Fahrradfahren als Therapiemethode nicht genutzt werden kann. Diese sollten unbedingt vor Beginn der Therapie, aber spätestens während der ersten Einzelfahrt, abgeklärt werden. Dafür ist eine umfangreiche Befundung nach Gudrun Schaade notwendig (vgl. Schaade 1998). Folgende Aspekte und Fragen sollten geklärt werden, die die Therapie mit dem Fahrrad erschweren können oder gegen sie sprechen. Beispiele sind Menschen, die keinen Zugang zum Fahrradfahren haben, keine Freude dabei empfinden, jene, für die das Fahrradfahren zu viel Stress bedeutet, zu aufregend ist, Menschen, die Zusatzerkrankungen, wie Epilepsie, Asthma oder Allergien haben, die das Fahrradfahren nicht gelernt haben oder bei den Abläufen beim Fahrradfahren nicht sicher sind. Wenn die verbalen Aufforderungen der Therapeut*innen nicht befolgt werden können, Einschätzung von Abständen nicht möglich ist oder zu starke Einschränkungen im kognitiven oder sensomotorischen, aber auch in sozialen Bereichen vorliegen, sollten andere angepasste Therapiemittel genutzt werden.

Fazit

Schon aufgrund der beschriebenen erforderlichen Vorbereitungen lässt sich erahnen, dass es ein hohes Engagement der Therapeut*innen und Unterstützung von An- und Zugehörigen sowie der Praxisleitung braucht. Gelingt die Therapie, bringt sie für alle Beteiligten viel Freude und ist sehr sinngebend.

10.7.2 Videotherapie

In der Vergangenheit gab es in Deutschland nicht die Möglichkeit ergotherapeutischer Videotherapie, doch während der Pandemie zeigte sich der Bedarf daran. Patient*innen sagten in der ersten Corona-Welle vielfach aus Angst vor Erkrankungen Haus- und Praxisbesuche ab. Heime erlaubten keinen Zutritt für Besucher*innen und anfangs auch nicht für Therapeut*innen. Schnell stellte sich heraus, dass die Patient*innen gerade in Zeiten der Unsicherheit weiterhin den Kontakt zu ihren Therapeut*innen dringend benötigten, um ihren Alltag zu bewältigen und selbstständig zu bleiben. Anleitung und Unterstützung, gerade in dieser neuen Situation, waren besonders wichtig. Durch die Videotherapie konnten Therapieerfolge gehalten und Klinikeinweisungen verhindert werden. Videotherapie ist für ausgewählte Patient*innen sehr hilfreich, in schwierigen Zeiten können Patient*innen weiterversorgt werden.

In Deutschland gab es bisher nur wenige Ideen und Angebote für ergotherapeutische Videotherapie und auch kaum Erfahrungen damit. Diese Therapieform und ihre Gestaltung mussten ganz neu entwickelt werden.

Der Ergotherapie-Weltverband empfiehlt Videotherapie als ein ergotherapeutisches Leistungsangebot in Hybridleistung (vgl. WFOT 2021). Dabei sollen Therapien in der Praxis oder im häuslichen Umfeld mit Videotherapie kombiniert werden. Sie stellt eine Bereicherung für die Ergotherapic als weiteres Therapieangebot dar. Neben anderen Vorteilen können dadurch der Behandlungsradius und die Behandlungsfrequenz beibehalten oder wenn erforderlich gesteigert werden. Menschen mit Immunschwäche oder erhöhter Ansteckungsgefahr und sogar im Urlaub können behandelt werden. Außerdem ist eine intensivere Zusammenarbeit mit An- und Zugehörigen oder dem Betreuungspersonal möglich.

Nach aktuellem Stand ist Videotherapie für Ergotherapeut*innen seit dem 1.10.2022 als telemedizinische Leistung möglich. Die genauen Regelungen finden sich in der

Vereinbarung über die Ergänzung des Ergotherapie-Vertrages (vgl. Ergoth-V Ergänzung 2022)

Telemedizinische Leistungen können in allen vier Therapiebereichen (motorisch-funktionell, sensomotorisch-perzeptiv, neuropsychologisch orientiert/Hirnleistungstraining, psychisch-funktionell) erbracht werden. Eine Eingangsdiagnostik im persönlichen Kontakt ist in jedem Fall erforderlich.

Ziele

Ziele in der Ergotherapie bei Behandlung der Demenz in allen Stadien sind sowohl in Präsenz als auch in der Videotherapie dieselben; sie wurden von Gudrun Schaade entwickelt und ausführlich in ihrem Förderprogramm beschrieben (vgl. Schaade 1998).

Bei der Videotherapie sind gegenüber der Therapie in Präsenz manche Mittel und Methoden unterschiedlich und entsprechend anzupassen.

Therapiematerialien

Wichtiger Bestandteil der Videotherapie sind die Therapiematerialien. Dafür wird von der Therapeut*in abgeklärt, welche Materialien und Möglichkeiten sich zu Hause befinden (Vibrationsgeräte, Spiele, Sportgeräte, Fotos, Handarbeiten, Werkzeuge etc.). Ergänzend hat die beschriebene Praxis ein Angebot entwickelt: eine Materialkiste für Patient*innen, die Videotherapie erhalten. Zur Grundausstattung der Materialkiste für die Behandlung von Menschen mit Demenz gehören Vibrationsgeräte (kleines Massagegerät, Vibrationsschlange, -kissen), Luftballons, mehrere Bälle (verschiedene Größe und Gewichte), Sprichwortkarten oder eine Schaade-Mappe und weitere Materialien entsprechend den Zielen und Zugangsmöglichkeiten, wie Bewegungs-, Steck-, Gedächtnisspiele, Kreative oder Handwerksmaterialien und Alltagsgegenstände. Absprachen unter den Mitarbeitenden sowie die Dokumentation, welche Therapiematerialien ausgeliehenen werden, sind unbedingt notwendig.

Methoden und Durchführung

Bei der Videotherapie kommen andere, zum Teil neue Methoden zum Einsatz, da beispielsweise die körpernahe Arbeit zwischen Therapeut*in und Patient*in nicht möglich ist. Die gemeinsame Arbeit mit An- oder Zugehörigen ist bei der Videotherapie mit demenziell Erkrankten ein sehr wichtiger Bestandteil der Behandlung. Sie können durch die Therapeut*in angeleitete Übungen mit bzw. an den Patient*innen durchführen. Alle Angebote müssen von der Therapeut*in beobachtet und aktiv verbal unterstützt werden. Klare, einfache Sprache ist bei Onlinekontakten noch viel wichtiger als im direkten Kontakt. Die Worte können mit Gestik und Mimik unterstrichen werden, z. B. Nicken oder Kopfschütteln, Daumen hoch oder runter für „Ja" oder „Nein"; auch Stopp-Schilder können hilfreich sein. Diese abstrakten Symbole werden bei demenziellen Einschränkungen nicht immer verstanden.

Die Therapie muss sehr gut strukturiert sein und in kleine Handlungsabschnitte unterteilt werden. Korrekturen sind nur schwer möglich. Alle benötigten Therapiematerialien werden vor Beginn der Behandlung bereit gelegt. Beim Vorführen und Anleiten von Übungen kann es hilfreich sein, nur Bildausschnitte zu zeigen, beispielsweise muss der Kopf nicht immer zu sehen sein. Es ist zu bedenken, dass die Fähigkeit zur Nachahmung im Verlauf der Erkrankung schwindet. Außerdem sollte die Therapeut*in dieselben Materialien zur Verfügung haben, um Abläufe und Handlungen vorführen zu können und auftretende Probleme mit den eingesetzten Materialien schnell klären zu können.

Bei Beginn der Videotherapie ist empfehlenswert, kurz nach dem Gesundheitszustand zu fragen und den Therapieablauf zu erläutern. Am Ende werden eine Rückmeldung zum Ablauf und den erzielten Erfolgen sowie ein Ausblick auf die nächste Therapieeinheit gegeben. Dies ist vor allem für die Unterstützenden wichtig. Die Therapeut*in achtet bei diesen Gesprächen darauf, dass der demenziell erkrankte Mensch sich wohl fühlt und beteiligt wird. In der Videotherapie können Bewegungsangebote und sinnvolle Tätigkeiten für den Alltag angeleitet werden, wie z. B. Treppe steigen, gemeinsames Kochen und Arbeiten im Garten. Bei Ortveränderungen muss die Stellung des Übertragungsgerätes neu positioniert werden. Durch die Onlineübertragung können auftretende Probleme sofort erkannt und gelöst werden. In der beschriebenen Praxis wurden eine Vielzahl von Vorlagen und Listen entwickelt. Mit ihrer Hilfe ist es möglich, Fragen zu den ungewohnten Abläufen schnell zu beantworten und zu klären. Da meist mehrere Personen im Unterstützungssystem mitwirken, kann so eine Strukturierung und Vereinheitlichung der Abläufe erfolgen, Vorbereitungsphase werden verkürzt und eine schnelle Einarbeitung ist damit gegeben. So wurden z. B. Patienteninformationen über Telemedizinische Ergotherapie, ein Ablaufplan für Patient*innen, „Schritt für Schritt zur Videobehandlung", Verleihlisten für Materialien und ein Leitfaden zur Videotherapie für Therapeut*innen entwickelt.

Personelle Voraussetzungen

Für die Ergotherapie bei Demenz online ist ein engagiertes Unterstützungssystem notwendig. Es braucht Menschen, die sich um die technischen Voraussetzungen auch unmittelbar vor und nach der Therapie kümmern, damit die Therapie erfolgreich stattfinden kann. Zudem braucht es eine Person vor Ort während der gesamten Therapiezeit, die mitarbeitet und unterstützend eingreifen kann, da aktives Eingreifen der Therapeut*in nicht möglich ist. Gerade bei älteren Menschen bestehen oft Vorbehalte gegenüber Videotherapie, aufgrund mangelnder Erfahrungen, Unsicherheiten in Bezug auf technische Fähigkeiten sowie Effizienz der Therapie. Diese Vorbehalte sollten angesprochen und überwunden werden. Um in stationären Einrichtungen Videotherapie durchführen zu können, bedarf es eines hohen Engagements der Pflegenden und Betreuenden. Feste Ansprechpartner*innen mit Übernahme von Verantwortung, um Therapien regelmäßig durchzuführen, sind aufgrund der hohen Arbeitsbelastung im Alltag schwer zu finden.

Räumliche Voraussetzungen

Für die Videotherapie sollten bestimmte räumliche Voraussetzungen gegeben sein. Ein ruhiger, störungsfreier separater Raum, sowohl für Therapeut*in als auch für Patient*in, sichert die Privatsphäre und konzentriertes Arbeiten. Die Beleuchtung des Raumes, ggf. eine zusätzliche Lichtquelle, sollte eingeschaltet sein. Eine kurze Erläuterung zum räumlichen Umfeld der Therapeut*in schafft Orientierung und Sicherheit für Patient*in und An- oder Zugehörige. Ein neutraler Hintergrund ist im Therapieraum sinnvoll, so kann die Therapeut*in besser erkannt werden und Ablenkungen werden vermindert. Es sollte auf beiden Seiten einen möglichst großen freigeräumten Tisch geben, auf dem der Laptop steht und Übungen durchgeführt werden können. Außerdem sollte Platz vor dem Bildschirm sein, damit Therapeut*in und Patient*in sich im Bildschirm sehen können. Bei Platzierung der Kamera auf dem Tisch mit einem Abstand von ca. 2 m zur Person ist diese in voller Größe zu sehen. Der Standort des Bildschirmes muss individuell an die räumliche Situation und das therapeutische Angebot angepasst werden.

Technische Voraussetzungen

Voraussetzungen sind Hardware wie Computer mit Monitor, Laptop, Tablet oder Smartphon, wobei der Bildschirm möglichst groß sein sollte. Gegebenenfalls kann zur Wiedergabe auch ein TV-Gerät genutzt werden. Die Geräte müssen über einen (schnellen) stabilen Internetzugang verfügen; Mikrofon, Lautsprecher, Kamera (ggf. externe Webcam mit Stativ) sind erforderlich. Für Smartphon und Tablet ist eine Halterung sinnvoll. Manchmal braucht es ein Verlängerungs- oder Netzwerkkabel und weiteres Zubehör. Außerdem muss die Möglichkeit bestehen, E-Mails zu empfangen und ein Programm für Videobehandlung auf dem vorhandenen Gerät zu installieren. Erforderlich sind weiterhin geeignete Browser wie „Firefox" oder „Chrome". Vor jeder Therapieeinheit wird die Technik überprüft, um Unterbrechungen zu vermeiden. Therapeut*in und Patient*in sollten aus Datenschutzgründen allein im Raum sein. Die Patient*in kann entscheiden, ob auch andere, unterstützende Personen mit im Raum sind. Zum Start der Therapie wird geklärt, welche Personen sich im Raum aufhalten. Es ist vorgeschrieben, dass die Übertragung der Videotherapie über eine End-zu-End-Verbindung ohne Speicherung auf einem zentralen Server erfolgen muss. Die Therapie bleibt dadurch anonym und hinterlässt keine digitalen Spuren. Patient*innen und Therapeut*innen melden sich bei einem Anbieter für geschützte medizinische Videobehandlungen an, dies wird im Vorfeld besprochen. Die Patient*in erhält per E-Mail einen Link mit Datum und Uhrzeit. Zur verabredeten Zeit treffen sich Therapeut*in und Patient*in online. Die Bestätigung der erbrachten Leistung kann auch elektronisch erfolgen. Zum Beenden der Therapie melden sich Patient*in und Therapeut*in von der Internetseite ab.

Ausschlusskriterien

Bei Menschen mit hoher Sturz- und Verletzungsgefahr, wenig zu beeinflussenden Verhaltensauffälligkeiten und unkontrollierbaren Reaktionen ist Videotherapie nicht angezeigt. Auch wenn die Therapeut*in auf dem Bildschirm nicht erkannt wird, verbale Anweisungen nicht verstanden und oder umgesetzt werden können und insgesamt der Zugang zur Patient*in erschwert möglich ist, sollte keine Videotherapie stattfinden. Besonders durch das Nachlassen der Körperwahrnehmung und der kognitiven Fähigkeiten werden Nachahmung und die Umsetzung von verbalen Aufforderungen immer weniger möglich. An- und Zugehörige sind entsprechend ihrer persönlichen Möglichkeiten in die Therapie eingebunden. Auch wenn Unterstützung durch sie nicht möglich ist, da zeitliche, körperliche oder emotionale Belastungen für sie zu groß sind, kann Videotherapie nicht durchgeführt werden.

Fazit

Bei der Videotherapie versucht die Therapeut*in, die Internetbarriere zu überwinden. Ergotherapeut*innen sind es gewohnt, auch ihre Sinne in der Therapie mit einzusetzen, so zum Beispiel zu riechen, zu fühlen und zu berühren, diese Sinneseindrücke und Informationen einzuordnen und entsprechend darauf zu reagieren. Das entfällt bei der Videotherapie und muss kompensiert werden. Dies macht die Videotherapie als therapeutisches Angebot anspruchsvoll. Sie wird wie Therapie in Präsenz geplant, vorbereitet, durchgeführt und dokumentiert. Die Besonderheiten wurden beschrieben. Videotherapie könnte, gerade in heutigen Zeiten von Pandemie und großem Fachkräftemängel, zu einem bedeutsamen Bestandteil im Angebot von Ergotherapie werden.

10.7.3 Computer als Therapiemittel

In der Arbeit mit demenziell erkrankten Menschen sollten Computer zurückhaltend eingesetzt werden. Um kognitive Fähigkeiten zu stützen, ist eine Vielzahl an Bewegungsangeboten kombiniert mit sensorischen Angeboten und begleitender Förderung der kognitiven Fähigkeiten deutlich effektiver und gut umsetzbar. Zumeist auf besonderen Wunsch der Patient*innen, mit dem Computer zu arbeiten oder auch Probleme im Umgang mit dem Computer zum Erhalt der Selbstständigkeit zu lösen, sucht die Ergotherapeut*in nach Möglichkeiten, den Computer sinnvoll einzusetzen.

Hauptsächlich unterstützt die Ergotherapeut*in die Patient*in darin, Zugänge und Abläufe zu vereinfachen, Strukturen zu entwickeln und zu festigen und den Übertrag in den Alltag zu erleichtern. So können einzelne Tätigkeiten unterstützt werden, wie Fotos abzuspeichern und anzuschauen, E-Mails zu lesen und leichte kognitive Übungsprogramme und Spiele durchzuführen. Der Computer als Therapiemittel wird am besten im 1. Stadium der demenziellen Erkrankung eingesetzt. Die Therapeut*in sollte die Arbeit am Computer sehr kleinschrittig strukturieren und begleiten, um Freude und Erfolg zu gewährleisten, Frustration zu vermeiden und so eine erfolgreiche Therapie zu unterstützen.

10.8 Ethische Fragestellungen, Werte, Normen und Haltung,

10.8.1 Ethische Fragestellungen

Das Infektionsschutzgesetz mit der Folge von Heimschließungen und erzwungener Isolation unserer Patient*innen, unfreiwillige Sedierung und Fixierung, Fremdgefährdung und Eigenschutz wie auch andere Problemstellungen sollten im Team diskutiert werden. In der Ergotherapie-Ausbildung werden nur sehr wenige ethische Grundlagen gelehrt.

Im Alltag begegnen Ergotherapeut*innen immer wieder ethischen Fragestellungen; es besteht eine direkte Auswirkung auf ihre tägliche Arbeit. Im beschriebenen Team erörterte

Themen der vergangenen Jahre waren beispielsweise: persönliche Haltung zu lebensverlängernden Maßnahmen, die beobachtete Anwendung von körperlichem Zwang, Behandlung ohne Zustimmung der Betroffenen, gewaltsame Übergriffe im pflegerischen oder familiären Bereich. Auch Fragen wie: „Haben Patient*innen ein Recht auf Ergotherapie, wenn ihre politische Einstellung nicht der der behandelnden Ergotherapeut*in entspricht?", „Dürfen Patient*innen in der Warteliste bevorzugt behandelt werden oder sollte sehr formal die Warteliste abgearbeitet werden?" wurden im Team reflektiert. Anhand von Fallbesprechungen und mithilfe dazugewonnenen Fachwissens über die ethischen Prinzipien der Ergotherapie („… Professionalität, Wohltun und Nicht-Schaden, Autonomie, Vertraulichkeit, Soziale Gerechtigkeit, Verfahrensgerechtigkeit, Ehrlichkeit und Wahrhaftigkeit, Kollegialität." (von dem Berge 2018, S. 198)) wurden intensive Diskussionen geführt. Durch Auseinandersetzung mit den Werten des Grundgesetzes sowie der Charta zur Betreuung schwerstkranker und sterbender Menschen (vgl. Charta 2016), wurde Reflektion und Meinungsbildung im Team ermöglicht. Patient*innen sowie Betreuer*innen und An- und Zugehörige erhielten zu den entsprechenden Themen Broschüren und so konnte darüber gesprochen werden.

Möglichkeiten zur Entlastung nach Vorfällen bieten die Berufsgenossenschaft mit psychologischer Beratung oder Pflegestützpunkte und Beratungsstellen mit fachlichem Austausch. Eine weitere Möglichkeit ist eine ethische Fallbesprechung mit dafür ausgebildeten Moderatoren und weiteren beteiligten Personen.

„Ethische Probleme sind psychisch sehr belastend und können auch körperliche Auswirkungen haben. Ziel der Auseinandersetzung mit ethischen Themen ist die gut begründete Entscheidungsfindung. Diese führt häufig zu einer persönlichen Entlastung. Es kann aber auch Situationen geben, in denen man Entscheidungen treffen und umsetzen muss, die ethisch gut begründbar, aber dennoch belastend sind (z. B. die Entscheidung von Klienten zu respektieren, eine Therapie, von deren Nutzen man selbst überzeugt ist, nicht durchzuführen). Darüber hinaus geht es darum, bei bestehenden und künftigen ethischen Problemsituationen Unterstützung zu erhalten. Letztlich führt die Auseinandersetzung mit ethisch herausfordernden Situationen durch Situationsanalyse, Reflexion und schließlich eine begründete Entscheidungsfindung auch zur eigenen Professionalisierung. So kann langfristig eine erfolgreiche Arbeitsweise und der Erhalt der eigenen Leistungsfähigkeit gesichert werden." (DVE 2020, S. 27).

10.8.2 Fürsorge oder Bevormundung

Ergotherapeutische Behandlungen finden bei demenziell Erkrankten durchschnittlich zweimal wöchentlich statt. So lernt die Ergotherapeut*in ihre Patient*in sehr schnell kennen und es baut sich eine tragfähige Beziehung auf. Die Therapeut*in übernimmt für ihre Patient*in wegen der zunehmenden kognitiven Einschränkungen ein höheres Maß an Verantwortung. Wenn sie feststellt, dass deren Gesundheit gefährdet ist, sollte sie unverzüglich handeln. Im Alltag lässt sich das jedoch oft nicht so klar feststellen und muss deshalb sehr individuell entschieden werden. Häufig ist die Ergotherapeut*in die einzige regelmäßig erscheinende professionelle medizinisch ausgebildete Kontaktperson. Sie lernt ihre Patient*in in verschiedenen Stimmungen und unterschiedlichen körperlichen Verfassungen kennen und muss aufgrund ihrer Fürsorgepflicht entscheiden, ob Gefahr vorliegt und die Patient*in in ihrer Entscheidungs- und Handlungsfähigkeit erheblich beeinträchtigt ist. Schätzt die Therapeut*in das so ein, muss darüber mit der Patient*in, den An- und Zugehörigen und den verordnenden Ärztinnen oder Ärzten – immer in Abwägung von Schweigepflicht und Selbstbestimmungsrecht der Patient*in – gesprochen werden. Manche Situationen sind eindeutig, so dass auch ohne Zustimmung der Rettungsdienst gerufen werden muss (Gefahr für Leib und Leben).

Beratende Instanzen zu Konflikten zwischen Fürsorge und Bevormundung sind beispielsweise Pflegestützpunkte und Beratungsstellen der Alzheimer Gesellschaft.

Typische Beispiele sind:

1. Patientin, alleinlebend zu Hause – dehydriert. Nach Absprache mit Patientin telefonische Benachrichtigung der betreuenden Tochter, diese bedankt sich, leitet alle weiteren Schritte ein und es kommt zur Krankenhauseinweisung.

2. Patientin kommt zur Therapie in die Praxis – Kleidung wiederholt nicht an die Jahreszeit und die Wetterverhältnisse wie Kälte und Regen angepasst, zu dünn angezogen und durchnässt. Nach Absprache mit Patientin telefonische Benachrichtigung des betreuenden Ehemanns (Unverständnis, meint, seine Frau solle das selbst entscheiden) und Mitteilung an den behandelnden Arzt; Patientin kommt in Folge mit angemessener, trockener Kleidung. Bei schlechtem Wetter wird sie vom Ehemann mit dem Auto gebracht.

3. Patient kommt zur Therapie in die Praxis mit dem Auto – aufgrund des Befundes, einer Fallbesprechung im Team und des Vorliegens einer Demenzdiagnose Einschätzung durch die Therapeutin, dass Autofahren Gefahr für den Patienten und Fremde birgt. Gespräch mit Patient und Angehörigen, Mitteilung an den Arzt, Therapieabbruch aufgrund des Vertrauensverlustes der Angehörigen, empfinden Bevormundung.

10.8.3 Autofahren bei demenzieller Erkrankung

Autofahren bedeutet Freiheit und Unabhängigkeit, Teilnahme am gesellschaftlichen Leben und ist immer noch ein für viele Menschen wichtiges Statussymbol. Schon zu Beginn der demenziellen Erkrankung zeigen sich häufig nachlassende Fähigkeiten in den Bereichen Orientierung, Konzentration, Aufmerksamkeit, Belastbarkeit, Reaktionsfähigkeit, Umstellfähigkeit, zusätzliche Einschränkungen in der visuellen Wahrnehmung, ein sich verschlechterndes Kurzzeitgedächtnis sowie Abnahme des abstrakten Vorstellungsvermögens. Dies wird häufig schon am Anfang der Therapie erkennbar und immer deutlicher bei

Erstellung des Befundes. Es gibt unterschiedliche Einschätzungen dazu, wie lange Menschen mit einer demenziellen Erkrankung Auto fahren können. Gelegentlich ist das Fahren vertrauter Wege in der Frühphase und in Begleitung noch möglich, allerdings wird dies – mit Fortschreiten der Erkrankung – immer gefährlicher. Die Ergebnisse des Befundes und die daraus folgende Einschätzung werden der behandelnden Ärztin oder dem behandelnden Arzt wie auch der Patient*in – vorzugsweise in Anwesenheit der An- oder Zugehörigen – mitgeteilt. Meist verursacht das Abwehr und Traurigkeit, Hilflosigkeit und Ratlosigkeit. Häufig findet zuvor im Team eine Fallbesprechung statt, in der die Ergotherapeut*in ihre Einschätzung zur Fahrtüchtigkeit der Patient*in erläutert und dazu Rückmeldungen erhält. In nachfolgenden Therapieangeboten wird, falls erforderlich, der Verlust des Autos thematisiert, dann gilt es, Ideen zur Verarbeitung zu entwickeln. Dabei ist es wichtig zu erfahren, was die wichtigste Motivation zum Autofahren war und dafür gezielt einen möglichen Ersatz zu finden. Ein Umsteigen auf das Fahrrad als Alternative zum Autofahren ist nicht empfehlenswert. Oft ist es notwendig, die An- und Zugehörigen bei Entscheidungen zu unterstützen und zu bestärken, die der Erkrankte nur noch zum Teil allein treffen kann. Auch kleine Notlügen „das Auto ist zur Reparatur, das Auto ist verborgt", können manchmal hilfreich sein. Es gibt unterstützende Broschüren zu diesem Thema von den verschiedenen Alzheimer-Gesellschaften. Meist wird das Thema Autofahren schon zu Beginn des Kennenlernens angesprochen. Bei einem stabilen und über längere Zeit gewachsenen Vertrauensverhältnis ist es oft leichter möglich, auch kritische Fragen wie das Nachlassen der Fähigkeiten zum Führen eines Kraftfahrzeuges zu thematisieren, ohne dass die Therapie wegen eines empfundenen Vertrauensverlustes abgebrochen wird.

10.8.4 Herausforderndes Verhalten – Grenzen ambulanter Versorgung

Auch Menschen mit herausforderndem Verhalten oder ihre An-und Zugehörigen fragen wiederkehrend nach ergotherapeutischer Behandlung. Sie haben Symptome wie Bewegungsunruhe, Hinlauftendenzen, selbstschädigendes Verhalten, schreien, beißen, nicht essen können oder maßloses essen. Diese Menschen sind oft in vielen Bereichen unterversorgt und bedürfen dringend zusätzlicher Unterstützung. Häufig können in der ergotherapeutischen Behandlung Ursachen für das Verhalten gefunden und Symptome durch gezielte Angebote positiv beeinflusst werden. Fachwissen und die Anwendung verschiedener Konzepte, Erfahrungen und Intuition sowie hoher persönlicher Einsatz und die Zusammenarbeit mit angrenzenden Berufsgruppen und An- und Zugehörigen sind notwendig, um Lösungen zu finden. Im Bereich der Ergotherapie ist sehr häufig die gezielte Stimulation der Körperwahrnehmung sinnvoll. Behandelnde und Versorgende können über Ursachen informiert und im Umgang mit diesen Menschen geschult werden. Demenziell erkrankte Menschen mit herausforderndem Verhalten haben häufig besondere Bedürfnisse, oft ist es notwendig, gerade zu Beginn der Therapie, Therapiezeiten, -frequenz und -dauer flexibel anzupassen. Das können Therapeut*innen wegen der formalen Vorgaben, ambulant nicht leisten. Werden Termine wiederholt nicht eingehalten, wird die Therapeut*in abgelehnt und gelingt ihr der Zugang zur Patient*in nicht schnell, muss die Therapie aufgrund des hohen wirtschaftlichen Druckes durch den finanziellen Ausfall beendet werden.

10.8.5 Finanzieller Druck und Wirtschaftlichkeit

Die Gründung und Führung einer Ergotherapiepraxis ist ein langdauernder Prozess. Dabei sind Enthusiasmus und starkes eigenständiges ergotherapeutisches Selbstverständnis als individuelle Motivation förderlich. Mit Gründung der Praxis werden zunächst viele Erfahrungen gesammelt, wodurch Schritt für Schritt mehr Sicherheit gewonnen wird.

Zu Beginn der Praxistätigkeit sind vor allem betriebswirtschaftliche und organisatorische Kenntnisse erforderlich; im Verlauf sollten auch Fähigkeiten und Kenntnisse in den Bereichen Team-Leitung, Kommunikation und Interaktion erworben werden.

In den vergangenen Jahren ist die Führung einer Einzelpraxis für Ergotherapie mit Schwerpunkt im geriatrischen Bereich zunehmend schwieriger geworden. Aus dem Schwerpunkt ergibt sich, dass ein großer Anteil der Patient*innen in der häuslichen Umgebung (Heim, WG, Tagespflege, eigene Wohnung) behandelt wird. Aufgrund zunehmender, teilweise bedrohlicher Zusatzerkrankungen (multiresistente Keime, schwere Viruserkrankungen, insbesondere Covid-19), kommt es immer wieder zu vorübergehenden Schließungen von stationären Einrichtungen mit den daraus resultierenden wiederholten kurzfristigen Absagen und zum Teil langen Ausfällen. Auch bei Patient*innen, die in die Praxis kommen oder in der eigenen Wohnung behandelt werden, sind gehäufte Absagen wegen akuter Erkrankungen festzustellen. Ebenso ist der Krankenstand der Mitarbeitenden deutlich angestiegen. Zusätzliche Probleme bereiten die starken Kostensteigerungen bei Mieten und Gehältern, Material- und Fahrtkosten, Hygienemaßnahmen, Arbeitsschutz und Fortbildungen. Trotz gestiegener Vergütungssätze ist die Zunahme des wirtschaftlichen Drucks von Jahr zu Jahr stärker zu spüren. Das führt dazu, dass Einzelpraxen oft nicht mehr rentabel arbeiten können, es zu Schließungen kommt und eine wohnortnahe Versorgung immer schwieriger wird.

Diese Situation und die erhebliche finanzielle Unterfinanzierung des Heilmittelbereichs und damit auch der Ergotherapie, wurde schon im Jahr 2020 durch das WAT-Gutachten (Wirtschaftlichkeitsanalyse ambulanter Therapiepraxen) beschrieben (vgl. Neubauer und Niedermeier 2020).

Die Lage hat sich seitdem eher verschlechtert; schon damals wurde festgestellt:

„(1) Es besteht ein eklatanter Fachkräftemangel in allen Heilmittelbereichen.

(2) Es zeigt sich, dass ein erheblicher Arbeitsaufwand für Verwaltungstätigkeiten anfällt. Der Verwaltungsaufwand muss in der Vergütung Berücksichtigung finden.

(3) Um langfristig eine flächendeckende Versorgung sicherzustellen, ist es notwendig, ein angemessenes Einkommen der PraxisinhaberInnen erzielen zu können. Der erzielbare Überschuss mit der Behandlung von GKV-PatientInnen (GKV = Gesetzliche Krankenversicherung) bleibt deutlich hinter einem angemessenen Einkommen zurück.

(4) Zwischen angemessenem Einkommen und tatsächlichem Überschuss klafft eine Lücke, die über eine GKV-Preisanpassung von 22 % (Ergotherapie); 24 % (Physiotherapie); 49 % (Logopädie/Sprachtherapie) und 72 % (Podologie) zu schließen ist.

(5) Um langfristig eine wettbewerbsfähige Vergütung der angestellten TherapeutInnen sicherzustellen, ist eine weitere Anhebung der GKV-Preise zwischen 13 % und 39 % auf 2018 erforderlich.

(6) Um ein angemessenes InhaberInneneinkommen und eine konkurrenzfähige MitarbeiterInnenvergütung gewährleisten zu können, müssen die GKV-Preise insgesamt (je nach Heilmittelbereich) zwischen 42 % und 92 % angehoben werden" (Neubauer und Niedermeier 2020: Folie 13 und 15).

Der damalige Ausblick dieses Gutachtens war:

„Bei einer weiterhin unbefriedigenden betriebswirtschaftlichen Lage der Heilmittelerbringer, droht: Risiko der Zentralisierung: Gefahr für flächendeckende Versorgung und Risiko der Kommerzialisierung: Verdrängung kleiner Praxen, Monopolisierung durch Kettenbildung." (Neubauer und Niedermeier 2020: Folie 16).

Die hier angesprochene negative Entwicklung im Sinne von Alternativen zu Einzelpraxen ist immer häufiger zu beobachten und bedeutet:

- große Praxen mit vielen Standorten, oft unter der Leitung von Betriebswirt*innen
- Therapiezentren, häufig von ausschließlich an Gewinnmaximierung interessierten Finanz-Investoren oder Aktiengesellschaften betrieben
- Integration der ambulanten Ergotherapie in Medizinische Versorgungszentren, Angliederung an Pflegeheime, Krankenhausgesellschaften, auch im Besitz von Finanz-Investoren
- Gemeinnützige Vereine als Träger

Durch die Größenzunahme der Praxen können im Sinne von Kosteneinsparung und Effizienzsteigerung Synergieeffekte genutzt werden. Faktoren dafür sind Verminderung von bürokratischem Aufwand und Werbungskosten, effizienterer Personaleinsatz, leichtere Personalgewinnung und Einsparungen durch gemeinsame Fortbildungen. Dadurch können höhere Gehälter gezahlt werden. Jedoch lässt sich feststellen, dass die Arbeitsintensität für die Mitarbeitenden meist erheblich gesteigert wird. Die Gesamtleitung großer Praxen haben oft Betriebswirt*innen mit einer untergeordneten Ergotherapeutin als fachliche Leitung.

Maßnahmen zur Kostensenkung, die zunehmend von Praxen genutzt werden, sind z. B. das Einsparen von individuell angepassten Materialien oder ausschließliche Durchführung von Behandlungen in der Praxis, da Hausbesuche nicht kostendeckend vergütet werden. Die vorrangige Aufnahmen von Privatpatient*innen oder verstärkte Angebote von Selbstzahlerleistungen sind übliche Maßnahmen, um in Praxen höhere Einnahmen zu erzielen.

In der hier beschriebenen Ergotherapiepraxis wird versucht, Kosten stabil zu halten und übermäßiges Wachstum zu vermeiden.

Motivation zur Weiterführung der Praxis auch unter schwierigen Bedingungen sind sowohl die Rückmeldungen der Mitarbeitenden - sie zeigen große Arbeitszufriedenheit und Identifikation mit dem Team und der Arbeit -, als auch die Zufriedenheit der Patient*innen und ihre oft langfristige Bindung an die Praxis und „ihre" Therapeutin. Es besteht der gemeinsame Anspruch, die Versorgung der Patient*innen auch weiterhin wohnortnah und auf fachlich hohem Niveau zu gewährleisten.

Die Zunahme von bürokratischen und anderen zusätzlichen Aufgaben, um fachlich gut arbeiten zu können, bewirken einen erheblichen zeitlichen Mehraufwand ohne Einnahmen in dieser Zeit. Die angestellten Ergotherapeutinnen in der beschriebenen Praxis arbeiten nur noch ca. die Hälfte ihrer gesamten Arbeitszeit direkt mit ihren Patient*innen. Sie benötigen Zeit für Dokumentation, die Erarbeitung neuer fachlicher Konzepte, das Heraussuchen und Erarbeiten neuer Materialien, Verfassen von Therapieberichten, wöchentliche Team-Zeit, Teamaktivitäten, Zeit für Arbeitsschutzmaßnahmen usw.. Für die Leitung der Praxis werden zwei Ergotherapeutinnen mit viel Erfahrung benötigt. Die fachliche Leitung ist Ergotherapeutin, Teil des Teams und arbeitet selbst mit Patient*innen. Sie ist fachlich erfahren und weitergebildet in den Bereichen Teambildung und Praxisstrukturen. Die Praxisleitung, auch Ergotherapeutin und in gewissem Umfang therapeutisch tätig, bearbeitet u. a. die Bereiche Abrechnung der Behandlungen, Kontrolle der immer komplexeren ärztlichen Verordnungen von Ergotherapie, Gestaltung der Gehälter, Fortbildungen und Zusatzvergütungen, sowie die Beantragung von Zuschüssen und Anträgen, Personalgewinnung, Werbung und strategische Planung. Diese Aufgaben benötigen Fachkenntnisse aus den Bereichen Ergotherapie, Büroorganisation, Personalrecht, Sozialrecht und Betriebswirtschaft usw..

Angemessener Lohn für alle Ergotherapeut*innen, gerechtes Miteinander in einem gesundes Team mit Präsenz der Leitung sowie fortwährende strukturelle, fachliche, ethische und teambildende Maßnahmen werden zukünftig nur möglich bei einer deutlichen Steigerung der Vergütungssätze.

Nur dann können Ergotherapeut*innen ihre Patient*innen weiterhin individuell, wohnortnah, fachlich anspruchsvoll, mit Freude und Arbeitszufriedenheit versorgen.

10.9   Formale Grundlagen und ihre Umsetzung

Grundlegende Gesetze, Verträge und Richtlinien für die Durchführung der Ergotherapie in Praxen sind das Ergotherapeutengesetz (ErgThG), die Ausbildungs- und Prüfungsverordnung (ErgThAPrV), das Sozialgesetzbuch (SGB, speziell SGB V), die Heilmittel-Richtlinie mit dem Heilmittelkatalog (HeilM-RL)und der Ergotherapie-Vertrag (Ergoth-V).

Zum besseren Verständnis von Möglichkeiten und Einschränkungen in der ambulanten Arbeit und von politischen und wirtschaftlichen Zusammenhängen sind Kenntnisse dieser Grundlagen hilfreich und erforderlich.

10.9.1 Gemeinsamer Bundesausschuss

Der Gemeinsame Bundesausschuss (G-BA) ist das höchste Gremium der Selbstverwaltung im Gesundheitswesen Deutschlands. (vgl. G-BA Selbstdarstellung, o. J.)

„Der Gemeinsame Bundesausschuss (G-BA) […] ist durch den Gesetzgeber beauftragt, […] über den Leistungsanspruch […] von […] gesetzlich krankenversicherten Menschen rechtsverbindlich zu entscheiden." („Gemeinsamer Bundesausschuss", Wikipedia-Seite, 2022).

„Der Ausschuss hat 13 stimmberechtigte Mitglieder." („Gemeinsamer Bundesausschuss", Wikipedia-Seite, 2022). Dies sind fünf Vertreter der Kostenträger (Krankenkassen), fünf Vertretern der Leistungserbringer (Krankenhausverband, Kassenärztinnen und -ärzte) und drei unparteiische Mitglieder. Patientenvertreter*innen ohne Stimmrecht, von Patientenverbänden benannt, werden zu Beratungen zugezogen. (vgl. G-BA Mitglieder, o. J.)

Die Heilmittelerbringer sind nicht im G-BA vertreten!

Der G-BA „trifft vielfältige Entscheidungen zu Fragen der gesundheitlichen Versorgung im Rahmen der gesetzlichen Krankenversicherung. […] Insbesondere verfügt er über eine generelle Kompetenz zum Ausschluss oder zur Einschränkung von Leistungen, wenn nach dem allgemeinen Stand der medizinischen Erkenntnisse der diagnostische oder therapeutische Nutzen, die medizinische Notwendigkeit oder die Wirtschaftlichkeit nicht entsprechend nachgewiesen sind. Weitere wesentliche Aufgaben sind unter anderem der Beschluss von Richtlinien, die für Vertragsärzte, Krankenhäuser, Versicherte und Krankenkassen die einzelnen Leistungen konkretisieren, zum Beispiel in den Bereichen ärztliche Behandlung, Früherkennung, […], [Heilmittel und Hilfsmittel; Ergänzung durch d. Verfasserin], häusliche Krankenpflege und Arzneimittel." („Gemeinsamer Bundesausschuss", Wikipedia-Seite, 2022).

„Dem G-BA wird vorgeworfen, er sei ein Instrument von Krankenkassen und Politik zur Rationierung im Gesundheitswesen zu Lasten der Patienten. […] Organisierte angestellte Pflegende fordern daher eine Beteiligung und entsprechendes Stimmrecht der Pflege am G-BA" („Gemeinsamer Bundesausschuss", Wikipedia-Seite, 2022). Dies fordern auch Verbände der Heilmittelerbringer, die allenfalls in entsprechenden Unterausschüssen angehört werden.

10.9.2 Sozialgesetzbuch

Das Sozialgesetzbuch 5 (SGB V) enthält alle Regelungen im Bereich der Krankenversicherung. Es schreibt vor: „Die Leistungen [der Gesetzlichen Krankenversicherung (GKV); Ergänzung durch d. Verfasserin] müssen ausreichend, zweckmäßig und wirtschaftlich sein; sie dürfen das Maß des Notwendigen nicht überschreiten." (§ 12 Wirtschaftlichkeitsgebot Abs. 1 Satz 1 SGB V).

10.9.3 Heilmittel-Richtlinie (Stand 01.07.2022)

Die Heilmittel-Richtlinie (HeilM-RL) sowie der daraus abgeleitete Heilmittelkatalog (HMK) regelt sehr formal, welche Heilmittel im Bereich der GKV bei welchen Indikationen und Diagnosen in welcher Form, wie lange oder wie oft verordnet werden können. Sie bestimmt die Arbeit in den Ergotherapiepraxen und vor allem das Verordnungsverhalten der Ärztinnen und Ärzte. Die Ärztin oder der Arzt entscheidet nach Diagnose und Leitsymptomatik, im Idealfall in Absprache mit der behandelnden Ergotherapeut*in, welche Therapieform verordnet werden kann. (vgl. HeilM-RL 2011)

In der HeilM-RL werden unter anderem geregelt und definiert: Grundlagen der Versorgung der Versicherten mit Heilmitteln, Voraussetzungen der Verordnung, Heilmittelkatalog, Verordnungsausschlüsse, orientierende Behandlungsmenge, Höchstmenge je Verordnung, Sonderregelung für die Höchstmenge bei „Langfristigem Heilmittelbedarf" (LHB) und „Besonderem Verordnungsbedarf" (BVB), Wirtschaftlichkeit, Einzelbehandlung, Gruppenbehandlung; Zusammenarbeit zwischen Verordner*innen sowie Heilmittelerbringer*innen.; Maßnahmen der Physiotherapie, der Podologischen Therapie, der Stimm-, Sprech-, Sprach-und Schlucktherapie, sowie Maßnahmen der Ergotherapie: Grundlagen, Motorisch-funktionelle Behandlung, Sensomotorisch-perzeptive Behandlung, Hirnleistungstraining oder Neuropsychologisch orientierte Behandlung, Psychisch-funktionelle Behandlung (vgl. G-BA, HeilM-RL 2011). Zudem wird definiert, wie viele Behandlungseinheiten je Verordnung maximal aufgeschrieben werden dürfen, sowie eine „orientierende Behandlungsmenge" je Diagnosegruppe, die aber überschritten werden kann, wenn „das angestrebte Therapieziel mit der orientierenden Behandlungsmenge nicht erreicht werden" (§ 7 Abs. 4 Satz 1 HeilM-RL) konnte. LHB wird definiert vom G-BA und dargelegt in einer Diagnoseliste im Anhang der HeilM-RL. Eine weitere Diagnoseliste für Erkrankungen, bei denen üblicherweise mehr als die orientierende Behandlungsmenge erforderlich ist, vereinbaren Kassenärztliche Bundesvereinigung (KBV) und GKV als BVB.

10.9.4 Ergotherapievertrag für den Bereich der GKV ab 01.01.2022

Der „Vertrag über die Versorgung mit Leistungen der Ergotherapie und deren Vergütung" (Vertrag nach § 125 Absatz 1 SGB V über die Versorgung mit Ergotherapie, Ergoth-V) wurde zwischen dem Spitzenverband Bund der Krankenkassen und dem Bundesverband für Ergotherapeuten in Deutschland e. V. und dem Deutschen Verband Ergotherapie e. V. gemäß Schiedsspruch vom 15.12.2021 festgesetzt. Dieser Vertrag ergänzt und präzisiert die Heilmittel-Richtlinie des G-BA; einige Bestimmungen der Richtlinie werden durch diesen Vertrag erheblich verändert. In der Präambel heißt es: „Grundlage dieses Vertrages ist das gemeinsame Bestreben der Kostenträger und der Leistungserbringenden, die gesetzlich Versicherten unter den Gesichtspunkten von Qualität, Humanität und Wirtschaftlichkeit gemäß § 70 SGB V mit crgotherapeutischen Behandlungen zu versorgen. Die Vertragsparteien unterstützen sich gegenseitig mit dem Ziel der bestmöglichen Erreichung dieses gemeinsamen Zieles. Alle vereinbarten Regelungen dienen dem genannten Zweck und sind unter diesem Gesichtspunkt anzuwenden. Der Vertrag und dessen Anwendung basieren auf vertrauensvoller Zusammenarbeit." (Ergoth-V, Präambel). Geregelt und definiert werden neben den Abrechnungsregelungen der durchgeführten Leistungen unter anderem sogenannte Grundsätze der Leistungserbringung wie Hausbesuche, Bestätigung der Leistung, Beginn und Unterbrechung, Durchführung und Beendigung der Behandlung, gesetzliche Zuzahlung, Datenschutz, Schweigepflicht, Zulassung, organisatorische Anforderungen an eine Heilmittelpraxis, Barrierefreiheit, Maßnahmen der Qualitätssicherung und Wirtschaftlichkeit (vgl. Ergoth-V).

In § 16 Vergütung wird unter anderem festgelegt: „(3) Die von einer oder einem zugelassenen Leistungserbringenden angestellten Leistungserbringenden sollen von Vergütungsanhebungen in einem angemessenen Rahmen partizipieren. Die zugelassenen Leistungserbringenden sollen daher, soweit möglich, vereinbarte Vergütungsanhebungen in einer angemessenen Höhe an angestellte Leistungserbringende weitergeben. (4) Die Vertragspartner sind sich darüber einig, dass eine leistungsgerechte und wirtschaftliche Versorgung nur unter der Berücksichtigung einer angemessenen Vergütung der Arbeitnehmer erfolgen kann, die eine Attraktivität der Therapieberufe sowie eine flächendeckende und qualitativ hochwertige Versorgung mit ergotherapeutischen Leistungen sicherstellt." (§ 16 Abs. 3 und 4 Ergoth-V).

In den Anlagen zum Vertrag finden sich neben der genauen Beschreibung der ergotherapeutischen Leistungen die Vergütungspreislisten für alle Behandlungen
sowie Regelungen zu Verordnungs-Anforderungen und -Korrekturmöglichkeiten, zu Fortbildungsverpflichtungen und zu den Zulassungsvoraussetzungen.

10.9.5 Zulassung

Für die Gründung und Zulassung einer Ergotherapiepraxis und damit verbunden die Genehmigung, gesetzlich versicherte Patient*innen zu behandeln sowie die Therapie abzurechnen, gibt es formale Voraussetzungen und Vorschriften.

Dazu gehören unter anderem die räumlichen und allgemeinen Voraussetzungen und Anforderungen, wie Mindestgröße und Raumhöhe der Praxis, Pflichtausstattung mit Arbeitsmitteln, Anmeldungen beim Gesundheitsamt, Finanzamt und Berufsgenossenschaft und der Nachweis einer Haftpflichtversicherung. Der Ergotherapievertrag, der unter anderem die Öffnungszeiten, Dokumentations- und Berichtspflichten regelt, muss anerkannt werden. Die Zulassung einer eigenen ergotherapeutischen Praxis ist mit abgeschlossener Berufsausbildung zur Ergotherapeut*in möglich.

Innerhalb der ersten zwei Jahre sind eine Arbeitsschutz-Schulung sowie eine Ersthelfer*inausbildung erforderlich. Jede Praxis benötigt eine fachliche Leitung; das ist entweder die Praxisinhaber*in oder eine als fachliche Leitung dafür eingesetzte Ergotherapeut*in.

10.9.6 Praxisausstattung/Materialgestaltung

Entsprechend den Zulassungsbestimmungen der Gesetzlichen Krankenkassen ist die Ausstattung mit bestimmten Materialien für jede ergotherapeutische Praxis vorgeschrieben.

Zur Ausstattung gemäß Vorgaben gehören: Therapieliege oder -matte, adaptierbarer Arbeitstisch und Arbeitsstuhl, Handwerkstisch, Spiegel, therapeutisches Material für alle Altersstufen, Material für Aktivitäten des täglichen Lebens, Therapiematerial für Wahrnehmungstraining, psychomotorisches und graphomotorisches Übungsmaterial, Werkzeug und Materialien für verschiedene Handwerkstechniken. Gemäß den Schwerpunkten der Praxis und der Therapeut*innen sowie den Bedarfen der Patient*innen sollten zusätzliche Materialien angeschafft werden. Es ist sinnvoll, sich an den zu erarbeitenden Zielen für die Patient*innen mit den jeweiligen Erkrankungen zu orientieren und passende Materialien zu suchen. In einer Praxis für Ergotherapie mit Schwerpunkt Demenz und neurologische Erkrankungen sollten unbedingt Materialien zur Förderung der Körperwahrnehmung angeschafft werden. Zum Abbau von Unruhe sind das zum Beispiel schwere Materialien wie Gewichte und Sandsäcke sowie Vibrationsgeräte, zur Förderung von Alltagstätigkeiten Alltagsgegenstände wie Mixer oder Nudelholz, zur Förderung von Konzentration und Aufmerksamkeit kreative Materialien, Bausätze oder diverse Stempel, zur Stabilisierung von Orientierung Schilder und Kalender und zur Kontrakturprophylaxe beispielsweise Kissen, Würfel und Gewichtsdecken.

Materialideen und Anwendungsbeispiele für Menschen mit Demenz werden ausführlich im Förderprogramm von Gudrun Schaade erläutert. Die Anschaffung weiterer Materialien kann fortlaufend erfolgen, denn mit der Zeit entwickeln sich eigene Ideen und es macht viel Freude, diese dann gezielt umzusetzen und mit den Patient*innen zu erproben.

10.9.7 Ausbildung

In der Ausbildungs- und Prüfungsverordnung (ErgThAPrV) für Ergotherapeut*innen sind in 18 Paragraphen die Ausbildung und Prüfung und alle zugehörigen Verfahren geregelt.

Während der dreijährigen Ergotherapie-Ausbildung an Fachschulen werden hauptsächlich medizinische, psychologische sowie therapeutische Inhalte vermittelt. Darüber hinaus werden unterschiedliche handwerkliche Tätigkeiten gelehrt. Schwerpunkt ist das Erlernen von ergotherapeutischen Maßnahmen, wie beispielsweise Befunderhebung, Therapieplanung und Zielformulierung. Auch Persönlichkeitsbildung ist Inhalt der Ausbildung. Vier mehrwöchige Praktika in verschiedenen Einrichtungen sind Bestandteil der Ausbildung. Folgende Themen sind nicht oder nur in geringen Umfang Ausbildungsinhalt: Heilmittelrichtlinien, Vorgaben zur Praxisgründung, betriebswirtschaftliche Kenntnisse, Praxisabläufe, Verordnungen, Abrechnung, Mitarbeiterführung, konzeptionelle Ausarbeitungen neuer Therapieangebote und Selbstmanagement. Die Auseinandersetzung mit ethischen Fragestellungen und Palliative Care werden nur selten in der Ausbildung thematisiert. Mit bestandener Prüfung erhält die Ergotherapeut*in das Examen sowie die Berufsurkunde mit staatlicher Anerkennung und ist offiziell berechtigt, in den Beruf einzutreten und eine Praxis fachlich zu leiten.

10.9.8 Fortbildung/Weiterbildung

Laut Ergotherapievertrag sind Heilmittelerbringer*innen dazu verpflichtet, zur Sicherung der Qualität ihrer Arbeit fachliche Fortbildungen zu absolvieren. Dies kann von den Krankenkassen überprüft werden. Die zugelassene fachliche Leitung hat stets aktuelle fachliche Qualifikation und Fortbildungen vorzuweisen, therapeutisch Mitarbeitende müssen mindestens alle 2 Jahre an einer Fortbildung teilnehmen (vgl. Ergoth-V, Anlage 4). In der Praxis mit Schwerpunkt Demenz und neurologische Erkrankungen sollten alle Therapeut*innen in Wahrnehmungs-Konzepten, wie Bobath, Führen nach Affolter, Basale Stimulation und sensorische Integration fortgebildet und mit dem Förderprogramm von Gudrun Schaade vertraut sein. Ergänzend sind Weiterbildungen wie Palliativ Care, Trauerbegleitung oder auch spezielle Fortbildungen zu anderen neurologischen sowie psychischen Erkrankungen sehr hilfreich.

Besonders der Austausch und die Weitervermittlung von Fortbildungsinhalten durch kurze Vorträge führen zu Wissenserweiterung im Team und unterstützen die Therapeut*innen in ihrer Arbeit.

10.9.9 Zuzahlung

Ähnlich wie bei Medikamenten oder Hilfsmitteln fallen auch bei ergotherapeutischen Leistungen für gesetzlich Versicherte Zuzahlungen an. Ergotherapiepraxen sind verpflichtet, diese in Rechnung zu stellen und einzuziehen. Der gezahlte Zuzahlungsbetrag kann unter bestimmten Voraussetzungen durch einen Antrag auf Befreiung von der Krankenkasse erstattet werden. Dazu muss die individuelle Belastungsgrenze erreicht bzw. nachweislich überschritten sein. Die Grenze liegt bei zwei Prozent der Jahres-Bruttoeinkünfte aller im Haushalt lebenden Personen. Bei chronisch Kranken, also auch bei demenziell Errankten liegt die Grenze bei einem Prozent. Die Krankenkasse stellt nach Prüfung des Antrages einen Befreiungsausweis aus. Die Befreiung gilt für alle Zuzahlungen, also beispielsweise auch für Rezeptgebühren oder Zuzahlungen zu Hilfsmitteln.

Die Umsetzung der Verpflichtung, die Zuzahlung einzuziehen, gestaltet sich häufig nervenaufreibend. Das Hantieren mit Bargeld, die Erinnerung an die Zuzahlung oder Anfragen seitens der Patient*innen über die Möglichkeit, diesen Betrag nicht zahlen zu müssen, gehören zum Alltag und stellen die Ergotherapeut*in vor persönliche Herausforderungen. Es kommt vor, dass Patient*innen bzw. Angehörige oder Betreuer*innen die Therapie beenden, da sie die Zuzahlung nicht leisten können und ein Antrag auf Befreiung aus unterschiedlichen Gründen nicht gestellt wird.

10.9.10 Verordnung von Ergotherapie

Ergotherapie ist eine heilkundliche Behandlung und darf deshalb (bisher) nur auf ärztliche Anordnung durchgeführt werden – oder mit einer Zulassung als Heilpraktiker*in.

Bei der Behandlung von Privatpatient*innen oder beim Angebot von Kursen ohne ärztliche Verordnung ist folgendes zu beachten: diese dürfen keine heilkundliche Ausrichtung, sondern reine Präventionsziele haben oder zur Gesundheitsförderung angeboten werden. Auch bei der therapeutischen Behandlung von Privatpatient*innen (Selbstzahler*innen, privat Krankenversicherte oder Beihilfeberechtigte) ist eine ärztliche Verordnung erforderlich. Die Durchführung und Ausgestaltung der Therapie kann von der Therapeut*in nach eigenem Wissen und Erfahrung umgesetzt werden.

Ergotherapie ist ein Heilmittel und wird von Fach- und Hausärztinnen und -ärzten sowie Psychologischen Psychotherapeut*innen und Kinder- und Jugendlichen-Psychotherapeut*innen verordnet. Heilmittel als Leistung der gesetzlichen Krankenversicherung sind von der Therapeut*in „persönlich zu erbringende medizinische Leistungen" (§ 2 Abs. 1 HeilM-RL) in den Bereichen Ergotherapie, Physiotherapie, Logopädie, Podologie und Ernährungstherapie. Für Verordner*innen und die ausführenden Therapeut*innen sind die HeilM-RL verbindlich. „Heilmittel können zu Lasten der Krankenkassen nur verordnet werden, wenn sie notwendig sind, um eine Krankheit zu heilen, ihre Verschlimmerung zu verhüten oder Krankheitsbeschwerden zu lindern, eine Schwächung der Gesundheit, die in absehbarer Zeit voraussichtlich zu einer Krankheit führen würde, zu beseitigen, einer Gefährdung der gesundheitlichen Entwicklung eines Kindes entgegenzuwirken, oder Pflegebedürftigkeit zu vermeiden oder zu mindern." (§ 3 Abs. 2 HeilM-RL).

„Den besonderen Belangen psychisch kranker, behinderter oder von Behinderung bedrohter sowie chronisch kranker Menschen ist bei der Versorgung mit Heilmitteln Rechnung zu tragen" (§ 1 Abs. 2 HeilM-RL). „Die Verordnung von Heilmitteln kann nur erfolgen, wenn sich die Verordnerin oder der Verordner von dem Zustand der oder des Versicherten überzeugt, diesen dokumentiert und sich erforderlichenfalls bei der oder dem Versicherten über die persönlichen Lebensumstände (Kontextfaktoren) sowie über bisherige Heilmittelverordnungen informiert hat oder wenn ihr oder ihm diese aus der laufenden Behandlung bekannt sind. Die Versicherte oder der Versicherte soll der Verordnerin oder dem Verordner im Rahmen ihrer beziehungsweise seiner Möglichkeiten über vorherige Verordnungen informieren" (§ 3 Abs. 3 HeilM-RL). „Die Therapeutin oder der Therapeut, die oder der die verordnete Leistung erbringt, ist grundsätzlich an die Verordnung gebunden, es sei denn im Rahmen dieser Richtlinie ist etwas anderes bestimmt" (§ 3 Abs. 1 S. 2 HeilM-RL).

Heilmittel waren früher auf sehr niedrigem Niveau budgetiert: jede Ärztin, jeder Arzt hat versucht, ihr individuelles Budget einzuhalten. Bei Überschreitung mussten sie dies begründen, bei nicht ausreichender Begründung drohte ihnen ein Regress, das heißt, sie mussten die aus Sicht des Prüfgremiums „unwirtschaftlichen" Verordnungskosten selbst bezahlen. Das hat viele Ärztinnen und Ärzte davon abgehalten, Ergotherapie zu verordnen, obwohl sie diese für sinnvoll hielten.

Diese Budgetierung der Heilmittel wurde abgelöst durch eine Arznei- und Heilmittel-vereinbarung, die jeweils von der örtlich zuständigen Kassenärztlichen Vereinigung (KV) mit den Krankenkassenverbänden ausgehandelt wird. Darin ist eine jährliche Obergrenze der Ausgaben für Medikamente und für alle Heilmittel festgelegt, die die Kassenärzte in ihrer Gesamtheit einhalten müssen. Deshalb informiert die KV die Ärztinnen und Ärzte, dass Heilmittel dem Wirtschaftlichkeitsgebot unterliegen. Die Verordnung von Heilmit-teln bei Erkrankungen, bei denen ein besonderer Verordnungsbedarf (BVB) oder ein lang-fristiger Heilmittelbedarf (LHB) besteht, wird bei der Berechnung der Ausgaben für Heil-mittel nicht berücksichtigt und aus der Summe aller Verordnungen heraus gerechnet. Viele Ärztinnen und Ärzte sind durch die früheren massiven Einschränkungen und die Be-schränkungen der Heilmittelvereinbarung nach wie vor sehr zurückhaltend bei der Verord-nung von Heilmitteln, was auch in manchen Fällen daran liegt, dass sie wenig über die positiven Wirkungen und Möglichkeiten zum Beispiel von Ergotherapie bei De-menz wissen.

„Die Maßnahmen der Ergotherapie dienen der Wiederherstellung, Besserung, Erhal-tung, Aufbau oder Stabilisierung oder Kompensation krankheitsbedingter Schädigungen der motorischen, sensomotorischen, perzeptiven und mentalen Funktionen und daraus re-sultierender Beeinträchtigungen von Aktivitäten, der Teilhabe, insbesondere im Bereich der Selbstversorgung, Mobilität, der Alltagsbewältigung, Interaktion und Kommunikation sowie des häuslichen Lebens" (§ 35 Abs. 1 HeilM-RL). „Sie umfassen auch Beratungen zur Schul-, Arbeitsplatz, Wohnraum- und Umfeld-Anpassung" (§ 35 Abs. 3 HeilM-RL). Die Maßnahmen sind unterteilt in Motorisch-funktionelle und Sensomotorisch-perzeptive Behandlung, Hirnleistungstraining/neuropsychologisch orientierte Behandlung und Psychisch-funktionelle Behandlung. Sie können als Einzel-, Parallel- oder Gruppenbe-handlung durchgeführt werden, neuropsychologische Behandlung ausschließlich als Ein-zeltherapie. Die Beratung zur Integration in das häusliche und/oder soziale Umfeld und telemedizinische Behandlung werden im Ergotherapievertrag definiert und geregelt. Ne-ben der Definition der Behandlungsformen werden jeweils therapeutische Ziele auf Schä-digungsebene sowie auf Aktivitäts- und Teilhabeebene beschrieben.

Wenn eine Ärztin oder ein Arzt Ergotherapie verordnet, orientiert sie sich an der Heil-mittelrichtlinie. Sie geht von der Diagnose der Patient*in aus und ordnet diese den Berei-chen „Erkrankungen der Stütz- und Bewegungsorgane – SB", „Erkrankungen des Nerven-systems – EN" oder „Psychische Störungen – PS" zu. In diesen Bereichen gibt es Diagnosegruppen mit beispielhaft, aber nicht abschließend aufgeführten Erkrankungen. Zum Beispiel gibt es im Bereich der Erkrankungen des Nervensystems die Diagnosegruppe

- EN1: ZNS-Erkrankungen (Gehirn)/Entwicklungsstörungen, oder
- EN2: ZNS-Erkrankungen (Rückenmark)/Neuromuskuläre Erkrankungen;
- im Bereich der Psychischen Störungen die Diagnosegruppe
- PS2: Neurotische, Belastung-, somatoforme und Persönlichkeitsstörungen,
- PS3: Wahnhafte und affektive Störungen/Abhängigkeitserkrankungen, sowie
- PS4: Dementielle Syndrome.

Im Bereich der psychischen Erkrankungen ist festgelegt, dass eine Verordnung nur aufgrund einer psychiatrischen, neurologischen oder neuropsychologischen Eingangsdiagnostik erfolgen darf.

Für jede Diagnosegruppe ist beschrieben, welche Leitsymptomatik vorliegen kann,
welche Heilmittel geeignet und zulässig sind, die Höchstmenge je Verordnung, die orientierende Behandlungsmenge sowie eine Frequenzempfehlung. (vgl. HeilM-RL 2011)

Alle erforderlichen Angaben müssen korrekt auf dem Verordnungsformular angegeben
werden, damit die Verordnung gültig ist und von der Therapeut*in durchgeführt und abge-
rechnet werden kann.

10.9.11 Ergotherapie als Heilmittel bei Demenz

Für die Verordnung von Ergotherapie bei demenziellen Erkrankungen ist primär die Diagnosegruppe PS4 – Dementielle Syndrome, z. B. Morbus Alzheimer, insbesondere im Stadium der leichten Demenz – vorgesehen. Selbstverständlich kann auch bei allen anderen
Demenzerkrankungen in jeglichen Stadien in dieser Diagnosegruppe Ergotherapie verordnet werden. Hier wird als Leitsymptomatik beispielhaft angegeben: Schädigung globaler
mentaler Funktionen, z. B. Orientierung, Antrieb; Schädigung spezifischer mentaler Funktionen, z. B. Aufmerksamkeit, Gedächtnis, Schlaf. (vgl. HeilM-RL 2011) Bei Verordnung
von Ergotherapie nach Diagnosegruppe PS4 sind ausschließlich psychisch-funktionelle
Behandlung oder Hirnleistungstraining/neuropsychologisch orientierte Behandlung möglich. Demenzielle Erkrankungen werden hier als psychiatrische Erkrankung eingeordnet,
vor allem mit kognitiven Symptomen, mit Verhaltensauffälligkeiten (herausforderndes
Verhalten, Probleme bei der Nahrungsaufnahme, Auto- oder Fremdaggression) oder psychischen Beeinträchtigungen wie depressive Verstimmung, Halluzinationen, Ängste.

Stehen die somatische Erkrankung oder körperliche bzw. neurologische Symptome wie
Schädigung oder (weitgehender) Verlust der Körperwahrnehmung im Vordergrund, sollte
eine andere Diagnosegruppe verwendet werden, beispielsweise die Diagnose „Alzheimer-
Krankheit". Bei neurologischen Erkrankungen, Diagnosegruppe EN1, ist die Verordnung
von motorischer oder sensomotorisch-funktioneller Behandlung möglich.

Therapieziele aus Sicht der verordnenden Ärztin oder des Arztes sind bei demenziellen
Erkrankungen beispielsweise: längst möglicher Erhalt der Alltagskompetenzen und der
Selbstversorgung, der Mobilität, der Orientierung, der Belastbarkeit, der Ausdauer, der
Körperwahrnehmung, der Kognitiven Restfähigkeiten, Besserung im Verhalten und in der
zwischenmenschlichen Beziehung. (vgl. HeilM-RL 2011)

Gründe für eine langfristige Weiterführung der Therapie, die von der Ärztin oder dem
Arzt dokumentiert werden müssen, können sein: Medikamente wenig wirksam, kontinuierliche Behandlung zum Erhalt der Aktivitäten des täglichen Lebens erforderlich, Fortschreiten der Erkrankung kann verlangsamt werden, Vermeidung von stationärer Behandlung, Linderung der Symptome.

Ein Hausbesuch (Behandlung im Wohnumfeld) kann nur verordnet werden, „wenn die Patientin oder der Patient aus medizinischen Gründen die Therapeutin oder den Therapeuten nicht aufsuchen kann oder wenn sie [die Verordnung; Anm. der Verfasserin] aus medizinischen Gründen zwingend notwendig ist." (§ 11 Abs. 1 Satz 2 HeilM-RL).

Zu den Besonderen Verordnungsbedarfen (BVB) zählen auch die verschiedenen Demenzformen. Sie sind in der Diagnoseliste unter den geriatrischen Syndromen aufgelistet. Dazu zählen alle Demenzformen gemäß ICD 10. Bei diesen Diagnosen kann ohne Begrenzung auf eine orientierende Behandlungsmenge und ohne Anrechnung auf die Heilmittelvereinbarung der Ärztinnen und Ärzte mit den Krankenkassen in der Diagnosegruppe PS4 Ergotherapie – psychisch-funktionell oder Hirnleistungstraining – verordnet werden.

10.9.12 Therapiepausen

Häufig werden Patient*innen mit Demenz von uns über mehrere Jahre therapiert und begleitet – nicht selten bis zu ihrem Tod. Zumeist findet die Therapie durchgehend statt, doch das muss nicht immer so sein. Besonders im ersten und zweiten Stadium der Erkrankung könnten Pausen sinnvoll sein. Dafür braucht es jedoch ein funktionierendes Netzwerk mit professionell Helfenden sowie An- und Zugehörigen, die bereit sind, fortlaufende Unterstützung zu geben. Über die ersten Monate der Therapie können An- und Zugehörige umfassend informiert und im Durchführen von niedrigschwelligen Angeboten und Aktivitäten mit den Betroffenen geschult werden. Zu diesem Zeitpunkt haben meist die ersten Anpassungen im Wohnumfeld stattgefunden und Unterstützungsangebote konnten entwickelt werden. Besonders bei demenziellen Erkrankungen wie beispielsweise vaskulärer Demenz, gibt es über längere Phasen nur geringe Verschlechterungen, so dass Therapiepausen gut möglich sind. Das Umfeld erhält dadurch Raum und Zeit, sich auf die neu gewonnenen Stärken zu besinnen und externe Unterstützungssysteme können greifen. Bei aufkommenden Fragen und Veränderung von Symptomen ist jedoch erneutes und zügiges therapeutisches Eingreifen notwendig. Ein schnelles Fortführen der Therapie ist nach einer Therapiepause oft nicht möglich, da der Therapieplatz nicht freigehalten werden kann. Ein zu langes Abwarten in einer neuen Phase der Demenz kann verheerende Auswirkungen haben, wohingegen eine individuelle Therapie das Fortschreiten der Erkrankung verlangsamen kann. Nach Therapiepausen kam es deshalb wiederkehrend zu nicht verordneten und nicht bezahlten Beratungsgesprächen, da die ehemaligen Patient*innen und/oder An-und Zugehörige dringend darum baten. Deshalb tun sich sowohl die Therapeutinnen als auch Patient*innen und ihre An- und Zugehörigen schwer, Therapiepausen zuzustimmen, in dem Wissen, dass die Patient*innen in absehbarer Zeit erneut Therapie benötigen werden.

10.9.13 Dokumentation

Zur Dokumentation in der beschriebenen Praxis gehören neben der vorgeschriebenen Patient*innenakte die Wochenpläne der Therapeutinnen, die Protokolle zu Fallbesprechungen, Teamprotokolle, Hygienepläne, Anwesenheitslisten, Urlaubs- und Krankheitslisten, Listen zum Arbeitsschutz (Belehrungen, Erste Hilfe …), Dokumentation von Personalgesprächen, zur Abrechnung, zur Zuzahlung der Patient*innen usw.. In der Patient*innenakte werden neben den Personaldaten Erst- und Verlaufsbefunde, z. B. Befunde für Menschen mit Demenz nach Gudrun Schaade (vgl. Schaade 1998), Therapieplanung und -verlauf, Therapieberichte etc. dokumentiert. Zu nahezu allen Bereichen gibt es standardisierte Vorlagen, nach denen gearbeitet wird. Die Dokumentation wurde in Strukturtagen im Team weiterentwickelt und angepasst. Eine strukturierte und von allen getragene Dokumentation führt zu sicheren Abläufen, Informationen gehen nicht verloren.

10.9.14 Angehörigenarbeit

Laut Ergotherapievertrag (Ergoth-V, Anlage 1 und 2) umfassen die Maßnahmen der Ergotherapie auch die Angehörigenberatung, beispielsweise zu Wohnraum- und Umfeldanpassung, aber auch zu anderen Bereichen. Für eine Unterstützung der ergotherapeutischen Arbeit kann der Kontakt zu An-und Zugehörigen sehr hilfreich sein. Dieser gestaltet sich sehr unterschiedlich und orientiert sich an dem konkreten Bedarf der Patient*in und dem Wunsch der An- und Zugehörigen nach Kontakt.

Für den ergotherapeutischen Prozess sind beispielsweise die Erarbeitung von gemeinsamen Zielen und Informationen von und über die Patient*in, wie Vorlieben und Eigenheiten, häufig sehr hilfreich. Weiterhin erfahren die An- und Zugehörigen Anleitung und Aufklärung über die Erkrankung, Schulungen zum Umgang mit demenziell erkrankten Menschen, Ideen zur Selbstfürsorge, Wohnraum-und Umfeldgestaltung. Hinweise zu entsprechender Literatur und Informationen über Unterstützungsangebote, z. B. Alzheimergesellschaft, Pflegestützpunkt und Selbsthilfegruppen werden gegeben, wenn möglich auch gezielte Informationen über Angebote der jeweiligen Region, so z. B. Reisen, Chöre und Tanzangebote für Menschen mit Demenz und ihre An- und Zugehörigen. Im häuslichen Umfeld wird der Wunsch nach Kontakt zur behandelnden Ergotherapeut*in häufiger geäußert. Durch die ergotherapeutischen Angebote erfahren die An- und Zugehörigen physische und psychische Entlastung. Dies trägt zur Stärkung und Stabilisierung der Gesundheit der Patient*in bei. Oft löst die Teilnahme an der ergotherapeutischen Behandlung bei den An- und Zugehörigen sehr unterschiedliche Gefühle aus: Die Patient*in erlebt z. B. Freude während der Therapie darüber, was sie schafft und kann. Das ist für manche An- und Zugehörige erfreulich zu sehen, aber manchmal ist es für sie auch erschreckend zu erleben, wie anders das Verhalten und die Fähigkeiten der Patient*in in der Vergangenheit war.

Ein häufig geäußerter Wunsch ist es, dass die Patient*innen zu Hause sterben können. Die Betreuung von schwersterkrankten Menschen bedeutet eine enorme Lebensumstellung. Deshalb ist es wichtig, in verschiedensten Bereichen Vorkehrungen zu treffen und ein stabiles soziales Netzwerk aufzubauen. Die Ergotherapeut*in kann auch dabei unterstützend eingreifen und aufklären, beispielsweise über Hinweise zu Vorsorgevollmacht, Betreuungsrecht und Patientenverfügung, sowie durch das Verweisen an andere zuständige Stellen wie Hausärztinnen und -ärzte, SPAV-Team, Pflegedienst, Beratungsstellen oder Hospiz. Die Entlastung An- und Zugehöriger bedeutet immer auch eine Entlastung der Patient*innen.

10.9.15 Hilfsmittel

Ebenso wie für Heilmittel gibt es auch für die Versorgung mit Hilfsmitteln eine Richtlinie des G-BA: die Hilfsmittel-Richtlinie. Hilfsmittel sind keine Gebrauchsgegenstände des täglichen Lebens; sie werden zu Lasten der Krankenkassen ärztlich verordnet (vgl. HilfsM-RL). Leistungserbringer sind in der Regel Sanitätshäuser. Der Krankenkassenverband hat ein Hilfsmittelverzeichnis erstellt, in denen die anerkannten Hilfsmittel gelistet sind. Den Bedarf an Hilfsmitteln kann die Ärztin oder der Arzt, die Patient*in, An- und Zugehörige oder die Therapeut*in feststellen. Für Hilfsmittel ist genauso wie für Heilmittel und Medikamente eine Zuzahlung zu leisten.

Die Verordnung wird üblicherweise bei einem Sanitätshaus vorgelegt, das diese mit einem Kostenvoranschlag bei der Krankenkasse zur Genehmigung einreicht. Nach entsprechender Genehmigung wird das Hilfsmittel der Versicherten zur Verfügung gestellt. Dabei sollte eine Einweisung in den Gebrauch oder eine Anpassung erfolgen. Hilfsmittel können auch nach Hause geliefert werden; auch das ggf. notwendige Ausmessen vor der Bestellung kann in der Häuslichkeit erfolgen. Häufig gibt es jedoch bei diesem Ablauf Probleme: bei der Verordnung, der Auswahl des Hilfsmittels – hier ist die fachliche Beratung durch die Therapeut*in besonders wichtig –, bei der Abstimmung mit dem und der Beratung durch das Sanitätshaus, und vor allem bei der teilweise verzögerten Genehmigung bzw. Ablehnung durch die Krankenkasse. Nach der Auslieferung muss im Alltag überprüft werden, ob das Hilfsmittel geeignet ist und das Therapieziel damit entsprechend erreicht werden kann. Zudem muss die Anwendung oder Handhabung im Alltag angeleitet und häufig wiederholt werden. Es gibt nur wenige anerkannte und sinnvolle Hilfsmittel für Demenzerkrankte. Es werden allerdings viele Hilfsmittel auf dem Markt angeboten und intensiv beworben, die meist teuer, nicht verordnungsfähig und weitgehend nutzlos sind oder sogar schaden können. Dies sollte bei der ergotherapeutischen Behandlung eingehend überprüft werden, damit ggf. von einer Verwendung abgeraten werden kann. Einige Hilfsmittel, wie beispielsweise ein Rollator, können durchaus hilfreich sein. Hier gilt stets eine Einzelfallbeurteilung.

10.10 Schlussgedanken

Durch die Darstellung von Strukturen, Abläufen, Erfahrungen und Praxisbeispielen sowie durch meine Erkenntnisse aus der Auseinandersetzung mit vorhandener Literatur erhoffe ich mir für die Leser*innen, dass sie neues Wissen und neue Ideen und Anregungen erhalten, Erfahrungen einordnen und in den Alltag übertragen können.

Themen wie Gesunderhaltung des Praxisteams, Zufriedenheit des Teams, fachlich gute Arbeit, neue Therapieangebote und optimale Versorgung unserer Patient*innen liegen mir besonders am Herzen. Mit diesen Fragestellungen sollten wir uns fortwährend auseinandersetzen und deren Balance, basierend auf unseren Werten und unserer Haltung, überprüfen.

Neben der Umsetzung neuer Ideen wünsche ich den Leser*innen Orientierung und Entlastung durch verlässliche Strukturen.

Literatur

Charta, Charta zur Betreuung schwerstkranker und sterbender Menschen in Deutschland (2016) Leitsätze für die Betreuung schwerstkranker und sterbender Menschen. https://www.charta-zur-betreuung-sterbender.de/die-charta_leitsaetze.html. Zugegriffen am 28.08.2020

von dem Berge E (2018) Ethik im ergotherapeutischen Kontext. In: von dem Berge E, Förster A, Kirsch G (Hrsg) Ergotherapie in der Palliative Care Selbstbestimmt handeln bis zuletzt. Schulz-Kirchner, Idstein, S 197–208

DVE Deutscher Verband der Ergotherapeuten e. V., Projektgruppe Ethik (2020) Ethik in der Ergotherapie Handlungshilfe zur ethischen Situationseinschätzung im beruflichen Alltag. https://dve.info/ergotherapie/ethik

Ergoth-V, Vertrag über die Versorgung mit Leistungen der Ergotherapie und deren Vergütung (Vertrag nach §125 Absatz 1 SGB V über die Versorgung mit Ergotherapie) (Hrsg): Verband der Ersatzkassen e. V. (vdek)/Die ARGEn der Heilmittelzulassung, Berlin. https://www.zulassung-heilmittel.de/vertraege/ergotherapie.html

Ergoth-V, Anlage 1: Leistungsbeschreibung, Anlage 2: Vergütung, zum Vertrag nach § 125 Absatz 1 SGB V für Ergotherapie. https://www.zulassung-heilmittel.de/vertraege/ergotherapie.html

Ergoth-V, Anlage 4: Fortbildung, zum Vertrag nach § 125 Absatz 1 SGB V für Ergotherapie. https://www.zulassung-heilmittel.de/vertraege/ergotherapie.html

Ergoth-V Ergänzung, Vereinbarung über die Ergänzung des Vertrages nach § 125 Absatz 1 SGB V (Ergotherapie) in der Fassung des Schiedsspruches vom 15.12.2021 (4 HE 14–21), 2022. https://www.zulassung-heilmittel.de/vertraege/ergotherapie.html

ErgThAPrV, Ausbildungs- und Prüfungsverordnung für Ergotherapeutinnen und Ergotherapeuten (Ergotherapeuten-Ausbildungs- und Prüfungsverordnung). https://www.gesetze-im-internet.de/ergthaprv/index.html

ErgThG, Gesetz über den Beruf der Ergotherapeutin und des Ergotherapeuten (Ergotherapeutengesetz). https://www.gesetze-im-internet.de/bearbthg/index.html

G-BA Mitglieder, Gemeinsamer Bundesausschuss, Berlin, o. J. https://www.g-ba.de/ueber-den-gba/wer-wir-sind/mitglieder/

G-BA Selbstdarstellung, Gemeinsamer Bundesausschuss, Berlin, o.J./Startseite//Über den G-BA//Wer wir sind. https://www.g-ba.de/ueber-den-gba/

Gefährdungsbeurteilung BGW, Berufsgenossenschaft Gesundheitsdienst u Wohlfahrtspflege, Hamburg, o.J. https://www.bgw-online.de/bgw-online-de/themen/sicher-mit-system/gefaehrdungsbeurteilung

„Gemeinsamer Bundesausschuss" Wikipedia-Seite, in: Wikipedia – Die freie Enzyklopädie. Bearbeitungsstand: 26. Juni 2022, 08:47 UTC. (Abgerufen: 21. Juli 2022, 21:47 UTC) URL. https://de.wikipedia.org/w/index.php?title=Gemeinsamer_Bundesausschuss&oldid=224002500

Hack BM (Hrsg) (2003) Ethik in der Ergotherapie Reflexion und Analyse. Springer, Berlin

Haller S (2021) Interview in FORUM DUNKELBUNT, E-MAGAZIN zu Sterben, Tod und Trauer, Dortmund.   https://forum-dunkelbunt.de/susanne-haller-das-absehbare-ende-der-beziehung-wird-einkalkuliert/   oder   https://www.hospiz-stuttgart.de/susanne-haller-im-gespraech-mit-forum-dunkelbunt-e-v-zum-thema-beziehung-und-abschied-in-der-hospizarbeit/

Hassler A, Simmen R (2017) Selbstsorge im Umgang mit schwerkranken und sterbenden Menschen. In: Steffen-Bürgi B, Schärer-Santschi E, Staudacher D, Monteverde S (Hrsg) Lehrbuch palliative care, 3. Aufl. Hogrefe, Göttingen, S 170–178

HeilM-RL (2011) Heilmittel-Richtlinie; G-BA, Gemeinsamer Bundesausschuss, Richtlinie des Gemeinsamen Bundesausschusses, Richtlinie über die Verordnung von Heilmitteln in der vertragsärztlichen Versorgung i. d. F. vom 19. Mai 2011, zuletzt geändert am17. Februar 2022, in Kraft getreten am 1. Juli 2022. https://www.g-ba.de/richtlinien/12/

HilfsM-RL, Hilfsmittel-Richtlinie; G-BA, Gemeinsamer Bundesausschuss, Richtlinie des Gemeinsamen Bundesausschusses, Richtlinie über die über die Verordnung von Hilfsmitteln in der vertragsärztlichen Versorgung i. d. F. vom 21. Dezember 2011, zuletzt geändert am 18. März 2021. https://www.g-ba.de/richtlinien/13/

Korczak D, Habermann C, Braz S (2013) Wirksamkeit von Ergotherapie bei mittlerer bis schwerer Demenz. In: Schriftenreihe Health Technology Assessment (HTA) in der Bundesrepublik Deutschland, Bd 129, Herausgegeben vom Deutschen Institut für Medizinische Dokumentation und Information (DIMDI), Köln. http://portal.dimdi.de/de/hta/hta_berichte/hta343_bericht_de.pdf

Neubauer G, Niedermeier C (2020) Ermittlung der betriebswirtschaftlichen Grundlagen für eine leistungsgerechte und wirtschaftliche Heilmittelversorgung – Wirtschaftlichkeitsanalyse ambulanter Therapiepraxen WAT; Pressekonferenz, Bochum 30.07.2020; als PDF-Dokument. https://ifg-muenchen.com/index.php/veroffentlichungen/

Roller S (2018) Trauerprozesse. In: Bausewein C, Roller S, Voltz R (Hrsg) Leitfaden Palliative Care Palliativmedizin und Hospizbegleitung, 6., überarb. Aufl. Urban & Fischer/Elsevier GmbH, München, S 401–404

Schaade G (1998) Ergotherapie bei Demenzerkrankungen – ein Förderprogramm, 5. Aufl., 2012. Springer, Heidelberg

SGB V, Sozialgesetzbuch (SGB) Fünftes Buch (V) – Gesetzliche Krankenversicherung. https://www.gesetze-im-internet.de/sgb_5/BJNR024820988.html#BJNR024820988BJNG000100328

Student J-C, Napiwotzky A (2011) Palliative Care wahrnehmen – verstehen – schützen, 2. Aufl. Thieme, Stuttgart

WFOT, Occupational Therapy and Telehealth, Position Statement, May 2021. https://www.wfot.org/resources/occupational-therapy-and-telehealth

Das Spiel als therapeutisches Mittel

11

Gudrun Schaade

Inhaltsverzeichnis

© Der/die Autor(en), exklusiv lizenziert an Springer-Verlag GmbH, DE, ein Teil
von Springer Nature 2023
G. Schaade, D. Danke, *Ergotherapeutische Behandlungsansätze bei Demenz und
Korsakow-Syndrom*, https://doi.org/10.1007/978-3-662-66731-6_11

11.1   Definition des Begriffs Spiel

Hintergrund
Im Brockhaus (2002) wird Spiel folgendermaßen definiert:
   „urspr. althochdeutsch ‚Tanz‘, eine (oft gesellige) Tätigkeit, die ohne den Zwang einer Pflicht, meist aus Funktionslust und Freude an ihrer Ausübung, ihrem Inhalt oder Ergebnis, aber auch als Zeitvertreib, ausgeübt wird. Im Unterschied zur Arbeit dient sie nicht der Verwirklichung eines gegenständlichen Zieles.“

Zunächst hatte das Spiel eine **kultische Bedeutung**. Es wurden Spiele zu Ehren der Götter aufgeführt; Theaterstücke im alten Griechenland wurden gespielt, um die Götter gnädig zu stimmen. Im Mittelalter entstanden die „Passionsspiele“, die das Leiden Jesu Christi darstellten (z. B. in Oberammergau), um Epidemien aufzuhalten, wie die Pest. So wurde die Entwicklung der menschlichen Kultur überhaupt aus dem Spiel abgeleitet. Jede Art von Kunst wie Dichtung, Theater, Musik, bildende Kunst enthält Elemente des Spiels bis hin zum Sport.

Auch beim Sportkampf bestand ursprünglich ein kultischer Hintergrund, nämlich das Messen der Kräfte beim Erwachsenwerden eines jungen Mannes bei den Urvölkern. Philosophen, wie Karl Jaspers und Heidegger versuchen sogar aus dem Spiel den Sinn des Daseins zu bestimmen. In der Psychotherapie oder vielen anderen Therapien, wie auch in der Ergotherapie werden mittels des Spiels seelische Störungen behandelt – mit der sog. **Spieltherapie**. Sogar in der Wirtschaft hat das Spiel seinen Einzug gehalten als „Spieltheorie“ zur theoretischen Planung von Situationen mit hohen Unsicherheitsmomenten.

Warum nur sind in unserer Gesellschaft die Menschen oft nicht mehr fähig und nicht willens zu spielen? Sie glauben, dass nur Kinder das Recht dazu haben. Die Menschen in östlichen und südlichen Länder gehen unbefangener mit dem Spielen um: Sich bewegen, tanzen, spielen, das ist ihre Welt. Warum blicken wir in unserer Gesellschaft geringschätzig auf diese Bedürfnisse herab? Mit dieser Grundhaltung schaden wir uns selbst. Nicht umsonst werden bei uns viele Menschen psychisch krank und greifen zu Suchtmitteln. Wer bestimmt eigentlich, was sich für einen Erwachsenen gehört oder nicht? Darf man einem demenzkranken Menschen z. B. eine Babypuppe in den Arm geben oder nicht? Wir haben doch nur Angst, dass uns der Nachbar belächelt und nicht ganz für voll nimmt. Ergotherapeuten lernen, die elementaren Bedürfnisse, wie Spielen und kreatives Handeln auch beim erwachsenen Menschen therapeutisch zu nutzen und setzen sie gezielt ein. Sie dienen der körperlichen und seelischen Gesundheit und sind daher auch für den Demenz-Kranken ein wertvoller Therapieansatz.

11.2   Warum spielt der Mensch?

Das Spiel hat etwas mit dem Drang nach Schöpferischem zu tun, um elementare Bedürfnisse zu befriedigen: Ein Kind spielt, damit es sich entwickeln kann, und der erwachsene Mensch braucht das Spiel, um seine Fähigkeiten zu erhalten und um sich zu entspannen. Es ist nicht nur Zeitvertreib, sondern man tut auch etwas für seinen Körper und seinen Geist. Unser Gehirn wird aktiver, wir fühlen uns besser und können uns auch besser bewegen. Wir können uns in eine bessere Stimmungslage bringen.

Hintergrund

Man sollte sich einmal „spielerisch" auf das Brainstorming bzw. Assoziieren zu dem Wort Spiel einlassen. Was fällt einem dazu ein?

- Spieler – aufspielen, als „wichtiger Mensch" oder zum Tanz aufspielen – Spielmannszug – Spielart – Spielautomat – Spielzeug – Spielbank – Geigenspiel – Spielbein – Spieldose – Spielkarten – Spielmann (Musikant im Mittelalter) – Spielplan – Spielplatz – Spieltherapie – Spieluhr – Olympische Spiele – Lichtspiel – Spielstunde – Spielregeln – Spielgruppe – Spielfeld – Spielwiese – Spielsteine – Spielbrett – Spielothek – Spielesammlung – Spielsucht – Spielkarten – Spielzimmer – Spielanleitung – Spielleiter – Spielhölle – Spielball – Spielart – Spielbein – Glücksspiel – Videospiel – Ratespiel – Punktespiel – Spielerei – Spieltheorie – Kampfspiel – Spielplan (Theater)
- Freude – Lachen – kindisch – kindlich – spielen darf nur ein Kind, ein Erwachsener spielt nicht – Schnelligkeit – Denken – Sprechen – Schweigen – Ruhe – Zeit haben – sich bewegen – sitzen – laufen – Wette – Entspannung – Bewegung – Gesellschaft – Partner – Sommer – Winter

Wenn man diese Zusammenstellung von Gedanken und Einfällen betrachtet, verstärkt sich der Eindruck, dass das Spiel in unserer Erwachsenengesellschaft eher wenig Platz hat. Viele Wörter unseres Sprachschatzes haben etwas mit dem Spiel zu tun, sowohl auf Kinder als auch auf Erwachsene bezogen. Allerdings sind manche Begriffe negativ besetzt, – z. B. „der Spieler" – hier beginnt es schon. Wenn man von „dem Spieler" spricht, hat man sofort die Assoziation von Sucht oder Leichtsinn. Dem gegenüber stehen die Olympischen Spiele, die mit viel Arbeit und Anstrengung verbunden sind. Es gibt auch Wörter, die angenehme Empfindungen hervorrufen, wie das Wort „Lichtspiele". Man hört vielleicht noch Musik zu den Farben, vielleicht sind es sogar „farbige Wasserspiele", die einen in eine angenehme Stimmung versetzen.

Wenn man beim demenzkranken Menschen das Spiel richtig einsetzt und es seinen Fähigkeiten anpasst, hat es auch für ihn eine positive Wirkung. Oft muss man allerdings ziemliche Motivationsarbeit leisten, damit der Kranke sich auf das Spiel einlässt. Er hat sein ganzes Leben oft nur gearbeitet und da war kein Raum für Spiele – ist oft die Entgegnung.

11.3   Wirkung des Spielens

Gerade als Ergotherapeutin wird man oft als „Spieltante" bezeichnet. „Ihr habt es gut, ihr könnt mit den Kranken spielen!" „Macht den Kranken ein paar nette Stunden!" Dies sind häufige Kommentare, die einem als Ergotherapeutin entgegengebracht werden. Es wird nicht erkannt, wie schwierig es sein kann, eine solche „spielerische" Behandlung durchzuführen und wie es den ganzen Einsatz einer Therapeutin fordert. „Als Ergotherapeuten betrachten wir das Spiel als lebenslang wichtige Beschäftigung" (Kielhofner 1985, Übersetzung in Fisher et al. 2002). „Deshalb tragen wir als Ergotherapeuten die Verantwortung dafür, die Bedeutung des Spiels zu verstehen, das Spiel zu beurteilen, zu fördern und seine **Wirksamkeit als Behandlungselement** richtig einzuschätzen. Um dies zu tun müssen wir den Begriff Spiel klar definieren und den mit dem Spiel verbundenen Nutzen erkennen. Wer mit einem Gegenstand oder einem Spielzeug spielen will, muss damit vertraut sein. Informationen über einen Gegenstand oder ein Spielzeug werden gewonnen, indem man das jeweilige Objekt erforscht. Dieses Erforschen ist ein reizgesteuertes Verhalten" (Fisher et al. 2002).

Ein demenziell erkrankter Mensch kann oft das Vertrautsein mit dem Gegenstand oder einem Spielzeug nicht mehr herstellen, da dazu meistens auch die kognitive Ebene eingesetzt werden muss, aber dieses **„reizgesteuerte Verhalten"** zur Erforschung bleibt ihm sehr lange erhalten. So sollte man dies auf jeden Fall beim demenzkranken Menschen einsetzen. Spiel beinhaltet, dass der einzelne Mensch mit dem „Spielgegenstand" machen kann, was er will. Das bringt ihn wiederum dazu, sensorische Integration zu entwickeln. Manchmal scheinen die Spielschwierigkeiten des Spielens mit den Schwierigkeiten zusammenzuhängen, Gegenstände zu erforschen. Dies muss man dem kranken Menschen unbedingt ermöglichen; man motiviert ihn dadurch dazu, sich aktiv am Spiel zu beteiligen, damit eine geringfügige Verbesserung seines Wohlbefindens erreicht werden kann. Man darf allerdings die Aktivitäten beim Spiel nicht zu schnell verändern, da der kranke Mensch Zeit braucht, sich erst einmal darauf einzulassen.

11.4   Voraussetzung für das Spiel mit demenziell erkrankten Menschen

Es gibt Grundvoraussetzungen, die man auch beim gesunden Menschen beachten muss, damit Freude am Spiel überhaupt entstehen kann. Bei demenziell erkrankten Menschen ist es aber noch viel wichtiger, dass man die Voraussetzungen beachtet, da diese Menschen vor allem Aufmerksamkeits- und Konzentrationsprobleme haben, zusätzlich die Merkfähigkeit eingeschränkt wird und mit zunehmender Erkrankung die Handlungsplanung nicht mehr möglich ist.

11.4.1 Nicht unter Druck spielen

Unter Druck wird auch beim gesunden Menschen die kognitive Leistung vermindert. Man kennt das bei Prüfungen, Vorträgen usw.: Man hat das Gefühl, dass der Kopf „leer" sei. Noch viel schlimmer geht es einem demenziell erkrankten Menschen unter „Druck". Er kann die ihm verbliebene Hirnleistung nicht mehr abrufen. Was aber bereitet ihm Druck? Meistens ist es die Angst, zu versagen, da er die Spielregeln nicht mehr einhalten kann. Er wird von anderen beschimpft, weil er „falsch" spielt und manchmal auch die richtige Reihenfolge im Spiel nicht einhalten kann. So muss man als Therapeutin dafür sorgen, dass eine gelöste Atmosphäre herrscht und niemand anderer, auch kein Mitpatient, Druck erzeugen kann.

11.4.2 Entspannte Atmosphäre

Die Therapeutin muss für eine entspannte Atmosphäre sorgen. Diese entsteht durch einen gemütlichen Raum und durch freundliches Anbieten des Spiels. Auch die Wahl der Mitspieler ist sehr entscheidend für ein gelungenes Spiel und für die Atmosphäre. Wenn Teilnehmer dabei sind, die kognitiv nicht eingeschränkt sind, kann dies zu großen Problemen führen. Sie beschimpfen die demenziell erkrankten Menschen, dass sie nicht richtig spielen, und lassen erkennen, dass sie nicht weiterspielen wollen. Das bedeutet, dass man entweder nur mit mehreren kranken Menschen im gleichen Stadium spielen kann oder aber Mitarbeiter oder „gesunde" Menschen einbeziehen sollte, die sehr tolerant sind und über die Defizite der anderen informiert sind.

11.4.3 Gute Vorbereitung

Eine gute Vorbereitung ist sehr wichtig, damit man eventuell das Spiel anpassen kann, der Patz gut vorbereitet ist und es nicht zu langen Wartezeiten bis zum Spielbeginn für den kranken Menschen kommt. Man muss sich Informationen über das Spiel einholen, um es gegebenenfalls verändern zu können.

11.4.4 Angepasste Spiele

Hierzu braucht man eine genaue Information über die Ressourcen des demenzkranken Menschen. Außerdem muss man die Spiele analysieren, um zu erkennen, was angepasst werden muss. Als Beispiel soll das Spiel „Mensch ärgere Dich nicht" genommen werden.

Beispiel

Spielanalyse: Zunächst muss man die Farbe der Figuren erkennen und sich merken, welche man benutzt. Hier werden die Merkfähigkeit und das Kurzzeitgedächtnis gefordert. Eine zusätzliche Aufgabe ist das allgemeine Erkennen von Farben. Als nächstes muss man die Figuren dem Spielfeld zuordnen. Dies ist eine Handlungsplanung. Man muss wissen, in welcher Richtung und auf welchen Feldern die Figuren laufen dürfen. Also Regeln kennen und beachten. Man muss das Ziel erkennen und zugleich wieder die Farbe zuordnen. Andere Figuren müssen hinausgeworfen werden, wenn man auf ihr Feld kommt. Außerdem muss man den Würfel handhaben. Der Würfel muss gefasst und auf einer Fläche losgelassen werden. Dann muss man die Punktzahl erkennen und auf das Spielfeld für die Spielfigur übertragen.

Der eigentliche funktionelle „Würfelvorgang" ist bei fortschreitender Erkrankung eine sehr große Schwierigkeit. Die kranken Menschen umfassen den Würfel und können ihn nicht mehr loslassen. Dieses Problem wird im Kapitel „Hände" (Kap. 6) und (Kap. 4) behandelt. Bei fortgeschrittener Erkrankung kann man z. B. dieses Spiel abwandeln indem man nur mit einer Figur spielen lässt, jeden Spieler seine Figur so laufen lässt, wie er es machen will. Wichtig dabei ist, dass man dann immer Menschen miteinander spielen lässt, die sich im etwa gleichen Krankheitsstadium befinden, oder aber eine Betreuungsperson spielt mit dem Kranken. ◄

Als Betreuungsperson sollte man alle Tätigkeiten daraufhin analysieren, welchen Schwierigkeitsgrad sie beinhalten, damit der demenziell Erkrankte nicht überfordert aber auch nicht unterfordert wird. Von gesunden Menschen werden viele Tätigkeiten automatisiert, und sie bemerken – glücklicherweise – die Schwierigkeiten nicht mehr, die man blitzschnell überwinden muss. Beim Kranken führt dies aber häufig zu unüberwindbaren Problemen. Das bedeutet, dass man zwar viele Spiele auch noch mit demenziell erkrankten Menschen im fortgeschrittenen Stadium durchführen kann, dass man das jeweilige

Spiel aber analysieren und für den kranken Menschen verändern muss (Smith Roley et al. 2004).

▶ **Wichtig** Es muss für alle Beteiligten klar sein:
- Mitmachen ist wichtiger als Können, Wissen und Gewinnen.
- Ein Spiel muss möglichst viele Informationen über alle Sinne vermitteln, möglichst viele taktile Reize ansprechen.
- Vorsicht bei fortgeschrittener Demenzerkrankung, da die kranken Menschen manchmal Dinge in den Mund nehmen, wie z. B. die Figuren von „Mensch ärgere Dich nicht". Dies kann gefährlich werden.

Zum Spiel gehört auch das handwerkliche kreative Tun, wie es in Kap. 7 beschrieben wurde. Die Fähigkeit zum handwerklichen Tun lässt mit zunehmender Krankheit schneller nach als die Fähigkeit zu spielen (Kap. 7). Man kann ein Spiel auch besser den Fähigkeiten und Möglichkeiten anpassen als das kreative Tun. Aus diesem Grund wird man meistens mit zunehmender Erkrankung mehr „spielen" als handwerkliches bzw. kreatives Tun durchzuführen.

11.5 Umgang mit Musikinstrumenten

Eine wichtige gemeinsame Aktivität zwischen demenziell erkrankten Menschen und Betreuungsperson ist die Musik, vor allem der Rhythmus. Hierzu kann man sehr gut Orff'sche Instrumente einsetzen oder aber früher erlernte Instrumente. Bei dem Orff'schen Schulwerk handelt es sich vorwiegend um Rhythmusinstrumente, wie Schellen, Klangstäbe oder Rumbarasseln. Allerdings meint man oft, dass diese für demenziell erkrankte Menschen ganz leicht einzusetzen seien. Das ist aber nicht der Fall. Besonders die Klangstäbe aus Holz, die mit beiden Händen bedient werden müssen, bringen oft Probleme, da die Koordination der Hände eingeschränkt wird (Kap. 6). Selbst der Umgang mit Handtrommeln (Tambourin) kann zum Problem werden. Eigentlich schlägt man diese Trommeln mit der Hand. Dies kann aber ein demenziell erkrankter Mensch im fortgeschritteneren Stadium nicht mehr durchführen. So sollte man ihm einen Schlägel in die Hand geben. Auch hier können Probleme auftreten, da es sich um bilaterales Tun handelt. Oft wird auch nur mit dem Schlägel auf der Trommel gewischt. In solchen Fällen muss die Therapeutin „Führen" anwenden.

▶ **Wichtig** Musik kann helfen, sich auf Wesentliches zu konzentrieren. Musik kann beruhigen und die Aufmerksamkeit steigern, allerdings kann falsche Musik zum falschen Zeitpunkt genau das Gegenteil bewirken. Bei Geräuschen aller Art muss man die kranken Menschen sehr genau beobachten, um zu sehen, welche Auswirkung diese auf sie haben. Wichtig ist immer, dass man die kranken Menschen aktiv z. B. beim Singen und „Musizieren" mit einbezieht.

11.5.1 Einsatz der Sprache als Instrument

Sprache hat etwas mit Rhythmus zu tun, und so kann man sie auch als „Rhythmus-Instrument" einsetzen. Man kann Automatismen (z. B. Sprichwörter) benutzen und dazu klatschen oder klopfen. Auch das Rufen von Namen, Tiernamen oder Blumennamen mit dem gleichzeitigen Einsatz von Rhythmusinstrumenten stärkt die Sprache und die Körperwahrnehmung durch die Koordination der Hände. Durch das Klatschen und Klopfen kommt es zu einer intensiven Körperwahrnehmung. Eine ganz wichtige Funktion hat das Lied, das im Langzeitgedächtnis verhaftet ist. Welche Art von Liedern hängt mit der Biografie und den Vorlieben in gesunden Zeiten zusammen. Zusätzlich werden mit zunehmender Erkrankung immer mehr Kinderlieder und Reime an die Oberfläche gelangen. So sollte man sich nicht scheuen, auch über Kinderlieder den Zugang zu demenziell erkrankten Menschen zu finden. Es kommt immer darauf an, wie man z. B. ein Kinderlied anbietet. Die Frage lautet doch, kann man sich noch an Lieder aus der Kindheit erinnern? Ist das diskriminierend? Meistens beginnen die kranken Menschen dann schon von alleine, die Lieder zu intonieren. Das Singen hat zunächst etwas mit dem Langzeitgedächtnis zu tun, aber es fördert auch die Atmung und lädt zu Bewegung ein. Singen entlastet den Menschen und macht Freude.

11.6   Puppen – Handpuppen – Stofftiere

11.6.1 Puppen

Am Anfang dieses Kapitels wurde schon darauf hingewiesen, dass es dem erwachsenen Menschen nicht mehr erlaubt ist, zu spielen. Es ist nur die Frage, wer darf – und kann das verbieten? Als die Autorin in den 1980er-Jahren den Umgang mit Puppen für demenziell erkrankte Menschen propagierte, wurde sie fast gesteinigt. „Das kann man mit erwachsenen Menschen nicht machen! – Meine Mutter soll mit Puppen spielen? Sie ist doch kein Kind mehr!" Solche und andere Einwände kamen unentwegt. Wie ist das denn mit kognitiv gesunden Erwachsenen aller Altersstufen? Ist bei einer einsamen Frau vielleicht das ganze Sofa voller Puppen oder Stofftiere? Spricht sie vielleicht mit diesen Puppen, da sonst kein Ansprechpartner vorhanden ist? Tiere können nicht gehalten werden! Also greift man zur Puppe. Diese muss nicht versorgt werden, sie ist einfach da. Das heißt, **Puppen können die Kommunikation fördern und der Reizarmut entgegenwirken.** Die Puppen geben einen sehr starken taktilen Input, außerdem fördern sie den Hegetrieb im Menschen. Durch die Puppe kann man auf noch vorhandene Ressourcen und vor allem das Langzeitgedächtnis einwirken. Wichtig ist nur, dass man keinen Menschen zwingt, eine Puppe in den Arm zu nehmen und auch keine Vergleiche zum Kindergarten entwickelt. Die Puppen müssen einfach da sein und die kranken Menschen müssen die Gelegenheit haben, sie freiwillig in den Arm nehmen zu können. Die Puppen müssen auch bestimmte Voraussetzungen erfüllen. Sie sollten nicht zu leicht sein, da schwere Puppen eine bessere Körperinformation vermitteln. Manchmal werden die Puppen an Kindes statt angenommen, vor allem wenn es sich um Babypuppen handelt. Allerdings kann es einem passieren, dass eine an Demenz erkrankte Frau aufgeregt kommt und erzählt, dass das Kind tot sei. „Ich war es nicht!" Aber auch solche Erlebnisse sollten einen nicht davon abhalten, Puppen einzusetzen. Vielleicht ist dieses Erleben für die Frau wichtig gewesen. Wer weiß, ob sie in Wirklichkeit eine solche Szene erlebt hat? Selbst bei solch einem Erlebnis sollte man vorsichtig dieser Frau die Nähe zu Puppen ermöglichen.

Puppenspiel

Das Puppenspiel hat auch etwas mit Ritualen zu tun. Jedes Kind sucht sich eine Puppe oder ein Stofftier, mit dem es schlafen will. Ohne diese Puppe oder dieses Tier kann es nicht einschlafen. Auch bei manchen Menschen mit einer Demenz kommt es zu solchen Ritualen. Sie haben ein bestimmtes Tier, das mit ins Bett genommen werden muss. Warum sollen sie das nicht tun, wenn es sie beruhigt?

11.6.2 Handpuppen

Durch Puppen können Probleme besser dargestellt werden und auch die Sprache kann angeregt werden. Hierzu eignen sich vor allem Handpuppen. Die Therapiepuppen sind inzwischen sehr bekannt; sie lassen sich besonders gut einsetzen.

> **Beispiel**
>
> Eine Frau, schwer an Demenz erkrankt, sitzt im Rollstuhl und spricht kaum mehr. Sie ist völlig in sich versunken. Am Nachmittag nimmt die Therapeutin die Therapiepuppe Lucie, setzt sich neben diese Frau und kommt von unten auf der Seite des Rollstuhls mit der Handpuppe und sagt nur „Hallo". Plötzlich hebt die Frau den Kopf, schaut auf die Puppe und sagt: „Wo kommst Du denn her?" Die Sprache war da, eine Kommunikation hatte begonnen. ◄

Auch das Berühren der kranken Menschen wird durch diese Therapiepuppen leichter. Es gibt natürlich auch einige Menschen, die sich auch nicht von der Puppe berühren lassen. Aber dieses Problem der Defensive gegen Berührungen wurde im Kapitel Sensorische Integration (Kap. 5) behandelt.

Handpuppen haben einen Aufforderungscharakter. Kognitiv gesunde Menschen haben große Barrieren, dieser Aufforderung nachzugeben.

Beim Thema „Herbst und Jagd" ging es um den Jäger. Nachdem die Gegenständlichkeit von Dingen wichtig ist, wurde eine Jäger-Handpuppe mitgebracht. Die Therapeutin hatte große Probleme den Jäger wirklich als Handpuppe vorzustellen, sodass sie ihn von außen am Hals hielt und ihn dann in die Runde gab. Es wurde das Lied „Ein Jäger aus Kurpfalz" gesungen. Plötzlich hatte eine Patientin den Jäger auf die Hand gestülpt und ließ den Jäger mit großer Freude nach dem Rhythmus tanzen.

Kranke Menschen haben diese Skrupel nicht, die man als Therapeutin hat. Seit diesem Erleben wurden immer wieder Handpuppen aller Art eingesetzt. Man kann Märchenfiguren als Handpuppen erwerben, wie Rotkäppchen oder einen Zwerg. Man kann Hänsel und Gretel einsetzen. Selbst die Figuren des altbekannten „Kasperletheaters" bringen große Freude. Es weckt die Erinnerung und fördert die Bewegung und taktile Reize beim kranken Menschen.

11.6.3 Stofftiere

Zusätzlich kann man Tiere als Handpuppen einsetzen. Man kann sie „kuscheln" und springen lassen und auch sie können „sprechen".

11.7   Praktischer Teil – Zusammenfassung von Spielmöglichkeiten

Ein demenziell Erkrankter wird häufig Schwierigkeiten haben, allein zu spielen, da er zum einen die Gemeinschaft sucht und auf der anderen Seite auch mit dem Spiel oft nichts verbinden kann.

11.7.1 Spiele allein

Das Spiel allein funktioniert meistens nur noch bei **beginnender Demenz:**

- Solitaire, Karten legen, Kreuzworträtsel, Geschicklichkeitsspiele, Doppelwort, Gegensätze.

11.7.2 Kreatives Gestalten

- Knöpfesortieren oder zu einem Bild zusammennähen,
- Mandalas ausmalen,
- Lochen von Papier und in Ordner einheften,

- Nähen mit großen Nadeln,
- Bastuntersetzer (Pfaubild), Wickelarbeit mit Bast,
- Pompons herstellen (für Mützen und Marionetten),
- Mit Wachsmalkreiden Unterdruckmalerei herstellen (Blätter, Sterne …),
- Falten mit Faltpapier (Ecken mit den Fingern berühren lassen),
- Zöpfe flechten (automatisierte Bewegung),
- Klebearbeiten: z. B. Treibholz aus weißen Streifen (schneiden) auf schwarzes Papier kleben, Reißbilder (Schmetterling, Schneemann, Herbstblätter …),
- Bilder mit Naturmaterialien,
- Krepppapierblumen,
- Schneiden allgemein oder
- Blätter pressen.

11.7.3 Tätigkeiten im Haushalt

- Backen, wobei hier wegen der Vibration ein elektrisches Rührgerät zum Einsatz kommen sollte, kochen, Obstsalat schneiden, Staub wischen, Tische abwischen, kehren, abspülen, Gartenarbeit, Tücher legen, mit einem elektrischen Stab Früchte zerkleinern und dann trinken lassen.

11.7.4 Tätigkeiten, die mit Berufen zusammenhängen

- Nähen, schrauben, lochen, ordnen, …

11.7.5 Spiele zu zweit

Bei beginnender Demenz
- Quizfragen beantworten, Brettspiele wie Mühle und Dame, Mensch ärgere dich nicht – alles mit großen Steinen.

Bei zunehmender Demenz
- Vier gewinnt – nur Muster stecken lassen, Domino – mit Löchern zum Tasten, Bilderdomino, Farbdomino, Fühlmemory, Tastsäckchen, Tischkegelspiel.

11.7.6 Spiele zu mehreren

Bei beginnender Demenz
- Stadt, Land, Fluss, Denk fix, Ratespiele, Kartenspiele, Quartett, Mikado, Halma, Quizspiele verschiedener Art;
- Sitztanz mit Tüchern;
- Ich sehe was, das du nicht siehst;
- Wortteile neu zusammensetzen: z. B. Tischtuch – Tuchfabrikant – Fabrikarbeiter …;
- Was gibt es am Montag zu essen? Speisen mit M!
- Die vier Elemente – Feuer, Wasser, Erde und Luft;
- Berufe – Ball, dabei Nennung von bestimmten Gegenständen des benannten Berufs, Kofferpacken, Teekesselraten, Outburst.

Bei zunehmender Demenz
- Fühlmemory, Kimspiele (mit nur wenigen Gegenständen). Es geht hier um Körperwahrnehmung, wie man Augen schließt oder die Hände vor die Augen hält.
- „Mensch ärgere dich nicht" mit vereinfachten Regeln.
- Angelspiel aus Holz – verändert;
- Ballspiel mit verschieden schweren Bällen und verschiedenen Oberflächen;
- Sprichwörter vollenden, Gegensätze: alt und …, warm und …;
- Paare: Romeo und …;
- Tastplatten und Tastspiele verschiedener Art (Tastsäckchen);
- ABC-Spiel – das lustige Alphabet;
- Reimspiele: Krone – Bohne.
- **Ideensammlung** (Assoziationen/Brainstorming)zu folgenden Begriffen: Vogel – Blume – Geld – Familie – Haustier – Winter – Fasching – Frühling – Urlaub – Garten – Wasser – …;
- **Arbeit mit Märchen**, gereimte Sprüche wie Spieglein …, (Automatismus) dazu Einsetzen von Rhythmus, passende Gegenstände anfassen lassen, Märchen mit Tieren – Wolf – Hase …;
- **Vornamen** mit bestimmten Anfangsbuchstaben – Tiere – Städte (mit Ball)
- **Gedichte**: Erlkönig, Max und Moritz, Herr Ribbeck zu Ribbeck im Havelland, Kennst du das Land, wo die Zitronen blühn? Das Büblein auf dem Eis. Knecht Ruprecht – Von draus' vom Walde komm' ich her …, Die Kraniche des Ibikus …;
- **Singen** und das Spiel auf **Orff-Instrumenten**, nach Jahreszeiten …;
- Kassetten und Gegenstände anbieten;
- Rhythmisches Sprechen – Apfelbaum, Birnbaum, Bratapfel
- Liederraten, Liederkönigin – Instrumentenraten oder
- Spiel mit Schwungtuch.

Immer wieder muss man sich bewegen, damit das Gedächtnis arbeiten kann. Es werden Zöpfe aus Strümpfen und Chiffontücher benutzt. Was kann man alles damit tun? Boden putzen, Staubwischen, Tücher über den Kopf nehmen. Kassette: Beweg dich …

Es ist Herbst und wir wollen verreisen. Damit wir auch sehen können, wohin wir reisen, nehmen wir die Erdkugel ins Visier. Wir geben sie von Arm zu Arm und versuchen sie mit den Armen zu umfassen (der Brustkorb wird gedehnt und damit eine bessere Atmung erreicht): Wohin verreisen wir? Nach Tirol. Welches Symbol gilt für Tirol? Der Tirolerhut. In Bayern gibt es den Schuhplattler, so machen wir einen Sitztanz. Im Schwarzwald gibt es Schinken und die Kuckucksuhr. Wir steigen in eine Rakete (Rakete mit Armen und Beinen darstellen) und sehen die Erde aus dem Weltall. Wir spielen Marsmännchen und versuchen die Erdkugel (Wasserball) mit Tennisbällen aus der Bahn zu bringen. ◄

In all diesen Spielen wird immer wieder die Aufforderung zur Wahrnehmungserfahrung gegeben. Man muss die Spiele verändern und sie dem Krankheitsstadium anpassen. Man muss möglichst viele Gegenstände zum Anfassen mit einbinden.

11.8 Anstelle einer Zusammenfassung

Zum Schluss dieses Kapitels soll ein Satz von Anita Bundy (Fisher et al. 2002) stehen:

„Wenn das Ziel darin besteht, gleichzeitig die Spielfähigkeit eines Patienten und seine Sensorische Integration zu verbessern – spielen Sie mit ihm."

Literatur

Brockhaus FA (Hrsg) (2002) Brockhaus Enzyklopädie. Bibliographisches Institut & Brockhaus, Mannheim
Fisher A, Murray E, Bundy A (2002) Sensorische Integrationstherapie. Springer, Heidelberg/Berlin/New York
Kielhofner G (1985) The model of human occupation: theory an application. Wilkins, Baltimore
Smith Roley S, Blanche E, Schaaf R (2004) Sensorische Integration. Springer, Heidelberg/Berlin/New York

Weiterführende Literatur

Schaade G (2012) Ergotherapie bei Demenzerkrankungen. Springer, Heidelberg/Berlin/New York

Das Korsakow-Syndrom

12

Gudrun Schaade

Inhaltsverzeichnis

© Der/die Autor(en), exklusiv lizenziert an Springer-Verlag GmbH, DE, ein Teil von Springer Nature 2023
G. Schaade, D. Danke, *Ergotherapeutische Behandlungsansätze bei Demenz und Korsakow-Syndrom*, https://doi.org/10.1007/978-3-662-66731-6_12

12.1   Geschichte des Alkohols

Zum ersten Mal ist die Gewinnung des reinen Alkohols dem persischen Arzt, Naturwissenschaftler, Philosophen und Schriftsteller Abu Bakr Mahoammad Ibn Zakariya al-Razi durch die Destillation des Weins gelungen. Er nannte die Substanz „Alkoll", was im Arabischen „das Ganze" bedeutet. Er verwendete ihn in seiner medizinischen Praxis. Im Arabischen bedeutete al-kuhl ursprünglich „Augenschminke und Antimonpulver." Alkohol war die „geistige Essenz", die für die „irdene Essenz" als Lösungsmittel diente und übernahm daher den Namen. Heute bedeutet im Arabischen aber al-kuhul Alkohol. Nach Europa gelangte dieser Begriff während der langen arabischen Herrschaft in Spanien. Im Spanischen bedeutete alcohol ursprünglich feines, trockenes Pulver, was in die Alchemistensprache Eingang fand. Vor allem bei Paracelsus ist dieses Wort überliefert (Wikipedia 2006)

Alkohol ist eine Droge, die in der westlichen Welt am meisten verbreitet ist.

Abhängigkeit vom Alkohol

Sie ist im gesellschaftlichen Leben kaum wegzudenken, aber wenn es zur Abhängigkeit kommt, werden diese Menschen ausgegrenzt und geächtet. Die berauschende Wirkung des Alkohols ist seit vielen tausenden Jahren bekannt. Schon Jäger und Sammler in der Frühgeschichte kannten die Wirkung von gegorenen Früchten. Selbst bei Tieren können wir beobachten, dass diese manchmal gegorene Früchte zu sich nehmen und dann berauscht erscheinen.

Hintergrund
Bereits die alten Ägypter kannten diese Wirkung, denn man findet dort Schilderungen von Alkoholgenuss und auch Grabbeigaben, die auf Alkoholgenuss hinweisen. In der Schule lernt man die Götter der Griechen und der Römer kennen, wobei auf Dionysos, den griechischen Gott des Weines, der Ektase und der Fruchtbarkeit aufmerksam gemacht wird. Im Lateinischen ist es Bacchus, der dieselbe Funktion bei den Römern einnimmt. Die christliche Kirche hatte sich den Wein in geringer Form für ihr Ritual des Abendmahls bzw. der Eucharistiefeier zu Eigen gemacht. Für die Fastenzeiten wurden in den Klöstern vor allem Starkbiere gebraut, damit die Menschen diese flüssige Nahrung zu sich nehmen konnten ohne wirklich zu hungern.

Durch Alkohol wurde aber schon durch alle Jahrhunderte Schaden angerichtet. So ist bekannt, dass die Eroberer in Amerika den Ureinwohnern Alkohol gegen Land verkauften, sie vom Alkohol abhängig machten und dadurch in Armut und Siechtum trieben. Auch im Mittelalter war der Alkohol ein Mittel für viele Menschen, wenigstens für kurze Zeit dem schweren Leben zu entfliehen. So wird von Martin Luther berichtet, dass er sich häufig gegen unmäßiges Trinken wandte. 1541 soll er gesagt haben: „Es ist leider ganz Deutschland mit dem Sauffenlaster geplagt. Wir schreien und predigen da wider. Es hilft leider wenig." (Spode 1999).

Dies könnte man fast auf die heutige Zeit übertragen. Der Alkoholgenuss hat sich unterschwellig überall festgesetzt und Menschen, die Alkohol meiden, werden oft von der Gesellschaft belächelt. Auch heute dient der übermäßige Alkoholgenuss dazu, Probleme des Alltags auszuschalten und der Anspruch, sich unter Alkohol besser zu fühlen. Dies ist allerdings ein Irrglaube, da Alkohol abhängig macht und man ständig mehr von dieser Droge braucht, damit sie überhaupt noch „wirksam" ist. So treten immer mehr die Folgeschäden auf, mit der sich die Therapie beschäftigen muss, aber auch die gesamte Gesellschaft.

Alkoholabusus ist eine gesundheitspolitische Herausforderung. Alkoholkranke fehlen viel häufiger am Arbeitsplatz als Gesunde. Sie sind mehr in Arbeitsunfälle verwickelt. Es entsteht schon allein dadurch der Gesellschaft ein großer Schaden. Noch schwieriger wird es aber für die Gesellschaft, die Folgeschäden des Alkoholabusus zu tragen.

12.2 Suchtverhalten – Was ist Sucht?

Felix Tretter definiert in seinem Buch „Suchtmedizin" (2000) Sucht folgendermaßen. „Grundsätzlich kann jedes Verhalten des Menschen, vor allem, wenn es bereits zur Gewohnheit wurde, süchtig entgleisen. Daher ist die Grenze von unproblematischen zum pathologischen, d. h. zum funktionsstörenden, also problematischen Konsum zu bestimmen." Sucht bedeutet Abhängigkeit. Tretter weist auf die verschiedensten „Süchte" hin, wie Arbeitssucht, Geltungssucht, Habsucht, Spielsucht usw. Sucht führt zu einem „Missbrauch" der für den Menschen eigentlich unproblematischen Dinge. Dieser Missbrauch führt zu Folgeschäden, die selbst bei der Arbeitssucht oder Geltungssucht zu erkennen sind. Hier werden die Kommunikation und die Gemeinschaft zerstört. Die Menschen schaden sich selbst und anderen. Selbst bei diesen Suchterscheinungen kann es nicht nur zu psychischen Problemen kommen, sondern auch zu psychosomatischen Erscheinungen. Die Menschen können nach längerer Zeit auch körperliche Probleme erfahren. Es ist deutlich hervorzuheben, dass hier keine Hirnschädigung eintritt, wogegen bei Alkoholmissbrauch Hirnzellen regelrecht zerstört werden. Es kommt zu Störungen im körperlichen und im psychischen Bereich. Ein Alkoholiker wird zunächst immer bestreiten, dass er abhängig ist. Er nimmt eine Abwehrhaltung ein.

12.2.1 Problematischer und unproblematischer Konsum

Man unterscheidet einen unproblematischen Konsum, einen gefährlichen bez. schädlichen Konsum und die Abhängigkeit. Nicht jeder Alkoholabusus führt zu einer Hirnschädigung. Wichtig ist es aber, die wichtigsten Merkmale einer Abhängigkeit zu erkennen. Abhängigkeit zeigt sich darin, dass beim Absetzen oder nur schon der Minderung des Suchtstoffes Entzugserscheinungen auftreten. Eine Frage ist nun, was zu einer Sucht führt. „Sucht ist ein unabweisbares Verlangen nach einem bestimmten Erlebniszustand, dem die Kräfte des Verstandes untergeordnet werden. Es verhindert die freie Entfaltung der Persönlichkeit und mindert die sozialen Chancen des Individuums" (Wanke 1985) Oft handelt es sich beim Alkoholabusus darum, sich einen angenehmen Erlebniszustand zu versetzen. Es wird eine Flucht aus der Realität angetreten. Häufig ist festzustellen, dass alkoholabhängige Menschen keine Möglichkeit der Konfliktlösung erlernt haben. Sie versuchen ihre Konflikte über den Alkohol zu lösen. Sie sind meistens sehr friedliebend, geben lieber auf, als sich auf eine Konfrontation einzulassen. Man kann dies auch im Therapiegeschehen erkennen. Sie brauchen einen Menschen als Gegenüber, der genau sagt, wo es „lang geht". Diese Menschen versuchen, ihre eigenen Probleme zu übertönen, indem sie sich für andere Menschen aufopfern und meinen ihnen ständig Helfer sein zu müssen, dabei aber sich wiederum hilfesuchend an andere Menschen klammern. Sie wirken in Gesprächen sehr zerfahren, wiederholen ständig ihre Probleme und können sich eigentlich auf einen wirklichen Dialog nicht einlassen, da sie nur immer wiederholend auf ihr Problem zurückkommen. Sie können keinerlei Anregungen und Vorschläge annehmen, da sie alles schon wissen. Trotzdem fragen sie bei anderen Menschen ständig nach einer Lösungen für sich.

12.2.2 Faktoren, die vor Alkoholabhängigkeit schützen oder sie fördern

Tretter nennt einige Faktoren, die zu einer Alkoholabhängigkeit führen können oder vor ihr schützen:

- Allgemeiner Erziehungsstil bzw. Erziehungsverhältnis der Eltern zu den Kindern.
- Ein Risiko ist der zu sehr zulassende Erziehungsstil, der zu einer Verwöhnungssituation führt – die Kinder entwickeln eine passive Anspruchshaltung.

- Ein anderes Risiko ist ein zu sehr zurückweisender Erziehungsstil. Die Kinder bekommen zu wenig Anerkennung. Sie können den Eltern nicht gut genug sein, da die Eltern Angst haben, dass ihre Kinder in der Leistungsgesellschaft nicht mithalten können. Diese Kinder zeigen später eine überdurchschnittliche Leistungsorientierung, mit der sie aber nie glücklich sind.
- Eine harmonische Beziehung zwischen Eltern ist ein wichtiger Schutzfaktor.
- Der vorbildliche Umgang der Eltern mit suchtfördernden Stoffen jeder Art ist ein hoher Schutzfaktor.

Wenn es nun aber zu einem Suchtverhalten kommt, wird zunächst oft die Sucht verheimlicht, deshalb kann man keine Zahlen aufstellen, wie viele Menschen in der Bundesrepublik alkoholabhängig sind. 1997 wurde von der Deutschen Hauptstelle gegen die Suchtgefahr 2,5 Mio. Menschen als alkoholabhängig bei ca. 60 Mio. Konsumenten beschrieben (Tretter 2000). Damit zeigt sich das riesige volksgesundheitliche Problem, das vor allem durch den Alkohol verursacht wird.

12.3   Was ist Alkohol?

Wenn man von Alkohol spricht, meint man i. A. Ethanol (Ethylalkohol). Diese Substanz besitzt eine narkotisierende Wirkung, sie zählt also im strengen Sinn zu den Betäubungsmitteln. Ethylalkohol bildet sich bei Vergärung von zuckerhaltigen Substanzen.

Die Blut-Hirn-Schranke ist für den Alkohol leicht zu überwinden, da er fettlöslich ist. Ethanol wird im Körper in kurzer Zeit resorbiert und schnell im Organismus verteilt. Dies geschieht vor allem im Verdauungstrakt. Nach dem Essen von fetten Speisen ist die Resorption deutlich langsamer als bei nüchternem Magen. Nach 5 min ist Alkohol i. A. schon im Blutplasma nachweisbar. Bis zum Höchstwert der Alkoholkonzentration dauert es ca. ½ bis zwei Stunden. Der Hauptteil des Alkohols wird in der Leber abgebaut. Da ca. 5 % des aufgenommenen Alkohols über die Lunge ausgeschieden wird, kommt es zur „Alkoholfahne". Wie schon beschrieben ist Alkohol ein sedierender Stoff, der manchmal allerdings auch leicht euphorisiert. Daraus entsteht oft eine Redseligkeit. Folge der sedierenden Wirkung ist die Minderung der Konzentrationsfähigkeit, der Aufmerksamkeit, des Urteilsvermögens und der psychomotorischen Fähigkeiten. Die Reaktionszeit wird stark verlängert.

Zunächst wirkt der Alkohol auch schlaffördernd, wobei der Morgenschlaf zunehmend unruhiger wird. Durch die leichte euphorisierende Wirkung kommt es manchmal zu einer Enthemmung, Angstlösung, manchmal auch zur Neigung zu verstärkter Gewalttätigkeit (Schandry 2003).

12.4   Allgemeine körperliche Schädigungen durch Alkoholabusus

Wie bereits beschrieben wurde, kommt es nicht bei jedem Menschen mit Alkoholabusus zu einer Gehirnschädigung, aber es können auch körperliche Schädigungen auftreten, die manchmal ohne Beteiligung des Gehirns aber oft auch zusätzlich zum Korsakow-Syndrom auftreten.

Es ist allgemein bekannt, dass es zu Leberschäden kommen kann, da die Leber für die Entgiftung des Körpers zuständig ist. Dabei kann es zu Fettleber bis hin zur Leberzirrhose kommen. Leberschäden treten wohl bei der Hälfte aller Menschen mit Alkoholproblemen auf. Etwa 47,7 % der Männer und 27,4 % aller Frauen mit Alkoholabhängigkeit leiden unter Leberschäden (Ashley et al. 1977; Tretter 2000). Gleich nach den Leberschäden können Erkrankungen der Lunge, Gastritis, Magen-Darm- Geschwüren und Entzündungen innerer Organe wie Pankreatitis, schwere Harnwegsinfekte oder Bauchspeicheldrüsenentzündungen, festgestellt werden.

Ein schwerer Schädigungsfaktor ist die Mangelernährung, die eben auch zu einem Thiaminmangel (Vitamin B_1) und damit zu Hirnschäden führen kann. Eine Erkrankung steht häufig im Mittelpunkt der Folgeschäden von Alkohol: die Polyneuropathie. Polyneuropathie ist eine allgemeine Degeneration von Nervenfasern bzw. Nervenzellen. Allerdings muss hierbei eine genaue Differenzialdiagnose gestellt werden z. B. gegenüber Diabetes mellitus oder eindeutigen chronischen Vergiftungen. Die alkoholbedingte Polyneuropathie hat allerdings eine relativ gute Prognose bei Behandlung durch die Physio- und Ergotherapie.

Wichtig ist festzustellen, ob es in der Anamnese oder auch zum augenblicklichen Zeitpunkt bereits zu einem Alkoholdelirium gekommen war oder ist. Unter **Delir** versteht man eine Bewusstseinsstörung, die mit Veränderungen kognitiver Funktionen einhergeht. Ein Delir entwickelt sich meist sehr schnell, kann aber auch nach Abschluss der Alkoholzufuhr relativ schnell wieder verschwinden. Zum Delirium tremens kann es bei plötzlichem Entzug des Alkohols kommen. Hierbei können Halluzinationen wie die berühmten „weißen Mäuse" auftreten, es entsteht eine körperliche Unruhe und die Gefahr eines Kreislaufkollapses bis hin zu Bewusstseinsstörungen. Wie aus dem Namen zu sehen ist, ist ein typisches Symptom das starke, grobe Zittern an den Extremitäten, das sich allerdings manchmal auch auf den ganzen Körper ausdehnen kann.

Auch ein Tremor in den Händen kann die Folge von Alkoholabusus sein. Dieser Tremor wirkt sich allerdings bei Bewegung aus – im Gegensatz zum Tremor bei Parkinson, bei dem es sich um einen Ruhetremor handelt. Manche Kranke versuchen durch vermehrten Alkohol diesen Tremor zu überwinden und verstärken ihn dadurch.

Viele Menschen mit Alkoholabusus haben ein erhöhtes Risiko für Probleme an der Mundschleimhaut oder dem Kehlkopf. Dies reicht von Speiseröhrenentzündungen, über Speiseröhrenkrebs bis hin zu Kehlkopfkrebs.

Ein ganz großes Problem ist der Alkoholabusus in der Schwangerschaft, da es dadurch zur Schädigung eines Neugeborenen kommen kann.

Insgesamt schwächt unmäßiger Alkoholgenuss das gesamte Immunsystem.

12.5 Definition des Korsakow-Syndroms (amnestisches Psychosyndrom)

12.5.1 Herkunft des Namens

Das Korsakow-Syndrom ist nach dem Moskauer Psychiater Sergei S. Korsakow, der 1854–1900 lebte, benannt. Auf dem Moskauer Medizinerkongress 1897 machte der Psychiater Jollys den Vorschlag dazu. Die Schreibweise ist unterschiedlich. Im Deutschen wird der Name meistens mit „w" am Ende geschrieben, im angloamerikanischen Sprachraum wird er fast immer fälschlicherweise mit „ff" statt mit „v" geschrieben. Der Neuropsychologe Hans J. Markowitsch (1992) beschreibt diese Krankheit folgendermaßen: „Das Korsakow-Syndrom stellt in seiner puren Form eine der – rein neurowissenschaftlich gesehen – faszinierendsten Krankheiten dar, da die davon Betroffenen bei erhaltener Intelligenz massiv in ihrer Merkfähigkeit und in individuell unterschiedlichem Ausmaß auch in ihrem Altgedächtnis gestört sind." Der Psychiater Karl Bonhoeffer (1901) nannte in seinen Ausführungen „Die akute Geisteskrankheit der Gewohnheitstrinker" vier Hauptsymptome der Korsakow-Psychose: „Merkunfähigkeit, Erinnerungsdefekt, Desorientierung und die Tendenz zu konfabulieren." Adams (Markowitsch 1992) beschreibt das Korsakow-Syndrom als „eine eigenartige Persönlichkeitslosigkeit, eine Lahmlegung des Trieb- und Affektlebens mit Aspontaneität, Verschwommenheit aller intentionalen Zielsetzungen, Verengung des Erlebnishorizonts, Entdifferenzierung, Abschwächung des sinnlich anschaulichen Gehaltes der Vorstellungen und Erschöpfbarkeit der psycho-physischen Prozesse."

12.5.2 Abgrenzung des Korsakow-Syndroms

Es ist heute üblich, das Korsakow-Syndrom als Folge eines ausufernden Alkoholmissbrauchs zu bezeichnen, aber man muss sich klar machen, dass Alkoholmissbrauch auch zu Hirnschäden führen kann, die anders auftreten als die Korsakow-Psychose. Die Korsakow-Psychose wird in der Internationen Klassifikation unter ICD10:F10.6 aufgeführt (Markowitsch 1992). Das Korsakow-Syndrom kann neben Alkohol auch andere Ursachen haben wie progressive Paralyse, Lues cerebri, Hirntumore, Traumata, nach Strangulationen und weitere Schädigungen des vorderen limbischen Systems. Es kann bei allen anderen toxischen Geschehen oder bei Enzephalitis beobachtet werden. In der früheren Literatur wurde bei Steinthals (Markowitsch 1992, S. 38 f.) deshalb zwischen „Korsakowschen Symptomkomplex" und der „Korsakow-Psychose" unterschieden. Die Korsakow-Psychose wurde zunächst als die durch Alkoholabusus hervorgerufene Krankheit verstanden, wogegen das „Korsakowsyndrom" oder der „amnestische Symptomkomplex" als Oberbegriff für alle amnestischen Krankheitsbilder definiert wurde (Markowitsch 1992). Im Pschyrembel (1998) wird Amnesie folgendermaßen beschrieben: „Eine Amnesie ist eine Form einer Gedächtnisstörung. Sie ist eine zeitliche oder inhaltliche definierte Erinnerungsbeeinträchtigung, die oft nach Bewusstseinsstörungen und symptomatischen Psychosen auftritt. Auch infolge von Hirntraumen, epileptischen Anfällen, Intoxikationen oder bei Demenz kann eine Amnesie auftreten."

Im heutigen Sprachgebrauch hat sich „Korsakow-Syndrom" meistens für die Schädigung durch Alkohol durchgesetzt. Es ist eine irreversible Form der Gehirnschädigung durch Alkohol. Es handelt sich um eine toxisch verursachte Demenz, also einer sekundären Demenzerkrankung.

12.5.3 Wernicke-Korsakow-Syndrom

Man spricht auch von Korsakow- oder Wernicke-Korsakow-Syndrom. Beim Wernicke-Korsakow-Syndrom handelt es sich um zwei Krankheitsbilder mit unterschiedlicher Symptomatik, nämlich dem Korsakow-Syndrom/Korsakow-Psychose und der Wernicke-Enzephalopathie. Der Neurologe Carl Wernicke (1848–1905) wurde vor allem dadurch bekannt, dass er 1874 das sensorische Sprachzentrum im Gehirn entdeckte, das im Gegensatz zum motorischen Broca-Areal für das Verstehen der Sprache zuständig ist. Er hat aber auch als erster die Enzephalopathie beschrieben.

Die Kombination beider Krankheitsbilder ist vor allem bei Menschen mit chronischem Alkoholabusus zu finden, kann aber unabhängig voneinander auftreten. Bei beiden Erkrankungen kommt es zu einem Thiaminmangel (Mangel an Vitamin B); daher ist der Übergang von einem Krankheitsbild zum anderen oft sehr fließend.

Enzephalopathie ist ein Sammelbegriff für nicht entzündliche krankhafte Veränderungen des Gehirns aus unterschiedlichen Ursachen. Es kommt zu sehr wechselnder, von der zugrunde liegenden Erkrankung abhängigen Symptomatik. Es kann zu Allgemeinsymptomen wie Kopfschmerzen, Erbrechen und Bewusstseinsstörungen kommen. Auch Augensymptome und ataktische Gangstörungen können beobachtet werden. Bei den psychischen Störungen können Teilnahmslosigkeit, Antriebsstörungen, Halluzinationen, Konzentrations- und Bewusstseinsstörungen oder sogar Somnolenz auftreten.

Bei alten Patienten kann die Differenzialdiagnose zwischen Alzheimer-Demenz und einem Korsakow-Syndrom Schwierigkeiten bereiten. Die Prognose des Korsakow-Syndromes ist insgesamt schlecht (Förstl 1997).

12.5.4 Ursache für die krankhafte Veränderung im Gehirn

Das Korsakow-Syndrom wird auf eine Zerstörung diencephaler (zum Zwischenhirn gehörig) und limbischer Strukturen durch Alkohol zurückgeführt. Hierbei ist der Hippokampus immer betroffen, der wahrscheinlich eine entscheidende Rolle bei der Einspeicherung und beim Abruf von Gedächtnisinhalten spielt. Es kommt zu einer Schädigung des anterioren Thalamus, in dem Informationsverarbeitung auf einem beachtlichen Komplexitätsniveau stattfindet (Schandry 2003).

Abb. 12.1 Lage der Mamillarkörper. (Basale Ansicht des Gehirns)

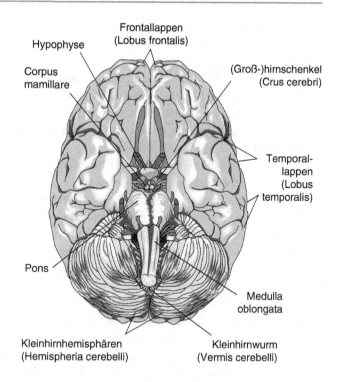

Frontallappen (Lobus frontalis)

Hypophyse

Corpus mamillare

(Groß-)hirnschenkel (Crus cerebri)

Temporal- lappen (Lobus temporalis)

Pons

Medulla oblongata

Kleinhirnhemisphären (Hemispheria cerebelli)

Kleinhirnwurm (Vermis cerebelli)

In verschiedenen Literaturhinweisen wird berichtet, dass der Mamillarkörper meistens betroffen ist, aber andere Hinweise zeigen auf, dass manchmal der Mamillarkörper intakt ist. Der Mamillarkörper liegt im Zwischenhirn und ist ein Teil des Hypothalamus, der aus einer großen und komplexen Gruppe von Neuronen besteht. Der Mamillarkörper ist ein rundlicher Körper an der Basis des Hirnstamms (◉ Abb. 12.1). Der Mamillarkörper scheint für das „räumliche Arbeitsgedächtnis" zuständig zu sein. Dieses Arbeitsgedächtnis ist eine Art von Kurzzeitgedächtnis, das uns hilft, laufende, schrittweise Aktionen durchzuführen. Zum Beispiel: um eine Telefonnummer wählen zu können, müssen wir uns die Zahl merken können, die wir schon gewählt haben, um dann die nächste zu wählen. Ebenso müssen wir uns z. B. beim Wandern merken, wie viele Kurven wir schon auf dem Weg gegangen sind, um später wieder zurückzufinden (Wikipedia 2015).

Es wurde schon darauf hingewiesen, dass Schädigungen vorwiegend durch Thiaminmangel (Vitamin B_1) entstehen. Grund beim Alkoholiker ist die schlechte Ernährungslage. Er nimmt nur sehr wenig Vitamin B_1 zu sich. Außerdem stört der Alkohol den Thiaminstoffwechsel. Dadurch entstehen die Läsionen im limbischen System (Wikipedia 2006).

12.6 Störungsbild des Korsakow-Syndroms

Folgende Störungsbilder treten bei einem Korsakow-Syndrom auf:

- Es kommt zu anterograden (zeitlich in die Zukunft gerichtete) Amnesie. Dadurch sind die betroffenen Menschen nicht in der Lage, neue Inhalte kognitiv zu speichern oder lautsprachlich wiederzugeben.
- Die Merkfähigkeit wird sehr stark eingeschränkt. Dadurch können neue Dinge im kognitiven Bereich nicht mehr erlernt werden.
- Lernaufgaben, die eingeübte motorische Fertigkeiten betreffen, werden von Korsakow-Patienten noch relativ gut gelernt und können auch nach längerer Zeit noch ausgeführt werden.
- Das Kurzzeitgedächtnis und das Zeitgefühl werden sehr stark beeinträchtigt.
- Bei Gedächtnisaufgaben, die eine Wiedergabe von Ereignissen erfordern, haben die Kranken extrem große Schwierigkeiten, selbst wenn die Aufgabenstellung nur kurze Zeit vorher gegeben wurde. Dagegen kann aber noch sehr gut das semantische Wissen eingesetzt werden, das keine eigenen Erfahrungen und Ereignisse voraussetzt, sondern angelerntes Wissen. Die Informationsverarbeitung wird beeinträchtigt.
- Die Konzentrationsfähigkeit wird sehr eingeschränkt.
- Es kann zu einer retrograden (zeitlich in die Vergangenheit gerichtete) Amnesie kommen. Die kranken Menschen können erlebte Inhalte aus der eigenen Vergangenheit nicht verarbeiten, erkennen oder wiedergeben.
- Die kranken Menschen neigen zur Konfabulation. Es werden Geschichten und Erlebnisse berichtet, die objektiv nicht so erlebt wurden, aber von ihnen selbst als wahr empfunden werden. Häufig kann man Bruchstücke von wirklichen Erlebnissen daraus erkennen. Manchmal fehlt das Symptom der Konfabulation aber auch.
- Es besteht keine Einsicht in die Gedächtnisausfälle.
- Orientierungsunfähigkeit in Bezug auf Ort, Zeit und Situation. Diese Menschen leben oft in der vergangenen Zeit, können den realen Ort ihres Aufenthaltes nicht mehr benennen und wissen auch häufig nicht, warum sie sich in einem Heim oder ähnlichen Institutionen befinden. Ein junger Mann wollte ständig zu seiner Ehefrau und seiner Tochter, obwohl er schon viele Jahre allein lebte und seit Jahren seine Familie nicht mehr gesehen hatte. Die Kranken vergessen, dass sie gerade gegessen haben und können auch nicht berichten, was es gab. Sie verkennen ebenso in der Kommunikation die Situation. Sie können nicht mehr unterscheiden, ob eine Aussage auf sie bezogen ist oder ob man allgemeine Dinge bespricht. Sie fühlen sich fälschlicherweise angegriffen und denken, dass man über sie redet.
- Man kann häufig auch eine Antriebsarmut, Minderung der Spontaneität, Depression aber auch Aggression feststellen. Häufig tritt eine Affektlabilität auf, das bedeutet, dass relativ schnell eine Depression in Aggression umschwenken kann. Dies muss man wahrscheinlich auf das Verhalten, das zur Sucht geführt hat, zurückführen. Die kranken Menschen sind meistens unsicher und zeigen Angst vor allem, was sie nicht kennen. Den Satz: „Wenn ich erst wieder daheim bin, dann …" kann man fast ständig hören. Es treten häufig Störungen im Sozialverhalten auf.
- Viele Menschen mit einem Korsakow-Syndrom können noch eine lange Zeit eine „Fassade" aufrechterhalten. Sie unterhalten sich, bis man feststellt, dass sie innerhalb kür-

zester Zeit immer wieder das gleiche gefragt haben. Ein junger Mann sagte ständig: „Madam, hab' mal ‚ne Frage! Hast' ‚ne Zigarette für mich?'" Kaum hatte man dies verneint, fragte er schon wieder.

12.7 Verhalten der Therapeutin

Als Therapeutin muss man häufig tief Luft holen, wenn man den Auftrag bekommt, sich um einen Menschen mit Korsakow-Syndrom zu kümmern, denn es setzt viel Kraft für die Therapeutin voraus, sich auf die Probleme eines Korsakow-Kranken einzulassen. Dahinter stehen viele unausgesprochene Vorurteile, der Kranke hat selbst Schuld und ich soll mich mit ihm jetzt „abplagen" usw. Unsicherheit, Vorurteile, manchmal sogar Angst beschleichen einen. Unter Umständen empfindet man eine leichte Aggressivität gegenüber dem Patienten. Zusätzlich kann es bei zu intensivem Einlassen auf den Patienten zum Burnout-Syndrom kommen. Es ist sehr wichtig, dass man sich selbst schützt durch eine gewisse notwendige Abgrenzung. Deshalb ist es anzuraten, Supervision sowohl im Team einer Einrichtung als auch bei der Arbeit in Praxen in Anspruch zu nehmen.

Man muss sich darüber klar sein, dass bei einem Korsakow-Kranken die Sucht nicht mehr behandelbar ist, da die Kognition sehr eingeschränkt und eine Krankheitseinsicht nicht vorhanden ist. Er kann lediglich entgiftet werden. So kommt es häufig vor, dass sich die Sucht auf andere Stoffe verlagert.

Beispiel

In der Einrichtung der Autorin war ein junger Mann mit einem schweren Korsakow-Syndrom. Er kam in einem körperlich sehr schlechten Zustand in die Einrichtung. Beine und Arme waren wie bei einem Embryo in Beugehaltung an den Körper gezogen. Er wurde in der Einrichtung praktisch vom Alkohol „zwangsentzogen". Nach einer längeren intensiven physio- und ergotherapeutischen Behandlung konnte er sich wieder selbstständig etwas bewegen. Der Körper war entgiftet, aber das Suchtverhalten war noch vorhanden. So verlegte er seine unüberwindbare Sucht auf Zigaretten, wobei er in jedem Abfalleimer nach Zigarettenkippen suchte. Zusätzlich fragte er unentwegt alle Menschen in seiner Umgebung nach Zigaretten. Er konnte die Zigaretten auch nicht mehr sicher entsorgen. Sie verschwanden unter seinem Sitzkissen im Rollstuhl und so stand er, und auch einmal sein Zimmer, in Flammen. Glücklicherweise kam es zu keiner persönlichen Schädigung. Solches Verhalten muss man als Therapeutin ertragen können und damit umgehen lernen.

Zusätzlich entsteht oft noch die Situation, dass viele an Korsakow erkrankte Menschen allen anderen Menschen in ihrem Umfeld für ihre Situation die Schuld geben, da keine Krankheitseinsicht besteht. Auch dies muss die Therapeutin wissen und sich nicht selbst als Person angegriffen fühlen. Bei vielen Korsakow-Kranken kommt es zu einer Abwehrhaltung für alle Therapieangebote. Dies hängt wahrscheinlich mit der unterschwelligen Unsicherheit und Ängstlichkeit des Kranken zusammen. Jede Aufgabe, egal ob der Kranke sie bewältigen kann oder nicht, wird als „kindisch" bezeichnet. Hier muss man sehr stark seinem therapeutischen Weg treu bleiben und keinerlei Diskussion zulassen. Man darf sich selbst dadurch nicht verunsichern lassen. ◄

12.8   Therapeutisches Vorgehen

Als erstes muss eine Befunderhebung durchgeführt werden. Diese orientiert sich an den Störungen, die bereits Abschn. 10.6 aufgeführt wurden. Daraus ergeben sich die Ziele und das praktische Vorgehen.

12.8.1 Ziele für die Arbeit mit Korsakow-Kranken

Folgende Ziele sind bei der Behandlung eines Korsakow-Kranken anzustreben:

- Motivation, in der Therapie mitzuarbeiten,
- Hilfestellung für die Ausfälle in der Merkfähigkeit und im Kurzzeitgedächtnis,
- Hilfestellung zur Orientierung,
- Konzentrationsfähigkeit erhöhen,
- Antriebssteigerung,
- motorische Fertigkeiten verbessern,
- kreatives Tun fördern,
- Tagesstrukturierung geben,
- Bewegungssteigerung,
- Depressionen oder Aggressionen beeinflussen und
- soziale Kompetenz erhöhen.

12.8.2 Motivation des Patienten

Wie schon berichtet, ist es das größte Problem einer Therapeutin einen Korsakow-Kranken zu „erreichen". Er wird Ausflüchte gebrauchen, um nicht an einer Therapie teilnehmen zu müssen. Dieses Verhalten muss man als Therapeutin als erstes durchbrechen, da sonst keine Therapie möglich ist. Man muss zwar freundlich, aber sehr bestimmt auftreten und dem Kranken keinen Spielraum zum Ausweichen lassen. Man ist normalerweise als Therapeutin darauf geschult, den kranken Menschen in seinem Empfinden und Wollen ernst zu nehmen, aber nach den vorhergegangenen Abschnitten kann man ersehen, dass bei Korsakow-Patienten eine enorme Antriebsarmut besteht und das Gefühl des Kranken, dass er alles kann und niemanden braucht, der sich seiner annimmt, vorherrscht. Außerdem wird alles als „kindisch" empfunden, egal ob die Aufgaben gelöst werden können oder nicht. Da er allerdings meistens Konflikten lieber aus dem Weg geht, wird er der Therapie – vielleicht widerwillig – zustimmen.

Beispiel

Ein an Korsakow-Symptom leidender Mann – früher Prokurist in einer großen Firma – war sehr schwer zu motivieren. Er lag jedes Mal bei dem Besuch der Therapeutin im Bett. Schließlich wurde ein Zettel an dem Kleiderschrank mit den Therapiezeiten angebracht. Aber auch das half nichts. So kam die Therapeutin ins Zimmer und erklärte, dass der Patient innerhalb von 5 min im benachbarten Tagesraum zu erscheinen hätte, wo die Therapeutin warten würde. Sie war sich selbst nicht sicher, ob der Patient nun kommen würde. Aber das Merkwürdige geschah: Der Patient erschien sehr schnell zur Therapie. ◄

12.8.3 Hilfestellung zu Ausfällen in der Merkfähigkeit und des Kurzzeitgedächtnisses

Es wurde in einem der vorherigen Abschnitte von einem jungen Mann berichtet, der ständig nach einer Zigarette verlangte und damit sein gesamtes „Umfeld" nervte. Er rauchte häufig die Zigarette nicht auf, sondern vergaß sie, aber sofort kam wieder seine Frage nach der Zigarette. Schon wenn er die therapeutische Abteilung betrat, ging es los: „Madame, hab' mal ,ne Frage?'" Natürlich wussten alle Beteiligten, was das für eine Frage war. So konnte man ihm nur helfen, indem man Hilfsmittel für seine Merkfähigkeit und sein Kurzzeitgedächtnis einsetzte. Es wurden Zettel geschrieben mit Uhrzeiten, die sowohl in dem Therapieraum als auch auf der Station unter der Uhr befestigt wurden. Es waren meistens die vollen Stunden wic 10:00 Uhr oder 11:00 Uhr usw., die die Übergabe einer Zigarette regelten. Ein Mensch, der an einem Korsakow-Syndrom leidet, kann lange noch die Uhrzeit erkennen und auch etwas damit anfangen, sobald er eine Uhr sehen kann. Er wird aus dem Stehgreif ohne Uhr kaum den ungefähren Zeitpunkt eines Tages angeben können, aber sobald er das Hilfsmittel Uhr hat, kann er dies tun. So wurde bei der Frage nach einer Zigarette nur stumm auf den Zettel gedeutet und zugleich auf die Uhr. Kurz kehrte Ruhe ein. Die Frage kam zwar kurz darauf wieder, aber immer dasselbe Prozedere. Die Phasen zwischen der Fragestellung wurden immer länger.

Man kann über Spiele, die man ständig wiederholt, die restlichen verbliebenen kognitiven Möglichkeiten wieder etwas stabilisieren. Es ist immer die Frage, wie weit die Zerstörung des Gehirns vorangeschritten ist.

Auch die Einbindung z. B. in eine Rhythmikgruppe verbunden mit Anforderungen an die Gedächtnisleistung kann die Restfähigkeiten des Langzeitgedächtnisses stabilisieren und aktivieren. Rhythmus hat etwas mit Bewegung zu tun und da ja auch die Bewegung gefördert werden muss, kann man zwei Ziele damit erreichen.

12.8.4 Hilfestellung zur Orientierung

Bei einem Korsakow-Syndrom kommt es wie oben beschrieben zu starken Einbußen in der Orientierung. Vor allem die räumliche und auch zeitliche Orientierung wird gestört. Hier kann man durch ständiges Wiederholen eine leichte Besserung erreichen. Wenn man ständig den gleichen Weg z. B. von der Station zum Therapieraum geht, immer wieder auf Anhaltspunkte hinweist, die eine Verknüpfung des Weges mit Inhalten eventuell ermöglicht, kann es sein, dass man zumindest an manchen Stellen die Orientierung für einzelne Bereiche wieder herstellen kann. So konnte ein Patient nach längerer Phase der Einübung zumindest allein von seiner Station durch den Garten in die Therapieabteilung gelangen. Auch das Erkennen seines Zimmers an bestimmten vorgegebenen Dingen wurde nach einiger Zeit möglich. Aber der Weg zu einem Laden in der Nähe war für ihn allein unüberwindbar.

12.8.5 Konzentrationsfähigkeit erhöhen

Bei jeder handwerklichen Aufgabe ist Konzentration erforderlich, aber auch bei jeder Alltagshandlung. So werden die Kranken aufgefordert, z. B. eine handwerkliche Aufgabe oder eine Alltagshandlung in einem bestimmten Zeitrahmen auszuführen. Konzentration erfordern auch Aufgaben aus dem herkömmlichen Gedächtnistraining – wie z. B. von Philipp und Kliegl (2000) beschrieben. Es ist sehr sinnvoll, Aufgaben schriftlich durchführen zu lassen, da der Kranke dann die Möglichkeit hat, sich selbst zu korrigieren. Erst durch wiederholtes Lesen können noch Fehler erkannt werden. Es ist bei einem Korsakow-Kranken angebracht, Wissen abzufragen, z. B. wie heißt die Hauptstadt von Frankreich, Oberbegriffe zu suchen, wie Tanne, Buche, Erle. Zahlenreihen zu vervollständigen, Bilderreihen weiterführen zu lassen usw. Dies kann man auch spielerisch erreichen durch Spiele wie „Denk fix, Aha-Spiel" usw. Auch Lückentexte können sinnvoll sein. Dies alles fördert die Konzentrationsfähigkeit, aber stimuliert zugleich auch den Antrieb.

12.8.6 Antriebssteigerung

Da ein Mensch mit einer Korsakow-Psychose Konflikten aus dem Weg zu gehen versucht, zieht er sich immer mehr zurück und verliert immer mehr die Möglichkeit von sich aus, Antrieb für irgendwelche Aktionen zu entwickeln. Hier kann man durch die Therapie eingreifen. Man muss den kranken Menschen mit direkten Anforderungen konfrontieren. Er wird immer wieder versuchen auszuweichen, aber als Therapeutin darf man diesen Ausweichmanövern nicht nachgeben. Nur so kann durch das Tun der Antrieb gesteigert werden. Man muss sehr energisch seine Forderung nach Lösung gestellter Aufgaben durchsetzen (Abschn. 10.8.2, Beispiel).

12.8.7 Motorische Fähigkeiten ausweiten

Im Störungsbild bei einem Korsakow-Syndrom wurde dargestellt, dass diese Kranken die Fähigkeiten erhalten haben, motorische Fertigkeiten zu erlernen und auch nach längerer Zeit noch ausführen können. Hier kommt die ureigenste Aufgabe der Ergotherapie zum Tragen. Mit Korsakow-Patienten sollte man viele handwerkliche Aufgaben durchführen. Am besten ist es, wenn man die Herstellung eines Werkstückes mit dem Patienten erarbeitet, damit zugleich das logische Denken und damit auch die Handlungsplanung angeregt werden. Mit einem jüngeren Korsakow-Kranken wurde die Herstellung eines „Solitärspiels" geplant und dann auch ausgeführt. Es wurde erst die Größe auf Papier festgelegt und ebenso jeder einzelne Schritt zur Ausführung. Dann wurde überlegt, welche Materialien man dazu braucht und in welcher Reihenfolge diese bearbeitet werden sollten. Es konnten immer nur sehr kleine Schritte erledigt werden, da die Konzentration sehr schnell nachließ. Aber letztlich entstand ein Spiel, das dann auch benutzt werden konnte.

Fast alle handwerklichen Tätigkeiten, die man in der Ergotherapie nutzt, kann man in der Arbeit mit Korsakow-Kranken einsetzen. Flechten und Holzarbeit sind besonders geeignet, da man vor allem viele männliche Kranke zu betreuen hat.

12.8.8 Das kreative Tun fördern

Einen ganz besonderen Stellenwert bei der Betreuung von Korsakow-Kranken hat die Förderung des kreativen Tuns. Hierzu gehört z. B. das Malen mit Wasserfarben, das grafische Gestalten, alle Arbeiten mit verschiedenen Papierarten, wie Schneiden, Kleben usw. Beim Malen kann man versuchen, den Inhalt des Bildes mit dem Kranken zu besprechen.

Ein junger Mann malte z. B. ein Haus an die untere Kante des Papiers. Das Haus hatte eine Tür und ein Fenster. Rund herum befand sich nur Wasser, allerdings schwamm irgendwo ein kleines Boot. Auf die Frage, ob jemand in dem Haus sei, kam die Antwort: „Zwei Frauen." – „Wer ist in dem Schiff?" – „Ein Mann" – „Ist dieser allein?" – „ja" – „Kommt er wieder zurück zum Haus?" – „Nein" – „Hat er Proviant dabei?" – „Ja". Vermutlich hatte der Patient seine Frau und seine Tochter, die er seit Jahren nicht mehr gesehen und gesprochen hatte, in das gemalte Haus versetzt und er selbst war in dem Boot. Da bei einem Korsakow-Patienten die Kognition nicht mehr richtig einzusetzen ist, hat es keinen Sinn, weiter darüber zu sprechen, da man dazu eben die Kognition benötigt. Es ist aber immerhin ein Ansatz gewesen, sich mit sich zu beschäftigen.

Zum kreativen Tun gehört auch die Musik. Viele Korsakow-Patienten singen gerne und kennen auch von früher viele Lieder. In der Rhythmikgruppe kann man diese sehr gut integrieren. Singen, bewegen, mit Orff-Instrumenten umgehen, alles das wirkt den Symptomen der Korsakow-Psychose entgegen.

Man nimmt auch gerne handwerkliche Dinge wie z. B. das Töpfern in den Bereich des kreativen Tuns. Gerade das Töpfern fordert ein hohes Maß an Kreativität und man kann das Werkstück ständig verändern.

12.8.9 Tagesstrukturierung erfahren lassen

Da das Zeitgefühl bei einem Menschen mit Korsakow-Syndrom relativ stark beeinträchtigt ist, muss man für die Kranken eine feste Tagesstruktur erarbeiten. Es ist erstrebenswert, dass die Tage relativ ähnlich verlaufen. Das Wecken sollte möglichst immer zur gleichen Zeit geschehen. Wenn es möglich ist, sollten nach dem Frühstück Bewegungsübungen stattfinden. Bewegung ist ein wichtiges Element in der Betreuung von Korsakow-Kranken, da Bewegung bei jedem Menschen das Gedächtnis mit in Bewegung bringt. Außerdem soll der eigene Körper wiederentdeckt werden. Nach diesem Bewegungsprogramm kann man „handwerkliches Tun" wie in einem der nächsten Abschnitte beschrieben wird, anbieten. Vor dem Mittagessen kann „Freizeit" gestaltet werden. Jeder Kranke kann nach seiner Vorstellung die Zeit nutzen. Sehr wichtig ist bei einem Tagesplan darauf zu achten, dass die Kranken an regelmäßigen Mahlzeiten teilnehmen. Ein Korsakow-Kranker hat in seiner Vorgeschichte fast immer die Probleme der geregelten Nahrungsaufnahme. Er braucht aber wichtige Nährstoffe, damit die Ressourcen seines Gehirns noch angesprochen werden können.

Nach dem Mittagessen kann eine kurze Ruhephase eingelegt werden. Wieder sollten nach der Ruhepause Bewegungsübungen durchgeführt werden und nach dem Kaffeetrinken „handwerkliche, bzw. kunsttherapeutisch" ausgerichtete Angebote, entweder einzeln oder in der Gruppe.

Zusätzlich kann man „Rhythmikgruppen" vermischt mit Angeboten für „Gedächtnistraining" durchführen. Im Gegensatz zu Alzheimer-Kranken ist es sinnvoll, eine bestimmte Art von Gedächtnistraining anzuwenden. Rhythmik hat etwas mit Bewegung zu tun, also kann man auch manchmal Rhythmik als Bewegungsprogramme anbieten.

12.8.10 Bewegungssteigerung

Bewegung ist ein wichtiger Baustein unseres Lebens. Ohne Bewegung kann man nichts erspüren und auch keine Kognition erlangen. Bewegung hat positiven Einfluss auf unser Gedächtnis, sowie auf unser gesamtes Befinden. Durch Bewegung spüren wir uns selbst. Ein an Korsakow erkrankter Mensch bewegt sich meistens aus eigenem Antrieb sehr wenig. Das bedeutet, dass man ihn anhalten muss, sich zu bewegen. Es wäre gut, wenn z. B. zu einer Station für Korsakow-Kranke ein Garten gehören würde, damit man diesen Menschen die Möglichkeit geben kann, sich viel an der Luft aufzuhalten. Dann könnte man z. B. auch Ballspiele anbieten. Auch Hollywood-Schaukeln laden zu Bewegung ein. Spazierengehen, das Treten eines feststehenden Fahrrads und ähnliche Dinge sind sehr angebracht. Bewegung wird aber auch durch handwerkliches oder auch kreatives Tun angeregt, sodass Therapieangebote mehrere Ziele beinhalten.

12.8.11 Depressionen oder Aggressionen beeinflussen

Korsakow-Kranke können das Verhalten anderer Menschen sehr schwer einschätzen und einordnen. Dadurch kann es sehr leicht zu Aggressionen im Verhalten gegenüber anderen Menschen kommen. Sie fühlen sich nicht ernst genommen und da ihr Selbstwertgefühl meistens sehr gering ist, geraten sie in Abwehrhaltung bis hin zum tätlichen Angriff. Hier sollte man durch Bewegungsanreize aber auch durch kreatives Tun dieses Verhalten beeinflussen. Man darf keinerlei Angst oder Unsicherheit dem Kranken gegenüber zeigen. Man muss ihm zunächst zuhören aber auch den aggressiven Äußerungen ein energisches Ende setzen. Die Kognition eines Korsakow-Kranken ist eingeschränkt und um verbale Auseinandersetzungen durch Diskussion lösen zu können, benötigt der Mensch die Kognition. Das heißt, dass es nicht möglich ist, die Aggressionen verbal aufzuarbeiten, sondern nur durch Richtungsweisung durch die Betreuungsperson.

Um auf Depressionen etwas eingehen zu können, sollte man hier auch das handwerkliche und kreative Tun in den Vordergrund stellen. Tagesplanung kann einen positiven Einfluss auf dieses Verhalten haben.

Aber gerade in diesem Störungsbereich wird man häufig nicht ohne eine medikamentöse Therapie auskommen.

12.8.12 Soziale Kompetenz erhöhen

Der Mensch ist ein Gruppenwesen, deshalb braucht er die Gemeinschaft. Allerdings hat sich ein Korsakow-Kranker durch seinen Alkoholabusus zum großen Teil aus der Gemeinschaft ausgeschlossen oder wurde ausgeschlossen. Es ist zu beobachten, dass diese Patienten sich häufig aus dem Geschehen einer Station in ihr Zimmer zurückziehen und nicht teilhaben wollen. Sie fühlen sich fehl am Platz und dies kann öfter auch der Auslöser für Aggressionen sein. Die anderen Menschen stören ihn und er kann nicht damit umgehen.

Aus diesem Grund ist es auch sehr schwierig, Korsakow-Kranke mit Alzheimer-Kranken gemeinsam auf einer Station zu versorgen. Ein Korsakow-Kranker besitzt noch mehr Kognition als ein Alzheimer-Kranker, und so wird der Korsakow-Patient einem Menschen mit Alzheimer-Krankheit meistens überlegen sein. Ein Alzheimer-Kranker kann sich häufig nicht gegen einen Menschen mit Korsakow-Symptom wehren. Bei einem Korsakow-Kranken kommt es oft auch zu einer sexuellen Enthemmung, die ein Alzheimer-Kranker nicht einordnen kann. So sollte man in der Betreuung demenziell erkrankter Menschen möglichst darauf achten, dass sie getrennt betreut werden. In einer gemischten Gruppensituation könnte es passieren, dass ein Korsakow-Kranker immer sofort mit seinen Beiträgen im Mittelpunkt steht und die Alzheimer-Kranken dem Gruppengeschehen nicht mehr folgen können, also ausgegrenzt werden. Dies ist natürlich nicht der Sinn einer Gruppe, die auch den Alzheimer-Kranken gerecht werden soll.

Es ist zwar wichtig, dass Korsakow-Kranke in Einzeltherapie gefördert werden, aber um die soziale Kompetenz zu verbessern, ist es wichtig, dass sie an Gruppentherapien teilnehmen. Dies können ganz verschiedene Arten von Gruppen sein. Es können Gruppen zu Alltagsaktivitäten sein, aber auch „Gesprächsgruppen", wie man sie mit Alzheimer-Kranken durchführt, nur muss die Anforderung an die Kognition höher gestellt werden. Auch hier kann, wie bei Alzheimer-Kranken mit den Therapiemappen gearbeitet werden, wobei man stärker die Eigeninitiative und eigenen Ideen mit einbeziehen muss. Wenn man mit Gruppen zu tun hat, an denen Menschen mit verschiedenen Krankheiten teilnehmen, muss man praktisch die kognitiv besser gestellten Menschen sozusagen als „Hilfstherapeuten" nutzen und sie z. B. Bilder und Gegenstände heraussuchen lassen, die man in der vergangenen Stunde benutzt hat. Mit all diesen Maßnahmen kann man die soziale Kompetenz verbessern.

12.9 Ausblick

Man kann bei einem Korsakow-Kranken manche Ressourcen wieder aufdecken und auch einige kognitive Leistungen verbessern. Es ist aber klar, dass es sich um eine Krankheit handelt, die wir nicht „heilen" können. Es ist zwar sinnvoller mit einem Korsakow-Kranken „Gedächtnistraining" durchzuführen als mit einem Alzheimer-Kranken, aber auch bei einem Korsakow-Kranken kommt man als Therapeutin an die Grenzen des Machbaren. Dies muss man akzeptieren und versuchen das zu erreichen, was noch möglich ist. Es wäre ratsam Korsakow-Kranke und Alzheimer-Kranke nicht gemeinsam in Gruppen zusammenzufassen, da ein Korsakow-Kranker meistens eine bessere kognitive Leistung zeigt, sich häufig in den Vordergrund drängt und ein Alzheimer-Kranker geringe Chancen hat, sich dagegen durchzusetzen. Dadurch würde ein Alzheimer-Kranker weniger zu seinem Recht kommen.

Diese Ausführungen sollen Therapeutinnen wegführen von den Vorurteilen und Unsicherheiten gegenüber Korsakow-Kranken. Sie sollen Sicherheit und Offenheit für dieses Krankheitsbild entwickeln, das den Therapeuten zwar viel abverlangt, aber auch auf der anderen Seite wegen des komplexen Krankheitsbildes interessant ist.

Literatur

Ashley MJ, Olin JS, Le Riche WH et al (1977) Morbidity in alcoholics. Evidence for accelerated development of physical disease in women. Arch Intern Med 137:883–887
Bonhoeffer K (1901) Die akuten Geisteskrankheiten der Gewohnheitstrinker. Fischer, Jena
Förstl H (1997) Lehrbuch der Gerontopsychiatrie, Enke, Stuttgart
Markowitsch H (1992) Neuropsychologie des Gedächtnisses. Hogrefe, Göttingen/Toronto/Zürich
Philipp D, Kliegl R (2000) Gedächtnistraining im Alter. In: Wahl H-G, Tesch-Römer C (Hrsg) Angewandte Gerontologie in Schlüsselbegriffen. Kohlhammer, Stuttgart, S 96
Pschyrembel W (1998) Klinisches Wörterbuch. De Gruyter, Berlin

Schandry R (2003) Biologische Psychologie. Beltz, Weinheim

Spode H (1999) Die Macht der Trunkenheit. Opladen. VS Verlag für Sozialwissenschaften, Herausgeber: Leske + Budrich

Tretter F (2000) Suchtmedizin. Schattauer, Stuttgart

Wanke K (1985) Normal-abhängig-süchtig: Zur Klärung des Suchtbegriffs. In: Deutsche Hauptstelle gegen Suchtgefahr (Hrsg) Süchtiges Verhalten. Hoheneck, Neuland, S 11–22

Wikipedia (2006) Ethanol. https://de.wikipedia.org/wiki/Ethanol. Zugegriffen am 15.11.2015

Wikipedia (2015) Corpus mamillare. https://de.wikipedia.org/wiki/Corpus_mamillare. Zugegriffen am 15.11.2015

Spiritualität, Religiosität und Sterbebegleitung

13

Gudrun Schaade

Inhaltsverzeichnis

13.1 Definition Religiosität und Spiritualität

Was bedeutet Religiosität eigentlich? Das Wort wird heute so viel benutzt, ebenso wie das Wort Spiritualität.

> **Hintergrund**
> Wenn man in der freien Enzyklopädie von Wikipedia (2015a) nachschlägt, findet man folgende Erklärung zur Religiosität: „Sie bezeichnet die unterschiedlichen Arten von Glaubenshaltungen und deren Ausdrucksweisen wie Riten, Werte, moralische Handlungen, mit denen Menschen sich auf eine welttranszendente Letzt-Wirklichkeit (unpersonal oder personal Göttliches) oder auf überweltliche Mächte

wie Geister oder Engel beziehen." Spiritualität dagegen kommt aus dem lateinischen Wort spiritus und bedeutet Geist oder Hauch. „Spiritualität steht für die Verbindung zum Transzendenten oder der Unendlichkeit. Religiöse Spiritualität ist auch eine Art Lebenspraxis." (Wikipedia 2015b). Im Englischen gibt es nur ein Wort für diese beiden deutschen Begriffe. In unserer heutigen Zeit ist das Wort „Spiritualität" ein vielfach verschwommenes Modewort geworden, was Esoterik und Lebenshilfe auch in sich vereinen kann. Es wurde in der Abhandlung von Wikipedia der Vorschlag gemacht, mit dem Begriff Spiritualität eine nach Sinn und Bedeutung suchende Lebenseinstellung zu bezeichnen und wodurch eine Verbundenheit mit anderen, mit der Natur, mit dem Göttlichen usw. zu spüren ist. Im Unterschied zur Religion oder Esoterik, bei der es um das Wissen, um Lehre über oder Methodik von Spiritualität geht, ist die Spiritualität selbst die tatsächlich ausgeübte Praxis, aus der heraus ein Mensch eine vertiefte Beziehung zu Gott oder Zugang zu einer religiös begründeten Emotion erlebt. „Spiritualität zielt primär auf die persönlichen Erfahrungen, die innere Bezogenheit zum Leben. Wenn ein Mensch schwer erkrankt ist, wird er sich häufig intensiver mit Religion und Spiritualität auseinandersetzen. Viele Patienten mit schweren Erkrankungen suchen Halt und Hilfe in der Rückbesinnung an ihre Religionstraditionen." (Wikipedia 2015b).

13.2   Bedeutung für den Demenzkranken

Was bedeutet dies aber nun für Menschen mit einer demenziellen Erkrankung?

Ein großer Teil der Generation der heute demenziell erkrankten Menschen hat noch ganz intensiv die Zeit des Nationalsozialismus erlebt und damit auch einen Rückgang der Religiosität. In der Zeit des Nationalsozialismus wurde die Religiosität sehr bekämpft, da sie der Ideologie der Nationalsozialisten im Wege stand, obwohl nach außen hin die christlichen Kirchen geduldet wurden, solange sie dem Regime dienten. Auch im Bereich der DDR wurden die Kirche und der Glaube unterdrückt. So konnten sich nur relativ wenige Menschen mit der Religion identifizieren. Umso erstaunlicher ist es, dass heute in der Betreuung demenziell erkrankter Menschen immer mehr der Ruf nach der religiösen Begleitung dieser Menschen laut wird und man erkennen kann, dass die demenziell erkrankten Menschen sehr stark auf Spiritualität reagieren.

Religiosität ist nicht immer mit Religionszugehörigkeit gleichzusetzen. Aber jeder Mensch hat das Bedürfnis, Halt und Sinngebung im religiösen oder auch „nur" spirituellen Bereich zu finden. Dies ist ein tief verankertes Bedürfnis des Menschen. Schon in der Kindheit wird der Mensch mit religiösen oder spirituellen Riten, Werten oder moralischem Handeln konfrontiert, egal welcher oder gar keiner Religion sein Umfeld angehört. Die Werte oder das moralische Handeln sind kognitiv einzuordnen, die Riten aber sind im Langzeitgedächtnis tief verankert. Riten sind ein Grundbedürfnis des Menschen. Wenn nun durch die demenzielle Erkrankung die Kognition eingeschränkt wird, kann ein kranker Mensch sich noch lange auf die Riten beziehen und wird sie als wohltuend und schön empfinden. Religiöse Riten haben dem Menschen in seiner Kindheit geholfen, wie z. B. das Tischgebet oder das Abendgebet: „Müde bin ich, geh' zur Ruh', schließe meine Augen zu. Vater lass die Augen Dein über meinem Bette sein. Hab' ich Unrecht heut' getan, sieh es lieber Gott nicht an." Ist dieser Text nicht einfach tröstlich, auch wenn der Inhalt nicht mehr verstanden wird?

Beispiel

Eine Bewohnerin konnte abends immer sehr schlecht einschlafen, sie war unruhig und hatte Angstgefühle. Es war bekannt, dass diese Frau sehr gläubig und im katholischen Glauben erzogen worden war. Nun kam eine Pflegekraft auf die Idee, mit ihr das Vaterunser zu beten. Die Frau beendete das Gebet, drehte sich um und schlief sehr schnell ein. Dieses Phänomen kann man bis zum Sterben eines demenzkranken Menschen beobachten.

Eine Bewohnerin konnte sich einfach nicht vom Leben verabschieden, sie litt bis zu dem Zeitpunkt, als man einen katholischen Priester holte und er ihr die letzte Ölung gab. Danach konnte sie loslassen. Es war ihr bestimmt nicht bewusst, auf was sie wartete, aber im Tiefsten hatte sie das Bedürfnis nach dieser spirituellen Handlung und konnte sie nicht einfordern. ◄

13.3 Einbeziehen von Religiosität in die Therapie

Alle diese demenzkranken Menschen haben nicht mehr die Möglichkeit, ihre Bedürfnisse verbal zu äußern. Umso mehr muss man als Betreuungsperson oder Therapeutin sich an die Bedürfnisse dieser Menschen herantasten. Dabei ist es wichtig, den Hintergrund der Religiosität zu erfahren. Hier spielt die Biografie eine wichtige Rolle. War dieser Mensch jemals in einer Kirche, ist er christlich erzogen worden, hat er eine andere Religion, hat er die Kirche, Glaubensfragen und dergleichen abgelehnt? Selbst der Unterschied zwischen einer Person, die evangelisch erzogen worden ist, und einer, die im Katholizismus aufgewachsen ist, spielt in der Demenz eine wichtige Rolle. Wenn man diese Fragen nicht beantwortet bekommt, muss man vorsichtig ausprobieren, was dem kranken Menschen an Spiritualität gut tut. Heute werden wir allerdings auch stärker zusätzlich mit der Frage nach dem Islam bei demenziell erkrankten Menschen konfrontiert. Bisher sind es in den Heimen noch nicht so viele Menschen, da gerade Menschen mit Migrationshintergrund ihre Angehörigen meistens zu Hause pflegen. Aber dieses Thema wird immer mehr auf uns alle zukommen.

Grundsätzlich stellt sich die Frage, was man als Ergotherapeutin mit der Religiosität eines Menschen zu tun hat. Gerade bei einer Demenzerkrankung kann man einzelne Bereiche im Therapiegeschehen nicht voneinander trennen. So sollte man die Erkenntnisse, die man über das Krankheitsgeschehen und den Verlust von Fähigkeiten und Abnahme der Körperwahrnehmung gewonnen hat, nutzen, um auch in diesem Bereich tätig zu werden. Der Therapieansatz der Ergotherapie muss ganzheitlich sein. Seelsorge sollte natürlich möglichst durch einen Pastor oder Priester durchgeführt werden, aber auch hier kann die Ergotherapeutin hilfreich zur Seite stehen. Man sollte versuchen die „Automatismen" der alten Gebete, aber auch der alten Kirchenlieder zu nutzen, dem kranken Menschen eine gewisse Religiosität oder Spiritualität zu vermitteln.

Mit an Demenz erkrankten Menschen, die im Katholizismus verhaftet sind, ist es manchmal leichter, über die Sinne zu arbeiten als mit evangelischen Menschen. Im Katholizismus wird schon immer mehr über die Sinneswahrnehmung der Zugang zum Menschen gesucht. Man denke nur an das Weihwasser in jeder Kirche, an den Weihrauch und an den Rosenkranz. Die letzte Ölung spielt auch eine große Rolle. Im Protestantismus steht das Wort im Vordergrund, also vieles, was mit der Kognition verbunden ist. Außer dem Taufwasser und dem Abendmahl können wir nur wenig sinnliche Reize finden. Eine evangelische Seelsorgerin fragte einmal bei einem Workshop, der über die Sinnesreize bei der Seelsorge ging, wo hier die Seelsorge bliebe. Wenn die Kognition zerstört ist, kann man nicht mehr über das Wort tätig werden, sondern nur noch über die Sinnesreize. Da muss sich auch die evangelische Kirche umstellen.

Die Spiritualität kann auch eingesetzt werden, um die taktil-kinästhetischen Reize besonders zu betonen. Es gibt inzwischen Salbungsgottesdienste auch in der evangelischen Kirche, bei denen vor allem die Hände eingerieben werden. Über die Wichtigkeit der Sinneswahrnehmung über die Hände wurde in einem vorhergehenden Kapitel schon berichtet (Kap. 6).

13.3.1 Gemeinschaftliches Essen und Trinken

Gemeinschaftliches Essen und Trinken gehört zu jeder religiösen Gemeinschaft, wenn man nur an das christliche Abendmahl denkt! Auch dieses kann man wunderschön mit demenziell erkrankten Menschen feiern. Sie können zunächst den Kelch und die Schale für die Oblaten anfassen, sie können den Wein oder den Traubensaft kosten, sie können die Oblaten essen. Viele Sinne und damit Wahrnehmungen werden angeregt. Ein Gefühl der Geborgenheit kann dadurch entstehen. Emotionen werden angesprochen.

13.3.2 Kirchenlieder und kirchliche Feste

Wenn man alte, bekannte Kirchenlieder einsetzt, kann man diese mit ruhigen rhythmischen Bewegungen verbinden. Man sollte die Tiefensensibilität, die Propriozeption in die Seelsorge einbringen. Auch das Gesangbuch selbst bietet taktile Reize zum Blättern und evtl. zum Erinnern. Liederbücher – Gesangbücher, Gotteslob – können „be-griffen" und geblättert werden. Liederbücher sind schwer, geben dadurch Information für die Tiefensensibilität. Demenziell erkrankte Menschen blättern gerne. Es ist ein Automatismus im fortgeschrittenen Stadium.

Man kann einfache Instrumente (Orff-Instrumente) selbst benutzen lassen, Blasinstrumente wie Posaunen und Trompeten anfassen lassen. Hier kommen die Sinneswahrnehmung von auditiven (hören) und taktilen Reizen zusammen. Gerne wird auch der Orgel gelauscht. Sie erweckt Erinnerungen.

Dazu kann man auch versuchen, an die verschiedenen kirchlichen Feste anzuknüpfen. Jahreszeitliche Kirchenlieder können mit Gegenständen aus der Jahreszeit unterstützt werden Wie wurde eine Taufe gefeiert? Wer hat den Tag der Konfirmation, der Erst-Kommunion erlebt? Wie wurde dieses Fest begangen? Es gab Maiglöckchensträuße für die Mädchen und Reverssträußchen für die Jungen. Bei der Konfirmation gab es ein schwarzes Kleid. Aber auch die Erinnerung an Beerdigungen wird angesprochen. Welche kirchlichen Feste gibt es noch? An Weihnachten können die Figuren einer Krippe in die Hand genommen und betrachtet werden. Es werden Erinnerungen geweckt, etwa daran, dass man an Weihnachten vielleicht in Ostpreußen noch mit dem Pferdeschlitten zur Kirche fuhr. Pfingsten verbindet man mit Birkenzweigen. Zu Ostern wurden in verschiedenen katholischen Gegenden die Ostereier geweiht. Auch das Erntedankfest lässt sich sehr schön mit Gegenständen darstellen. Getreide, Erntekrone, Äpfel und andere Früchte können betastet, geschmeckt und angesehen werden.

13.3.3 Taktil-kinästhetische Reize durch kirchliche Gegenstände

Bei Andachten in Heimen sollten Priester oder Pfarrer ihre Amtskleidung anlegen. Sie bringen Erinnerungen und können manchmal noch zugeordnet werden. Man kann zusammen den Altar herrichten. Was gehört dazu? Eine Decke, die glattgestrichen wird – dadurch entsteht der taktil-kinästhetische Reiz, der auch beim Tischdecken zum Tragen kommt. Aber auch die Gegenstände, die man für einen Gottesdienst benötigt können „be-griffen" werden. **Kerzen** spielen im Gottesdienstgeschehen eine große Rolle. Kerzenlicht lässt eine bestimmte Atmosphäre entstehen, die von den demenzkranken Menschen sehr gut aufgenommen werden kann, auch oder gerade bei fortgeschrittener Erkrankung. Kerzen können in die Hand genommen und betastet werden. Sie fühlen sich verschieden an, je nach Material. So lässt sich eine echte Bienenwachskerze leichter eindrücken als eine Stearinkerze. Sie haben verschiedene Oberflächen. Eine Kerze kann glatt sein, es können sich aber auch etwas erhabene aufgeklebte Figuren auf der Oberfläche befinden. Nach dem Gottesdienst oder der Andacht können sie evtl. ausgeblasen werden. Man kann kleine **metallene oder hölzerne Engel** in die Hand geben, damit sie getastet werden können. Metall gibt viel Körperinformation, es ist hart, manchmal kalt und zugleich wird das Langzeitgedächtnis mit einbezogen. An Weihnachten kann man Holzkrippenfiguren benutzen, um sie in die Hände zu geben. Diese müssen aber groß genug und auch stabil sein. **Kleine Kreuze** geben Erinnerung und in die Hand gelegt ebenfalls Körperinformation. Auch die Kreuze können aus verschiedenen Materialien sein. Es gibt viele Menschen, die ein Kreuz als Kette tragen. So sollte man nach diesem Schmuck fragen. Wer hat noch eine „Kreuzkette", wann hat man diese bekommen, was bedeutet sie für einen persönlich?

Die basale Stimulation gehört als spiritueller bzw. religiöser Ritus in die seelsorgerische Arbeit. Cremes und Öle geben viel Körperinformation, leise Musik und einfaches Berühren spielen eine wichtige Rolle. Wasser ist in der basalen Stimulation ein sehr häufig benutztes Mittel. Das Wasser für das Taufbecken kann erfahren werden.

Hintergrund

Es war bei den alten Kirchenliedern schon die Rede von ihrem relativ langen Vorhandensein über das Langzeitgedächtnis. Dies bezieht sich auch auf Texte aus der Bibel. Eine Patientin konnte noch die ganze Weihnachtsgeschichte aufsagen. Auch Psalmen können häufig noch aufgesagt werden. Allerdings können bei einer Demenzerkrankung diese Texte auch zu Problemen führen. Eine an Demenz erkrankte Frau „betete" mindestens 6–7 h am Tag das Vaterunser. Sie war in einem kirchlichen Heim aufgewachsen und nun wurde dieses Gebet zum Problem. Hier soll man versuchen, einen anderen Text „einzuspeichern", damit sie von diesem ständigen Wiederholen abgehalten wird. Man kennt dieses Problem von vielen „Automatismen" wie Liedern, die ständig wiederholt werden. Man kann davon ausgehen, dass dieses ständige Wiederholen des Vaterunsers nicht direkt mit der Religiosität in Verbindung gebracht werden kann, aber indirekt zeigt es, dass diese Frau in ihrem Leben sehr eng mit den kirchlichen Texten vertraut war und ihr diese sicher auch viel bedeuteten. Diese Frau sang sehr gerne und so war es möglich, mit ihr Kirchenlieder zu singen und sie dadurch von der ständigen Wiederholung des Vaterunsers abzuhalten.

13.3.4 Gottesdienste für demenziell Erkrankte

Immer häufiger werden in „normalen" Kirchen Gottesdienste für demenziell Erkrankte und ihre Angehörigen abgehalten. Dort geht es darum, dass man die Angehörigen erreicht und ihnen Hilfestellung über die Religion mitgeben kann. Zum anderen geht es aber auch um die Kranken selbst. Dies ist ein schwieriges Unterfangen. Es hängt sicher davon ab, in welcher Phase sich der demenziell erkrankte Mensch befindet und welches herausfordernde Verhalten er entwickelt hat. Für Angehörige kann die Teilnahme an einem Gottesdienst sehr schwierig werden, wenn der Kranke sich ständig laut äußert, unruhig wird und laufen möchte. Aber auch für Menschen mit solchen Problemen muss in der Kirche, vor allem in diesen besonderen Gottesdiensten, Raum sein.

Bei fortgeschrittener Erkrankung kann man den Bibeltext, der vielleicht noch im Langzeitgedächtnis verhaftet ist, durch Gegenstände ergänzen. Den Spruch aus der Bibel: „Einer trage des anderen Last" kann man mit schweren Säckchen unterstützen. Ein anderer
Bibelspruch bietet sich auch förmlich an: „Sehet die Lilien auf dem Feld ..." Hier bringt
man die Blumen mit, man bietet Gras an. In Einrichtungen kann man auch den Grassamen
in Töpfe pflanzen. Der Stein wird häufig in der Bibel genannt. Hier kann man einzelne
Steine in die Hand geben, aber auch Tastplatten, die mit Steinen bestückt sind. Wenn es um
einen biblischen Text geht, der mit Brot oder Früchten zu tun hat, sollte man Früchte oder
Brot mitbringen und probieren lassen. Psalmen sind oft besonders gut im Langzeitgedächtnis verhaftet und können noch relativ lange abgerufen werden. Sie beinhalten einen
besonderen Rhythmus.

13.4 Sterbebegleitung

Wenn man mit alten, kranken Menschen zu tun hat, muss man sich auch mit dem Sterbeprozess und dem Tod auseinandersetzen. Das ist für viele Menschen und auch für Therapeuten manchmal nicht ganz einfach. Der Tod ist häufig ein Tabuthema. Man wird dabei
an den eigenen Tod erinnert und das macht Angst. So stellt sich als erstes die Frage, wie
man selbst mit der Frage nach dem eigenen Tod umgeht und wie man sich dieser Frage
überhaupt nähert.

Bei einer Umfrage unter Therapeuten stellte sich heraus, dass es Kolleginnen gibt, die
noch keine Sterbebegleitung durchgeführt und kaum Berührung mit Sterbenden hatten.

Zunächst aber war die Frage, welche Gefühle einen Menschen bei der Beschäftigung
mit dem Tod erfassen. Diese Gefühle wurden sehr unterschiedlich beschrieben: Das Ster-
beerleben als Kampf, Hilflosigkeit, Wut, Schock, Trauer, Angst vor Schmerzen und der
Einsamkeit, vor der Unsicherheit, Ungewissheit, Endgültigkeit, Unbehagen über die eigene Endlichkeit, Beklemmung.

Aber auch positive Gefühle machten sich breit: Befreiung; der Sterbeprozess wird erfahren wie die Geburt, bei einigen kam Zuversicht auf, dass der kranke Mensch erlöst
wurde. Zugleich breitete sich Ruhe und Dankbarkeit aus, dass man diesem Menschen nahe
sein konnte; der Sterbende gibt eventuell Bestätigung dadurch, dass er ruhiger wurde und
sogar lächelte.

Es muss klar sein, dass Sterben und Tod zwei verschiedene Begriffe sind. Sterben führt
zum Tod. Im Pschyrembel (1998) wird das Sterben als „der Vorgang des Erlöschens der
Lebensfunktion bis zum Tod" beschrieben. Bei einer demenziellen Erkrankung ist es sehr
schwer zu bestimmen, wann der eigentliche Sterbeprozess beginnt. Bei einer Demenzerkrankung sind die letzten Tage des Lebens oft nicht genau zu definieren.

Hintergrund

So ist es wichtig, sich klar zu machen, wie man bei einem nicht demenzkranken Menschen die Anzeichen des Sterbens wahrnimmt. Der Mensch wird langsam immer schwächer, manchmal wird er auch sehr unruhig. Die Sprache wird häufig immer leiser. Die Atmung wird flacher und ganz zum Ende hin kommt es zur Rasselatmung, die dadurch entsteht, dass sich Speichel und Sekret im Kehlkopf und in der Lunge sammeln. Es rasselt dann, wenn die Luft durch den Kehlkopf streicht. Sterbende können diesen Schleim nicht mehr abhusten. Hier kann man durch Lagerung Hilfe schaffen indem man den Oberkörper etwas erhöht lagert. Man muss für frische Luft sorgen, Fenster öffnen, auf die Kleidung achten, dass die Kleidung nicht zu eng ist, mit Einreibung mit ätherischen Ölen vornehmen. Möglichst wenig Flüssigkeit zum Trinken geben, da diese den Speichelfluss besonders anregt. Gute Mundpflege ist nun wichtig.

Hier helfen nur Beobachtung und vor allem die Zuwendung. Aber man beobachtet die gleichen Symptome in der finalen Sterbephase wie bei jedem anderen Menschen. Allerdings kann sich ein demenzkranker Mensch weder über sein Erleben des Sterbens äußern, noch über eventuelle Schmerzen oder Bedürfnisse. So gilt für die Begleitung des Sterbeprozesses das gleiche wie für die Begleitung nicht an Demenz erkrankter Menschen.

Hintergrund

Als erstes braucht ein Sterbender einen anderen Menschen, der bei ihm ist und ihm Halt gibt. Er muss Geborgenheit spüren. Bei einem demenziell Erkrankten wäre es gut, wenn dieser Mensch ihn auch während seiner Erkrankung schon begleitet hat. Das können auch Therapeuten sein. Der Sterbende muss sich geborgen fühlen. Dazu helfen sanfte und rhythmische Bewegungen, vorsichtige Einreibungen in Art der basalen Stimulation, leise Klänge oder Musik, Summen oder leises Singen, sanfte Berührungen vor allem über die Hände, Der Muskeltonus steigert sich schon im Laufe der Erkrankung und dadurch haben diese Menschen große Probleme sich zu bewegen. Häufig haben sie Berührungsschmerzen und jede Bewegung kann zur Qual werden. Deshalb geht es um die Förderung der Körperwahrnehmung. Sich spüren senkt die Körperspannung und dadurch kann auch Angst vor Berührung gemindert werden. Die Hände schließen sich im schweren Stadium der Demenz oft. Schon alleine, wenn man vorsichtig die eigene Hand in die des schwerkranken Menschen legt, selbst wenn sie geschlossen erscheint, spürt er sich. Die Verkrampfung der Hände kann sich etwas lösen. Leichte Streichbewegungen über die Knöchel der Hand helfen, die Finger wenigstens etwas zu öffnen. Leichter Druck auf die Handoberfläche gegen die Matratze gibt eine gute Körperinformation. Man kann auch den Körper an den Gelenken leicht mit Sandsäckchen berühren, da schwere Gegenstände besser gespürt werden und die Gelenke die Information über die Stellung des Körpers im Raum geben. Dadurch wird die Körperstruktur wieder besser wahrgenommen. Dies ist hilfreich für den Sterbenden. Man kann über leichten Druck der eigenen Hände mit leichter Vibration auf die Gelenke des kranken Menschen gegen einen Widerstand wie z. B. eine Matratze oder den Körper das sich Spüren verbessern.

Es geht beim Sterbeprozess darum, kleine passive Veränderungen des Köpers zu erreichen. Durch minimales Anheben der einen Beckenseite und der Gegenbewegung durch einen leichten Druck über die Vorderseite des Oberschenkels, ist eine Körperveränderung zu erreichen. Der sterbende demenzkranke Mensch kann sich diese Informationen nicht mehr selbst holen, deshalb muss man sie ihm von außen ermöglichen, allerdings muss man sehr vorsichtig vorgehen und den kranken Menschen in seiner Mimik gut beobachten, um ihm keine weiteren Schmerzen zu bereiten.

Der Sterbende muss sich noch spüren können, hier kann man als Ergotherapeutin gezielt Hilfestellung geben. Ein sehr berührendes Erlebnis soll hier berichtet werden:

Beispiel

Eine jüngere Frau, sehr kognitiv ausgerichtet, sehr intelligent, wurde schwer krank und es kam zum Sterbeprozess. Die Autorin besuchte diese schwer kranke Frau und hatte einen kleinen Rucksack aus Schaffellimitat auf dem Rücken. Die sterbende Frau richtete plötzlich die Bitte an die Autorin, den Rucksack streicheln zu dürfen. Sie bekam den Rucksack auf die Bettdecke und streichelte ihn. Plötzlich richtete sie den Blick auf die Autorin und meinte: „Albern, nicht?". Danach erklärte sie auch, dass sie am liebsten barfuß beim Waschen auf dem Boden stehen würde. Auch das erschien ihr selbst merkwürdig. So beschloss die Autorin, ein Stoffschaf zu besorgen. Am nächsten Tag bekam die sterbende Frau das Schaf. Sie lag schon in der Agonie, trotzdem wurde das Schaf auf ihren Körper gelegt und die Hände darüber geführt. Es war zu sehen, dass sich ihr Körper völlig entspannte. Am Abend dieses Tages starb sie. ◀

An diesem Beispiel kann man sehen, dass nicht die Kognition die große Rolle spielt, sondern das Sich-Spüren, wie es auch schon während der gesamten demenziellen Erkrankung wichtig ist.

Demenzkranke verlieren im Verlauf der Erkrankung die Fähigkeit der Mobilität, und so sind diese Menschen im Sterbeprozess häufig völlig immobil. Schluckstörungen sind schon oft vorher zu beobachten. Durch eine Alzheimer-Demenz wird das Immunsystem immer mehr geschwächt. Aus diesem Grund sterben demenziell erkrankte Menschen häufig an Lungenentzündung.

Manche Menschen sterben sehr friedlich und man hat den Eindruck, dass sie einschlafen. Es gibt aber auch Menschen, bei denen man das Sterben als Kampf erlebt. Ist das aber wirklich so? Man kann darauf keine Antwort geben. Kann dieser Mensch nicht loslassen? Eine schwer an Demenz erkrankte Frau konnte nicht sterben. Der Sterbeprozess zog sich über viele Tage hin. Nun war es bekannt, dass diese Frau sich sehr der katholischen Kirche verbunden fühlte. Aus diesem Grund wurde ein Priester gerufen, der dieser Frau die letzte Ölung gegeben hat. Kurz darauf konnte die Frau sterben.

So ist auch für Therapeuten die Sterbebegleitung ein wichtiges Thema, da jeder, der mit alten kranken Menschen zu tun hat, mit Sterben und Tod konfrontiert wird.

13.5   Zusammenfassung

Die Religiosität oder die Spiritualität spielt auch bei einer demenziellen Erkrankung eine sehr wichtige Rolle. Man muss sie als Thema aufnehmen und für den demenziell erkrankten Menschen spürbar machen. Spiritualität lässt Emotionen zu, lässt Zuwendung und Gemeinschaft spüren und gibt Halt. Wichtig dabei ist allerdings, dass man sich auch als Therapeutin darauf einlassen können muss.

Literatur

Pschyrembel (1998) Klinisches Wörterbuch, 258. Aufl. De Gruyter, Berlin
Wikipedia (2015a) Religiosität. https://de.wikipedia.org/wiki/Religiosit%C3%A4t. Zugegriffen am 23.11.2015
Wikipedia (2015b) Spiritualität. https://de.wikipedia.org/wiki/Spiritualit%C3%A4t. Zugegriffen am 23.11.2015

Weiterführende Literatur

Kompetenzzentrum Demenz, Alzheimer GesellschaftHamburg, Ev. Luth. Kirche Kirchenkreis Hamburg-Ost (2012) Gott hält uns alle in seiner Hand, Kompetenzzentrum Demenz, Schleswig-Holstein

Arbeitsmaterialien

14

Gudrun Schaade

Inhaltsverzeichnis

Leider gibt es nicht sehr viele Materialien, die für die therapeutische Arbeit mit demenziell erkrankten Menschen geeignet scheinen. Es wird zwar viel Material angeboten, aber in der Praxis sind diese Materialien bei zunehmender Demenzerkrankung nicht mehr einzusetzen. Viele Materialien basieren zu sehr auf der kognitiven Leistung und gaukeln vor, dass diese noch erhalten werden kann. Man muss genau unterscheiden, welche Materialien man für welches Stadium der Alzheimer-Demenz einsetzen kann.

Als erstes stehen drei Fragen im Vordergrund:

1. In welchem Stadium befindet sich der kranke Mensch?
2. Welches Ziel verfolge ich mit dem Mittel?
3. Welche Methode muss damit einhergehen?

Dann muss man sich über die Methoden klar werden, die man einsetzen muss:

- Information über möglichst viele Sinne vermitteln
- Bewegung, um Körperwahrnehmung zu verbessern, z. T. über Führen
- Dinge zum Greifen anbieten, um die Hände zu aktivieren zur Vorbeugung gegen Kontrakturen in den Händen
- Klatschen, klopfen
- Lesefähigkeit einsetzen lassen, auch wenn der Wortinhalt nicht mehr richig zugeordnet werden kann
- Rhythmisches Sprechen
- Assoziieren
- Singen

Die nächste Frage stellt sich dann, wofür man das Material benötigt?

1. Will man den kognitiven Bereich ansprechen?
2. Soll der Wahrnehmungsbereich erreicht werden?
3. Beides gemeinsam.

Braucht man das Material für den Bereich

- propriozeptiv: schwer, Zug, Druck,
- vestibulär,
- vibratorisch oder
- taktil-kinästhetisch?

Bei beginnender Erkrankung können noch viele handelsübliche Spiele und Materialien eingesetzt werden. Mit zunehmender Erkrankung wird das schon schwieriger. So wurden die „**Schaade-Mappen**" entwickelt, die die Einsatzmöglichkeit bei kognitiv gesunden Menschen bis hin zu relativ schwer betroffenen Menschen vorsieht (Abb. 14.1). Es kommt auf die Methode an, wie viel Kognition man einbringen lassen will, wie man die Mappen benützt und wie man sie den kranken Menschen präsentiert. Diese Mappen bestehen aus großen Bildern, die auf der Rückseite mit Schrift versehen sind. Lesefähigkeit bleibt relativ lange erhalten (Kap. 3)! Außerdem gehören Gegenstände zu den einzelnen Bildern, die vom kranken Menschen angefasst werden können, wie z. B. Schleichtiere als Zubehör für den Bauernhof. Auch Kunstblumen dürfen verwendet werden. Allerdings sollte man auch immer wieder mit echten Blumen arbeiten. Zu diesen Mappen sollte man dazugehörige Musik wie Lieder oder Musikstücke benutzen. Die Mappen sind schwer, damit sie die Körperwahrnehmung verstärken. Sie haben zudem einen Aufforderungscharakter, sie zu öffnen und hineinzusehen. Die einzelnen Bilder können von den kranken Menschen in die Hand genommen und betrachtet werden. Sie regen die Neugierde des demenziell Erkrank-

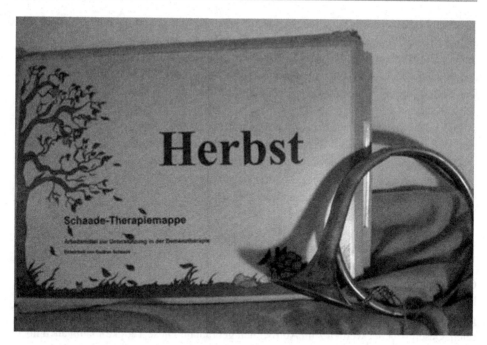

Abb. 14.1 Schaade-Mappen

ten an. Die Gegenstände geben taktil-kinästhetische Information. Diese Mappen bilden das Herzstück des Brainstormings oder Assoziierens.

14.1   Materialien bei beginnender Demenzerkrankung

14.1.1 Spiele

Für beginnendeDemenzerkrankung gibt es viele Spiele, die man benutzen kann. Diese Spiele liegen vor allem in dem kognitiven Bereich.

Spiele, die tief in der Erinnerung gespeichert sind:

- Mensch ärgere dich nicht (mit großen magnetischen Steinen), Vier gewinnt, Mühle, Dame und manchmal sogar noch Schach. Ratespiele und auch Kartenspiele können noch durchgeführt werden.
- Auch leichte Quizspiele machen den kranken Menschen noch viel Freude.
- Kreuzworträtsel werden noch gerne gelöst.

In dieser Phase sollte man viel mit Materialien arbeiten, die auf die **Biografie** zurückgreifen.

So gibt es Spiele wie Vertellekes, was auf Hochdeutsch „Erzählungen" bedeutet, und andere Spiele, die auf die Vergangenheit anspielen, also das Langzeitgedächtnis aktivieren. Es gibt Bildkarten, z. B. „Als ich Kind war", die Anstoß für Gespräche über Kindheit und Jugend geben. Auch Bücher über alte Kinderspiele sind als Material sehr geeignet. Das Sütterlin-Spiel bringt für die zu betreuende Generation Erinnerungen an die Schulzeit zurück.

Hier sollte man einfach sehen, was auf dem Markt angeboten wird. Dominospiele aller Art können gut durchgeführt werden. Zuordnen ist noch möglich.

Um an die Biografie des jeweiligen Menschen anknüpfen zu können, braucht man Gegenstände, die dieser Mensch in gesunden Zeiten benutzt hat: Locher, Ordner, Briefumschläge, Taschen, Bücher, Schraubenzieher, kleine Säge.

14.1.2 Haushaltstätigkeiten

Gegenstände für die Durchführung von Haushaltstätigkeiten. Für das Kochen und Backen benötigt man Töpfe, Pfannen, Backformen, Teigrolle etc., vielleicht ein elektrisches Rührgerät, damit Vibration erfahren werden kann. Aber auch ein altes Backbuch ist sehr hilfreich. Geschirrtücher werden zum Abtrocknen gebraucht. Diese Tätigkeit kann auch noch bei fortgeschrittener Erkrankung durchgeführt werden. Das Thema „Einkaufen" kann ein gutes Thema bei einer Demenzerkrankung sein. Hier benötigt man einen Korb, Einkaufstasche, vielleicht einen Rucksack, aber auch Geld.

Staubtücher, Besen, Wischlappen und auch ein Bügeleisen sind Gegenstände, die im täglichen Leben eine Rolle gespielt haben. Gießkannen für die Pflege der Blumen.

Große Holzkalender sind sehr angebracht, um die Lesefähigkeit immer wieder zu trainieren.

Gartenarbeit ist sehr angesagt. Hier kann man über die Gartengeräte, über die Schubkarre sehr einfach die Propriozeption fördern. Auch Blumen in Töpfe pflanzen gibt viel Körperinformation.

14.1.3 Kreativität, Kreatives Tun

Verschiedene Materialien
Für das kreative Tun braucht man verschiedenste Materialien: alle Arten von Papiersorten wie Fotokarton, Tonpapier, Wellpappe oder Krepp-Papier, auch Faltpapier lässt sich sehr gut einsetzen, Klebstoff, Pinsel, Wasserfarben, Wachsmalkreiden, Stifte aller Art, Scheren. Auch Fingerfarben sind manchmal sehr gut zu benutzen. Seidenmalerei kann oft noch gut durchgeführt werden. Vorlagen wie z. B. Mandalas oder andere Muster zum Ausmalen bringen viel Spaß für den demenzkranken Menschen. Schablonen helfen manchmal, die Angst vor dem leeren Papier zu verlieren. Oft lieben es auch besonders Männer, Laubsägearbeiten durchzuführen. Schmirgelpapier zum Bearbeiten von Holzarbeiten ist sehr

günstig, da schmirgeln eine relativ einfache Tätigkeit ist. Dafür braucht man dann die Grundausrüstung wie Laubsäge, Feile und verschiedene Stärken von Schmirgelpapier. Peddigrohr und Bast werden gerne eingesetzt. Auch beim kreativen Tun kann das Bügeleisen eingesetzt werden, um Batikwachs auszubügeln oder Papiere glatt zu bekommen.

Bewegungsspiele
Für „Bewegungsspiele" benötigt man Chiffontücher, Seidentücher oder aus Strumpfhosen geflochtene Zöpfe, bzw. Seile. Noch kann man „Sitztanz" durchführen, was bei weiter fortschreitender Erkrankung nicht mehr möglich sein wird. Hierzu benötigt man einen CD-Player und verschiedenste CDs.

14.2 Materialien bei zunehmender Demenzerkrankung

14.2.1 Spiele

Bei zunehmender Demenzerkrankung muss man schon länger suchen, um passende Spiele (Kap. 10, „Spiel als therapeutisches Mittel") oder auch kreative Tätigkeiten zu finden. Spiele müssen den verbliebenen Fähigkeiten des kranken Menschen angepasst werden. Dazu ist es wichtig, dass man selbst eine Analyse der Spiele durchführt, um die Schwierigkeiten erkennen zu können.

So kann das Spiel „Mensch ärgere dich nicht" in seinen Regeln umgeändert werden, wie dies im Kap. 10 dargestellt wurde. Auch „Vier gewinnt" wird verändert, denn es geht letztlich nur noch um den Feingriff, die Steine in das Spielfeld zu bringen. Die Feinmotorik und die Wahrnehmung der Finger werden dadurch noch ermöglicht. Dominosteine kann man mit Löchern versehen, damit diese getastet werden können. Das Zuordnen von Bildern beim Domino wird immer schwieriger, und auch die Zuordnung von Farben beim Farbdomino kann nicht mehr vollzogen werden. Deshalb spielt auch hier nur das „Begreifen" und Tasten eine Rolle. Solitairstäbe kann man mit verschiedenen Materialien umwickeln und so nur das Greifen und taktile Wahrnehmen fördern.

Man kann allerdings noch manche Spiele durchführen, wenn man sie adaptiert. **Bälle** verschiedenster Beschaffenheit und verschiedenster Oberflächen gehören zu einer Ausstattung für die Arbeit mit demenziell erkrankten Menschen: Igelbälle, Wasserbälle (vielleicht mit der Oberfläche als Weltkugel), große Gymnastikbälle, Schaumgummibälle und auch Reisbälle Dazu muss man auch gleich Luftballons aller Größen aufführen. Ein Ball gibt mehr Körperinformation und ist besser zielgerichtet einzusetzen. Der Luftballon ist leicht, schnell und sucht sich sein Ziel meistens selbst. Luftballon macht Spaß, ist bunt und regt zum Greifen an.

Ein **Tischkegelspiel** macht viel Freude und lässt sich mit einem Tennisball eine ganze Weile noch durchführen. Schwierigkeiten treten auf, wenn der Ball nicht mehr losgelassen werden kann.

Ein **buntes Schwungtuch** lädt zu vielen Variationen ein, sowohl für Menschen bei beginnender als auch bei fortgeschrittener demenzieller Erkrankung. Wie man dieses einsetzen kann wird in „Ergotherapie bei Demenzerkrankungen" dargestellt.

14.2.2 Kreatives Tun

Für das kreative Tun bei fortgeschrittener Erkrankung kann man Pompons aus Wolle herstellen lassen. Dazu benötigt man Pappringe und Wolle. Man kann Knöpfe aller Art aufnähen und später nur noch sortieren lassen.

Kissen kann man mit unbearbeiteter Wolle stopfen lassen. Hier kommt die Feinmotorik und der Gegendruck durch das auseinanderreißen der Wolle zum Tragen.

Bastuntersetzer, mit Wachsmalkreiden Unterdruck herstellen, Klebearbeiten, Reißbilder (einzeln oder in Gruppe) wie Schmetterlinge, Schneemann …

Über **Therapiepuppen** und andere Handpuppen wurde in Kap. 10 berichtet.

Bücher mit **Gedichten** können zum gemeinsamen Aufsagen einladen; z. B. können Seiten aus dem Buch „Max und Moritz" vergrößert kopiert werden, um sie gemeinsam zu betrachten.

Spezifische **Hüte**, wie Zylinderhut, Kochhut, Tirolerhut usw. braucht man, um Assoziationen und Körperwahrnehmung anzuregen (Schaade 2012).

Sprichwörterkoffer (die Hälfte des Sprichwortes ist auf der einen Seite, die andere Hälfte zum Vervollständigen auf der Rückseite, alles laminiert, damit sie gut in die Hand genommen werden können; Abb. 14.2).

14.2.3 Gegenstände zur besonderen Wahrnehmungsförderung

- Solitärspiel mit verschieden überzogenen Stäben;
- Nestel-Decke (Patchwork, zum Hineingreifen, Zusammenlegen und Tasten; Abb. 14.3);
- Fühlmemory, Tastsäckchen, Stoffdomino;
- Vibrationsgerät, Vibrationskissen, Vibrationsschlange,
- Schminkpinsel, Jutewaschlappen, Körperbürsten, Rasierpinsel usw. zur basalen Stimulation;
- Sitzmassagematten;
- Kästen mit verschiedenen Materialien zum Spüren für Hände und auch Füße;
- Fußparcour mit Teppichfliesen, Schnüre, Stricke, Sand, Kieselsteinen, Gras etc. – abhängig von Innenräumen oder Außengelände (Abb. 14.4);
- Kasten mit verschiedenen Stoffstücken;
- Säckchen mit verschiedenen Füllungen, wie Kirschkerne, Bohnen oder Sand;
- Klangschalen zur Klangmassage;
- Therapiekissen zum Knuddeln;

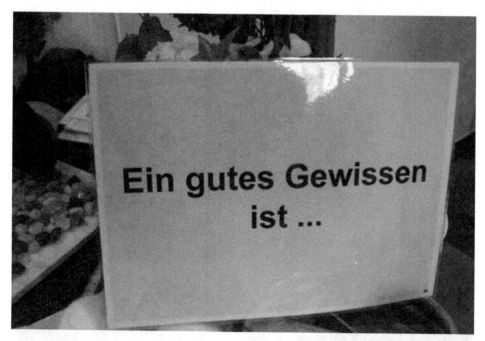

Abb. 14.2 Sprichwörterkoffer

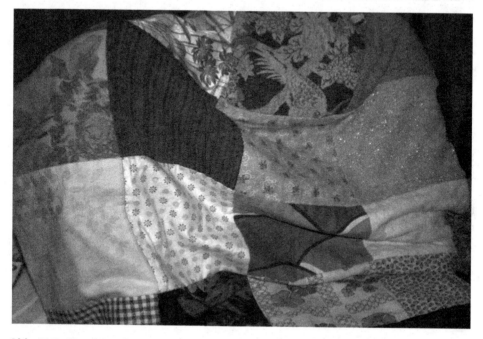

Abb. 14.3 Nestel-Decke

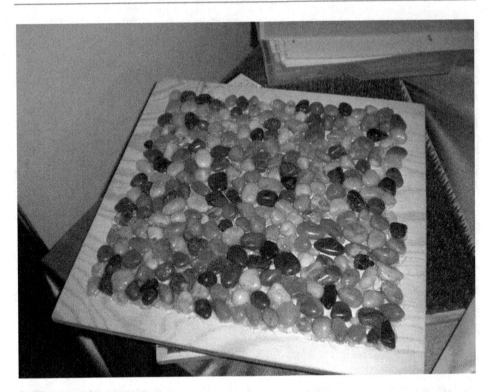

Abb. 14.4 Hand- und Fußparcour

- elektrische Gegenstände wie Rasierer, Zahnbürste oder Handrührgerät (Vibration);
- Rasierschaum.

14.2.4 Rhythmusinstrumente (Orff-Instrumente)

Klangstäbe (Schlagstäbe), Schellenkranz, Glockenkranz, Handtrommel, Ozeantrommel, Regenstäbe, Stabkastagnetten, kleine Kuckucksflöte, Cymbeln, Tischglöckchen.

Man kann manche Rhythmusinstrumente selbst anfertigen: Getränkedosen oder auch flache Dosen werden mit kleinen Steinen, Sand oder anderen Gegenständen gefüllt. Dann müssen sie gut verschlossen und eventuell mit verschiedenen Materialien überzogen werden.

Kleine Instrumente für das Instrumente-Raten: Geige, Horn, Flöte, Klavier, Gitarre.

14.3 Fazit

Es gibt viele Möglichkeiten und Materialien, um sie bei demenziell erkrankten Menschen einzusetzen. Allerdings muss man sehr genau hinsehen, also beobachten und Verhalten analysieren, kreativ sein und vor allem darf man die Grundlagen des Therapieansatzes und die Ziele nicht aus dem Auge verlieren. Es geht nicht nur um das Spielen oder Beschäftigen an sich, sondern es geht darum, einen Weg zu gehen, auf dem man den demenziellen Menschen in seiner Krankheit sinnvoll begleiten kann.

Literatur

Schaade G (2012) Ergotherapie bei Demenzerkrankungen. Springer, Heidelberg/Berlin/New York

Wichtige Adressen und Hinweise

Deutsche Alzheimer Gesellschaft e. V.
Friedrichstraße 236
10969 Berlin
In jeder größeren Stadt oder Kreis gibt es regionale Alzheimer Gesellschaften, deren Anschrift man über die Deutsche Alzheimer Gesellschaft in Berlin erhalten kann.

Auch für Therapeuten und andere „Professionelle" empfiehlt es sich, Mitglied einer Alzheimer Gesellschaft zu werden. Sie erhalten dort wichtige Informationen, die auch an die zu betreuenden kranken Menschen mit ihren Angehörigen weiterzuleiten sind.

DED – Deutsche Expertengruppe Demenz
Heike Schwabe, 1. Vorsitzende
Pastorenweg 1
27389 Fintel
Inzwischen gibt es für Ergotherapeuten regionale **Fachkreise** im Arbeitsbereich Demenz. Der Austausch unter Kolleginnen ist sehr wichtig und auch hilfreich. Sollte es in Ihrer Region keinen Fachkreis geben, versuchen Sie, gleichgesinnte Kolleginnen zu diesem Austausch zu gewinnen.

Im **Internet** sind verschiedene Ansprechpartner für Fragen der Betreuung von demenziell erkrankten Menschen der Region zu finden.

Ein Hinweis auf die Weiterbildung „Demergo – Fachergotherapeut Demenz nach Gudrun Schaade": http://www.demergo.de

Stichwortverzeichnis

© Der/die Herausgeber bzw. der/die Autor(en), exklusiv lizenziert an
Springer-Verlag GmbH, DE, ein Teil von Springer Nature 2023
G. Schaade, D. Danke, *Ergotherapeutische Behandlungsansätze bei Demenz und Korsakow-Syndrom*, https://doi.org/10.1007/978-3-662-66731-6

Ausbildungs- und Prüfungsverordnung für
    Ergotherapeut*innen 187
Ausziehen 116
Autofahren 97, 179
automatisierte Bewegungen 101
Autostimulation 63, 71, 80, 114–116, 123

B
Bälle 245
Barfußgehen 117
basale Stimulation 73, 119, 236
Basalganglien 20
Bedrohung
    persönliche 139
Befunderhebung
    ergotherapeutische 99
Begleitung
    psychische 109
Begreifen 88
Behandlung
    langjährige 155
Behandlungsdauer 133
Behandlungsplan
    Voraussetzung 98
Behandlungsziel
    sensorische Intergration 70
Behörde 160
Beidhändigkeit, eingeschränkte 70
Belastung
    körperliche 138
    psychische 143
Beleuchtung
    schlechte 51
Beobachtung 112
Berufsgenossenschaft 137, 160
Berufsgruppe 161
Berührung
    Abwehr 64
Berührungsdruck 89
Berührungsschmerzen 238
Betreuungsansätze 1
Betreuungsformen 4
Betreuungskonzepte 6
Bettnest 123
Beugekontrakturen in Händen 91
Bevormundung 179

Bewegung 61, 106, 108, 117
    Qualität der 62
Bewegungen
    automatisierte 101
Bewegungsanreiz 102
Bewegungsdrang 106
Bewegungsplan 69
Bibeltext 237
Biografiearbeit 8, 104
Biostoff 141
Bodenpflege 121, 123
Brainstorming 103
Brandschutz 145
Büroarbeit 144

C
Computer 177

D
DCM (Dementia Care Mapping) 14
Defensivität
    taktile (*Siehe* taktile Defensivität)
Dementia Care Mapping 14
Demenz 131
    fortgeschrittenes Stadium 112
    frontotemporale 134
    vaskuläre 94, 134
    Vorbereitung 95
Demenzerkrankung 10
    sekundäre 218
Demenzform 134
demenzielle Erkrankung
    Diagnosegruppe 191
demenzielles Syndrom 191
Denken
    abstraktes 28
    logisches 28
Denkvorgang 28
Depression 227
Desinfektion 140
Deutung 40
Diabetes mellitus 52
Dokumentation 193
Domusprinzip 4, 5
Dosierung der Kräfte 61

Printed in the United States
by Baker & Taylor Publisher Services